城市灾难医学
应急救援

主编

刘中民　周　丹

上海科学技术出版社

图书在版编目（CIP）数据

城市灾难医学应急救援 / 刘中民，周丹主编. -- 上
海 : 上海科学技术出版社，2024.1
ISBN 978-7-5478-6373-2

Ⅰ．①城… Ⅱ．①刘… ②周… Ⅲ．①灾害－急救医
学 Ⅳ．①R459.7

中国国家版本馆CIP数据核字（2023）第199826号

————————————————————————————————————

城市灾难医学应急救援
主编 刘中民 周 丹

上海世纪出版(集团)有限公司 出版、发行
上 海 科 学 技 术 出 版 社
(上海市闵行区号景路 159 弄 A 座 9F - 10F)
邮政编码 201101 www.sstp.cn
山东韵杰文化科技有限公司印刷
开本 787×1092 1/16 印张 12.25
字数：250 千字
2024 年 1 月第 1 版 2024 年 1 月第 1 次印刷
ISBN 978 - 7 - 5478 - 6373 - 2/R·2866
定价：118.00 元
————————————————————————————————————
本书如有缺页、错装或坏损等严重质量问题,请向工厂联系调换

内容提要

本书着重介绍了城市灾难医学的基本理论及相关应急救援方法和技术。全书分为上下两篇,共十章。上篇回顾和梳理城市灾难医学的起源与发展,厘清城市灾难医学的定义和内涵,同时介绍了城市灾难医学的管理体系、物资储备和装备管理,以及救援队伍建设。下篇重点阐述了城市灾难医学应急救援的技术与策略,内容涵盖城市灾难医学应急救援的基本原则、不同灾难情境下救援的技术与对策、灾难逃生与自救的基本方法、危重伤员的诊断与处置,以及灾难医学心理救援。

本书内容精练,实操性强,适合灾难医学相关学科的教师、学生、医务工作者及应急救援人员使用。

编委名单

主 编

刘中民　周　丹

副主编

王立祥　张连阳　孙同文　陈　峰

编委会

（按姓氏拼音排序）

陈　锋　陈　莉　陈建荣　冯书芳　龚　峥　吉巧丽　贾群林　贾珊珊　贾思萱
姜笃银　井　玲　康传媛　兰　超　雷　榕　李晓雪　刘　辉　刘亚华　刘中民
马青变　孟　馥　沈振明　孙同文　唐　昊　田军章　汪　茜　王　红　王佳兴
王金丽　王立祥　王艳波　吴建刚　肖利军　解　雨　徐　忠　闫新民　杨玉凤
张　泓　张连阳　张天明　张玉想　赵　洁　郑　康　周　丹　周飞虎　周建大
邹圣强

学术秘书

殷　鉴

前　言

城市资源要素高度集中,如遇大规模灾难冲击,城市系统运行的复杂性、脆弱性和不确定性风险极易形成耦合灾难链并呈几何级数扩大,从而造成超乎寻常的危害、损失。现代城市灾难表现出了更多的非常规性,而人类也一直在对防灾、减灾、救灾活动本身做着波属云委的系统化反省,构建着更为完善的学术体系和科学的实践原则。

灾难医学以保障人民生命健康为第一要义,作为城市应急救援的最后一道防线,对于城市风险防范和治理、突发事件响应和处置、灾后紧急恢复和重建至关重要。因此,亟需总结应急管理体系当中防灾、减灾、救灾各环节的重点和难点,构建完善的城市灾难医学工程管理体系,构筑医院"平-灾结合"的备灾功能转换模式,发挥公共卫生体系和医疗机构的应急救援优势特长,从而一方面全面提升综合防灾能力,进而多维度提升城市的韧性水平,另一方面重构环境限制与社会承载力,为下一次灾难的发生和应对做好准备。

本书围绕"城市灾难医学应急救援"这一主题,上篇阐明城市灾难医学的基本理论,下篇介绍城市灾难医学应急救援的技术和方法,兼具科学性和实用性。

上篇中,通过回顾城市灾难医学的起源与发展,界定了现代灾难医学的内涵定义和属性特征,进而探究分化、衍生出新兴学科和应用需求的可能性。在此基础上,阐明"防于灾前、重于灾中、善于灾后"的现代灾难医学工程管理的核心理念,并分别通过加强灾难医学教育践行"防于灾前"、建设灾难医学救援队伍强调"重于灾中"、研发灾难医学装备实现"善于灾后"。由此,将实践应用对应理论研究,对现代城市灾难医学工程管理的核心理念框架加以展开论述。

下篇中,首先阐述了城市应急救援的流程、模式及人道主义职责和优先原则,介绍了不同灾难情境下,开展灾难医学救援的技术与对策,进而着重阐明灾难逃生与自救的基本方法及危重伤员的诊断与处置,最后还关注到受灾群众和救援人员的心理援助和压力管理。

本书融入了"韧性城市""立体救援""灾难医学管理体系"等现代城市建设创新理念和管理科学与工程的理论方法,具有创新性和前沿性。组织国内具有丰富灾难救援技术和指挥管理经验的数十位知名专家、学者共同参与撰写,体现出本书的专业性和影响力。本书不仅适用于高校灾难医学相关学科的教师及学生开展教学与学习,还适用于医务工作者及应急救援人员开展专业技能培训。

总之,《城市灾难医学应急救援》在突出灾难救援重心下沉的同时,切实地将医学救治向前延伸到备灾预防,向后扩展到战略保障。以深入浅出的理论研究推进韧性城市的发展建设,构建灾难医学学科理论体系;以深入前线的实践经验构筑现代城市机动、高效的应急救援安全屏障,从而守住城市安全的最后一道防线,以期实现韧性城市的建设目标,促进全社会的可持续发展。

刘中民

2023 年 9 月

目 录

上 篇
城市灾难医学

下 篇
城市灾难医学应急救援

上篇

城市灾难医学

第一章 · 城市灾难医学概论

城市灾难医学概论通过回顾城市灾难医学的起源与发展,厘清城市灾难医学的学科边界,继而划定对象范围并探究其种类、特征及属性,界定现代灾难医学的定义与内涵,进而探究分化、衍生出新兴学科和应用需求的可能性,论述多学科融合构建现代城市灾难医学学科体系的必要性。

第一节 · 城市灾难医学的源起和演进

城市是人类文明的主要组成部分,而城市的出现是人类走向成熟和文明的标志,也是人类群居生活的高级形式。学术界关于城市的起源有三种说法:一是防御说,即建城郭的目的是不受外敌侵犯;二是集市说,随着社会生产的发展,人们进行农产品、畜产品交换的场所逐渐固定,从而建起了城市;三是社会分工说,即社会生产力的提高促使社会分工的出现,专门从事手工业、商业同专门从事农业、畜牧业的人依分工而划地域而生,从而有了城市的产生和发展。

灾难(disaster)一词来自中古法语 désastre 和古意大利语 disastro,后者由拉丁语中的前缀 dis-(不好的、坏的)和词根 astero-(恒星、行星)组成,字面意思是"偏离正常位置的星星"。占星学中对灾难的解释,正是"灾难"一词的来源。

城市灾难医学的产生,最直接的是出于对城市领地之争。其间,因伤口包扎的需要,不可或缺地出现了灾难医学的痕迹。由此,紧急救治应需而生。再之后,灾难应对和医学进步相互促进,促使急诊医学顺势出现。再到国内外众多学者和组织机构开始关注并致力于学科发展、方法探索和科技创新,使得应急救援和灾难医学共生发展,积累下诸多科学理论和实践经验。灾难与医学的关系愈加紧密,城市当中以医学救治为核心的灾难预防、救援处置和善后重建,构成了现代灾难应对的重要内涵,也为灾难医学的诞生和扩充奠定了坚实的基础。

在医学视角下,人类为应对灾难的全生命周期所开展的医学活动,更为贴切地反映了现代灾难医学的演进过程。

首先,紧急救治是医护工作的必要内容,也称为急救。它是为应对急症或意外伤病所开展的挽救生命健康的初步救援和护理,比如对卒中、骨折、溺水、中毒等的救护。紧急救治起源于战争时期为伤兵包扎伤口的需要。古希腊陶器上的图案显示,公元前 500 年战伤包扎术就已经出现。1767 年,为抢救水中发生意外的人,挽救生命组织在阿姆斯特丹成立。1773 年,医师 William Hoys 发明人工呼吸法,用于抢救溺水之人,这促成了次年挽救溺水者协会的成立以及后来皇家人道协会的创办,对推进急救事业的发展贡献显著。

急救应用于除战争之外的多个领域和场景,逐渐形成了专事于紧急救治和抢救的急诊医学。"emergency treatment"意为紧急情况下的治疗。突出了急诊医学的目标是保证突发疾病和意外伤害出现时,伤员能够在最短时间内得到专业医学的救治。

法国 Baron Dominique Jean Larrey(1766—1842)是军事外科学与创伤救护学的缔造者,被称为"急诊医学之父"。他组建了首个有组织的军队急救系统,装备相应的急救运输工具以抢救战场上的伤员。1859 年,索尔费里诺战役爆发。瑞士的 Henry Dunant 作为志愿者亲历战争,出于受伤战士没有急救和基本护理的现实,设立了民间救援组织,后来催生了"为在战场的受伤战士提供援助"为宗旨的红十字会的建立。

美国最先建立了应急医疗服务体系(Emergency Medical Service System, EMSS)。经过发展、完善,促进了全球对急诊医学的认可。1979 年,国际上正式承认将急诊医学作为医学领域中的第 23 门专科。自此,急诊医学(emergency medicine)作为独立学科正式出现。

20 世纪初,在 Heinrich Zanger 的论文中首次提到"disaster medicine"。之后,灾难医学内含"灾难环境下的医学救援经验",被诸多学者加以探讨应用。1927 年,世界上第一个急救服务组织成立于意大利佛罗伦萨,其主要任务是从事专业的伤员救护和转运工作。到 20 世纪 80 年代中期,灾难医学开始从灾难管理和应急医学的结合演变成一个研究内容丰富的独立学科,许多国家已经或正在把灾难医学列为医学的分支学科。

1976 年德国美因茨会议,为世界急诊医学与灾难医学提供了共同的学术交流平台。由此,灾难医学的概念先于急诊医学,开始在我国萌芽。

1980 年和 1983 年,我国卫生部(现已更名为国家卫生健康委员会)先后出台了《关于加强城市急救工作的意见》和《关于发布医院急诊科(室)建设方案(试行)的通知》,成为推动我国急诊医学发展最初的纲领性文件。1983 年,我国第一个院内独立建制急诊科在北京协和医院建立,并在 1985 年获批设立急诊医学临床硕士点。同年 10 月,在首届城市急诊医学模式研讨会期间,以邵孝鉷、王今达、丁德云、李宗浩、王一镗和江观玉为核心的急诊专业前辈成立了急诊医学分会筹备委员会。

经多方努力,中华医学会于 1986 年 10 月批准成立急诊医学分会,开启了中国急诊医学发展的序章。进一步地,中华医学会急诊医学分会于 1992 年成立了灾难医学专业组,开展防灾和减灾研究,说明灾难医学的应急应用不再囿于救援、救治阶段,开始注重"关口前移"。

由紧急救治到急诊医学再到灾难医学的演进,体现了灾难医学的发展脉络,是从战争灾祸到突发疾病再到始于灾前、重于灾中、善于灾后的现代灾难医学体系的发展过程。灾难医学的发展,提示医学的视野正在超出医院而扩展到医院外,形成以社会、环境、生态、文化与人类身心健康为中心的大医学范围;医学的功能正在从主要对单一个体的诊疗,扩展为提供公共卫生紧急决策、紧急救助、预警防御的快速人道主义援助等跨学科的理论与实践的"复合型"现代化医学功能。

第二节·城市灾难的种类及范畴

城市的本质特征为"聚集"，不仅是人口聚居、建筑密集，同时也是生产、消费、交换的集中地。城市各种资源的密集性，使其成为一定地域空间的经济、社会、文化辐射中心。集聚效益是城市不断发展的根本动力，这也是其与乡村的一大本质区别。而城市的行政管辖功能构筑城市成为一个个的复杂巨系统，一般包括住宅区、工业区和商业区并且具备行政管辖功能。其中较为微观的还有街道、医院、学校、公共绿地、写字楼、商场、广场、公园等公共区域。

城市自有的属性特征使得城市灾难除了具有不可预测性和危害性特征之外，还突出了城市灾难的非常规特性，并强调了医学救援活动的被动性。依据城市特征，对城市灾难进行种类划分和范畴界定，主要包括自然灾难、事故灾难、突发公共卫生事件和社会安全事件。

一、自 然 灾 难

自然灾难孕育于由大气圈、岩石圈、水圈、生物圈共同组成的地球表面环境中。地球表面环境的自然变异，包括人类活动诱发的自然变异，无时无地不在发生。当这种变异给人类社会带来威胁，对人类生命健康造成损害时，即构成自然灾难。

城市是人类基于自然环境建造而成的，所以在自然界可能发生的所有灾难，同样可能发生在城市当中。生存是人类演化发展的根本课题，在人类漫长的迁徙历程并开展社会生产的过程中，躲避灾难是极重要的考量之一。另一方面，城市是人类社会发展的产物，是人和自然环境相互选择的结果。因此，人类的聚居地——城市的雏形往往建立在自然灾难发生较为低频的自然环境中，但这并不意味着城市在面临自然灾难时具有更高的避险优势，尤其是随着城市人口和建筑的密度急剧增大，自然灾难造成的人员伤亡和城市破坏更为剧烈。

自然灾难形成的过程有长有短，有缓有急。对其进行分类，既有地震、火山爆发、泥石流、海啸、台风、洪水等突发性灾难；也有地面沉降、土地沙漠化、干旱、海岸线变化等在较长时间中才能逐渐显现的渐变性灾难；还有臭氧层变化、水体污染、水土流失、酸雨等人类活动导致的环境灾难。

城市依其地理位置和气候环境的不同，多发灾难的类型也不相同，并会随着城市发展而变化。而不同类型的自然灾难对人类社会造成的主要影响不尽相同。比如，地震灾难多发于板块活动剧烈的区域，全球以太平洋火山地震带最为显著。地震烈度越强，城市人口越稠密，抗灾能力越差，灾难损害越严重。处于地震多发带上，经济发达且人口稠密的城市具有较高的灾难风险，比如日本全境。而在我国，以印度洋板块向亚欧板块俯冲影响的西部区域，如四川盆地西缘、青藏高原东缘，以及受郯庐断裂带影响的东部地区为地震多发带。2008 年汶川地震和 1976 年唐山地震便是这两个地震带剧烈运动的结果。

再比如，海啸主要在环太平洋地区，是由海底地震、火山爆发、海底滑坡或气象变化产生的破坏性海浪。日语"津波"意为"港边的波浪"，恰能说明其意。全球有记载的破坏性海啸大约有 260 次,2004 年的印度洋海啸导致 22.6 万人死亡。此外,日本也是海啸发生最频繁、受其影响最深的国家。2011 年 3 月,日本东北地区太平洋海域发生里氏 9.0 级大地震,引发 10 m 高的海啸。除对沿岸城市造成毁灭性破坏之外,海啸同时引发了福岛第一核电站的泄漏,核污染对全人类的健康至今存在着潜在威胁。在我国,香港、澳门等珠江三角洲地区的沿海城市是受海啸威胁的高风险区,还有像泉州、厦门等靠近台湾海峡的部分区域,海啸影响也处于较高风险水平。

除地质灾害外,受气象灾害影响的城市更为广泛。除沙漠、极端干旱地区和高寒地区外,中国大约 2/3 的国土面积都存在着不同程度和不同类型的洪涝灾害威胁。年降水量较多,且 60%～80% 集中在汛期 6～9 月的东部地区,常常发生暴雨洪水;占国土面积 70% 的山地、丘陵和高原地区常因暴雨发生山洪、泥石流;沿海省、自治区、直辖市每年都有部分地区遭受风暴潮引起洪水的袭击。洪水灾害的分类方法很多,凡超过江河湖库等容水体的承纳能力,造成水量剧增或水位急涨的水文现象,统称为洪水。按形成机制和成灾环境特点,可将常见洪水灾害分为溃决型、漫溢型、内涝型、蓄洪型、山地型、海岸型和城市型等。

此外,在全世界范围内,中国还是遭受台风灾害最严重的国家之一。台风具有人员伤亡大、波及面广的特点,常会对沿海地区的城市造成大规模停电以及通信和交通中断,并发生衍生、次生灾害。随着城市经济总量的逐渐攀升,使得台风灾害造成的经济损失也迅速上升。据统计,在 1988 年至 2010 年间,我国每年因台风造成的直接经济损失高达 290.5 亿元。而近年来,我国地理范围内受高温热浪、寒潮、冰雹、雷击、暴雨和沙尘暴等极端天气的影响也越发严重。

二、事 故 灾 难

事故灾难由人为原因或技术性过错引发,往往会造成大量人员伤亡、经济损失或环境污染,产生较大社会影响,甚至导致城市系统运行严重故障或瘫痪的紧急事件。事故灾难是最具城市属性的灾难类型,其显著特征在于直接由人的生产、生活活动所引发的,但又违反人们意志,而迫使活动暂时或永久停止,且易于演化导致次生灾难。

城市经济结构复杂,尤其是在超大型国际化都市当中,事故灾难种类繁多,风险源巨大。按照发生性质可分为火灾、爆炸、危化品泄漏等各类生产安全事故,民航、铁路、公路、水运等重大交通运输事故,城市公共基础设施运行安全事故、核与辐射事件,以及环境污染和生态破坏等(表 1-1)。

表 1-1 事故灾难分类

事故类型	内　　容
生产安全事故	危化品安全事故、建筑施工安全事故、矿山安全事故等
城市火灾	高层建筑火灾、商业综合体火灾、古建筑火灾、城中村火灾等各类建筑火灾,城中森林公园火灾、人民防空工程火灾等其他城市火灾
交通运输事故	陆路运输服务、水路运输服务、航空运输服务和管道运输服务中的事故

(续表)

事故类型	内　　容
公共基础设施运行安全事故	电力：大面积停电、减供或拉限负荷 燃气：超压、供气中断 供热：停热、供应不足 供水：供应不足，供应中断、水质污染 排水：大范围严重渍水、坍塌毁损、中毒 交通：部分车道阻断、交通完全阻断 通信：专网通信故障、公网通信故障、通信中断 综合管廊：综合管廊运营中断
核与辐射事件	核丢失事件、核设施破坏事件、核辐射事件等
环境污染和生态破坏事件	水污染事件、大气污染事件、危险废物污染事件、农药与有毒化学品污染事件、放射性污染事件等

各类事故灾难的致因和特点各不相同，其危害对象和影响范围也有所不同。比如，火灾是在时间或空间上失去控制的燃烧物发生非受控的着火所造成的事故灾难，是城市中威胁公众安全和社会发展最常见的主要事故，其产生原因复杂多变且防控处置困难，最易蔓延和衍生出次生灾难。随着城镇化建设不断加快，城市人口急剧膨胀、高层建筑不断涌现，城市火灾的数量、规模及危害也均随之呈几何级数增长。根据应急管理部消防救援局公布的数据，近十年中国城市火灾年平均发生数高达 25.85 万起，家用电器、生活用火不慎、吸烟和生产作业是城市火灾最主要致灾原因。

随着经济快速增长，城市交通供需矛盾日益突出，交通事故频发已成为社会日常运行中的典型安全事件。同时交通事故导致的死亡人数相较于其他事故灾难，在全球范围内都是首位。造成道路交通事故的客观原因多是车辆、道路、环境条件不利等。而人为原因多是出于主观故意或过失，包括违反规定、疏忽大意、操作技术等方面的错误行为。通过对交通事故原因的分析，车况、技术、身体和心理是引发汽车交通事故的四大因素。据对事故进行统计，每天上午 11 时至下午 1 时、下午 5 时至晚上 9 时是事故的高发期，这个时段发生的事故占事故总量的 40%。

城市生命线工程主要指有效保证城市区域经济和社会功能正常运行的城市基础工程设施，主要包括交通运输、信息传播、给水排水、能源动力、生态环境，以及医疗卫生等工程或者非工程设施，涉及供水、排水、燃气、热力、电力、通信和综合管廊等地下管网，以及城市道路路网。随着我国城镇化高速推进，城市生命线系统建设取得了长足进步，与此同时，城市"生命线"一旦发生事故或事件，就可能扮演了"夺命线"的角色，各类"生命线工程"事故屡见不鲜，严重制约城市安全、正常稳定运行。常见的城市"生命线工程"事故包括地下管线泄漏、爆管、爆炸等，以及道路塌陷事故。

最为多见的生产安全事故普遍地存在于城市各个行业不同领域当中，除矿山外的商业贸易、制造业、电力、煤气等工厂、车间、各个条线。国家安全生产监督管理总局发布的统计数据显示，2001 年至 2021 年间，全国安全生产事故造成 976 329 人死亡，因事故造成的直接经济损失达 2 500 亿元。

城市生产活动的开展过程中需要大量使用或存放危险化学品,通常具有爆炸、易燃、毒害、腐蚀等风险特性。危险化学品及其能量一旦意外释放往往会在一定范围内造成严重的中毒、窒息、灼伤。与此同时,城市化的进程大力推动着工业化的发展,污染物或放射性物质排放等有毒有害物质进入大气、水体、土壤等环境介质,造成生态环境破坏,进而危及公众身体健康并造成重大社会影响,需要采取紧急措施予以应对。

三、 突发公共卫生事件

我国《突发公共卫生事件应急条例》将突发公共卫生事件定义为突然发生的重大传染病疫情、群体性不明原因疾病或者出现由于重大食品、饮用水、职业中毒等危害公众身体健康的事件。具有传染性强、蔓延范围广、影响人数多、持续时间久、健康损害大等特点。

进入 21 世纪,气候变化和环境污染在一定程度上加剧了各类公共卫生事件的频繁发生。传染性疾病由病原微生物导致个体发病,并可在群体中通过各种方式或途径形成传播和流行的疾病,是对人类文明影响最为深远的灾难。我国将法定传染病类型分为甲、乙、丙三类,其中甲类 2 种、乙类 27 种、丙类 11 种,共 40 种(表 1 - 2)。

表 1 - 2 传染病类型

传染病类型	疾 病 种 类
甲类	鼠疫、霍乱
乙类	新型冠状病毒感染、甲型 H1N1 流感、严重急性呼吸综合征、获得性免疫缺陷综合征(艾滋病)、病毒性肝炎、脊髓灰质炎、人感染高致病性禽流感、麻疹、流行性出血热、狂犬病、流行性乙型脑炎、革登热、炭疽、细菌性和阿米巴性痢疾、肺结核、伤寒和副伤寒、流行性脑脊髓膜炎、百日咳、白喉、新生儿破伤风、猩红热、布鲁菌病、淋病、梅毒、钩端螺旋体病、血吸虫病、疟疾
丙类	流行性感冒,流行性腮腺炎,风疹,急性出血性结膜炎,麻风病,流行性和地方性斑疹伤寒,黑热病,包虫病,丝虫病,除霍乱、细菌性和阿米巴性痢疾、伤寒和副伤寒以外的感染性腹泻病,手足口病

食物中毒是指患者所进食物被细菌或细菌毒素污染,或食物含有毒素而引起的急性中毒性疾病。根据病因不同可有不同的临床表现。而职业中毒是指接触工业毒物的工人在劳动过程中吸收工业毒物所引起的中毒,属于职业病的一种。

对于城市中群体性不明原因疾病,是在一定时间内(通常是指 2 周内),在某个相对集中的区域,如同一个社区、学校、医疗机构、建筑工地等集体单位内同时或相继出现 3 例及以上相同临床表现,经县级及以上医院组织专家会诊,不能诊断或解释病因,有重症病例或死亡病例发生的疾病。群体性不明原因疾病产生于群体当中,也是最易引发群体性事件和社会舆情事件的疾病。

四、社会安全事件

社会安全事件又称社会安全类突发事件,是指发生在社会安全领域并打破社会基本运行架构的,由人为因素引起的,对社会主体自身物质、心理及其生存环境所需重要价值有威胁可能性或现实性伤害的,可能或已经造成人员伤亡、财产损失、秩序破坏的亟需政府采取应急处置措施解决的,在其产生发展过程中具有广泛地域和社会影响的突发事件。社会安全事件具有突发性、危害性、难以估测性等共性特点,但同时又具备自身独有的特征,包括事发领域的特定性、事发原因的人为性、事件爆发的预谋性、事件属性的政治性等特征,会给社会公众和国家造成极大的负面影响和动荡。

对于社会安全事件类型的界定在法律和学术层面尚未形成统一,存在一定的分歧和争议。法律层面上,根据 2006 年国务院颁布的《国家突发公共事件总体应急预案》,社会安全事件类型可划分为:恐怖袭击事件、涉外突发事件、经济安全事件和群体性事件。学术层面上,主要对群体性事件和经济安全事件是否纳入社会安全事件存在争议。综合相关法律规定及学术界观点,判定事件是否纳入社会安全事件应当综合考虑事件属性和实际操作。经济安全事件的风险原因更多是经济秩序混乱、金融泡沫破碎等原因,表现形式为金融危机、债务危机等,需要国家的专门手段来控制,与社会安全事件有明显的不同,现实中也难以操作,因此不应将其归为社会安全事件。群体性事件的发生原因为人民内部矛盾,涉及的是人与人的关系领域,同时威胁的是社会秩序和人民生命财产安全,需要公安机关等部门及时应对处理,与社会安全事件的属性相一致,应当被纳入社会安全事件。

因此,本节将社会安全事件的类型归纳划定为恐怖袭击事件、涉外突发事件和群体性事件。各个类型根据致伤特点又可继续细分为多个亚类。其中恐怖袭击事件最具代表性,恐怖袭击事件往往还是涉外突发事件和群体性事件,故下文重点介绍恐怖袭击事件及其几个亚类的特点和危害。

随着全球化发展,从 20 世纪 90 年代以来,在全球范围内迅速蔓延的恐怖袭击成为危害社会安全最主要的灾难事件。暴力恐怖袭击事件是由极端分子人因制造,针对但不仅限于平民及民用设施的,不符合国际道义的攻击方式,造成一系列危害社会发展和人群生命的灾难事件。具有暴力、非法、政治性、破坏性和威胁等特点。恐怖袭击事件的目标是通过在社会中制造恐怖气氛,胁迫政府从而达到其政治目的。常见形式有炸弹爆炸袭击、核恐怖袭击、化学恐怖袭击、生物恐怖袭击、人质劫持恐怖袭击等,占所有恐怖活动方式的 95%。爆炸恐怖袭击即恐怖分子以各类爆炸物爆炸方式进行的恐怖袭击。由于爆炸物最容易获得和制造,易于隐蔽,威力大,成为恐怖袭击中最多见的一种,通常占所有恐怖袭击事件的 80%～90%,是当今世界恐怖活动的主要形式。爆炸恐怖袭击的地点通常选择在人群密集地点,如民众集会、购物中心、娱乐场所、办公大楼、住宅楼群及交通工具内等。随着新技术越来越普及,恐怖袭击方式也更多样化。爆炸恐怖袭击的方式通常采用炸弹爆炸(包括定时爆炸、遥控爆炸和投掷爆炸,如人工或无人机等)、自杀爆炸(人体炸弹和汽车式炸弹)及其他交通工具爆炸(地铁和飞机)等,其中自杀式爆炸恐怖袭击所占比例最大,是最主要的爆炸恐怖袭击手段。

人质劫持恐怖袭击事件是恐怖分子为达到其政治和社会目的(而非单纯获取财物),以强制方式或非法手段挟持人质或劫夺运载工具,并以此为筹码所制造的社会安全事件。在恐怖袭击中占第二位,其发生率低于爆炸恐怖袭击。自 1947 年人类历史上第一起劫机事件以来,劫机恐怖袭击成为恐怖主义分子的惯用手段。

除了枪击、爆炸、劫持等传统方式外,核与辐射、化学、生物等恐怖袭击因其突发性、群体灾害性、隐匿性、快速性和高致命性等特点,发展成为恐怖分子实施恐怖活动的选择手段。全球恐怖主义数据库(Global Terrorism Database, GTD)中的数据显示与传统常规的轻武器袭击、爆炸恐怖袭击等形式相比,使用放射性物质、化学毒剂、传染性生物制剂实施的恐怖袭击发生的频率并不高,但从发展态势来看,核化生恐怖活动的总量在近年来却呈现出明显的上升趋势。核化生恐怖袭击除了可以造成重大人员伤亡以外,其对社会稳定、政府公信力和群众心理所造成的恐怖影响更为严重。此外,生物战剂因其种类繁多、来源广泛、感染途径多样,其袭击危害也不可低估。目前,进行恐怖袭击活动的主要生物战剂已经包括炭疽杆菌、鼠疫耶尔森菌、肉毒毒素、天花病毒及布鲁杆菌、土拉热弗朗西斯菌等十余种。

第三节·城市灾难医学的定义

1989 年底,联合国为减轻自然灾难,制定了 1990—2000 年的科研与行动计划(IDNDR),中文简称"国际减灾十年"。在此计划中,灾难被定义为由于危险事件与暴露条件、脆弱性和防灾能力的相互作用,导致任何规模的社区或社会功能的严重破坏,进而导致以下一项或多项:人员、物质、经济和环境的损失和影响。这也就意味着城市对于同种灾难的承受能力大为不同,受灾难影响的程度也大不相同。

因此,首先对灾难的内涵定义可以明确一点——灾难是相对的。即由于不同城市的承灾能力不同,相同的破坏性事件对某些发展中的城市可以构成大规模灾难,但对另外一些发达城市来说,则可能并不会构成灾难。

出于城市特殊行政属性多元和社会结构复杂,各个行业部门依其职责和侧重点的差异,从不同角度赋予了其不同的定义。其中具有代表性的有世界卫生组织(WHO)将任何引起设施破坏、经济严重受损、人员伤亡、健康状况及卫生服务条件恶化的事件,若其规模已超出事件发生社区的承受能力而不得不向社区外部寻求专门援助时,就可称其为灾难。

红十字会与红新月会国际联合会(International Federation of Red Cross and Red Crescent Societies, IFRC)认为灾难是对社区功能的严重破坏,超出了社区利用自身资源应对的能力,它可能由自然、人为和技术危害以及影响社区暴露和脆弱性的各种因素引起。

2015 年 3 月,联合国通过了《2015—2030 年仙台减少灾害风险框架》(IDMR),简称《仙台框架》。在该框架中,城市灾难被赋予了更多的定义。小规模灾难:一种只影响当地的危害性事件,可能需要受影响城市以外的援助。大规模灾难:影响城市群甚至全社会的一类灾难,需要国家或国际援助。频繁和罕见的灾难:取决于给定灾难及其影响的发生概率和重现期。

由此,灾难更进一步地内涵是一种超出受影响社区现有资源承受力的,对人类生存环境的破坏。从狭义上来讲,是在一定区域内,突然发生的规模较大的,使得区域现有承受力难以抵御,从而对社会产生广泛的负面影响,对生命和财产构成严重威胁的事件。从广义上来说,灾难是指在组织或者个人在原定计划之外或者在其认识范围之外突然发生的,对其利益具有损伤性或潜在危害性的一切事件。

从公共卫生的角度来看,灾难被认为是破坏社会运作能力的事件,导致大量的人员伤亡、财产损失或环境破坏。破坏和痛苦超出了当地的应对资源,因此,社会需要外部援助来应对和恢复。从事件发生的频率及其影响范围来看,发生频率低、影响巨大的事件通常被认定为非常规灾难;而发生频率高、影响程度低的事件一般被视为常规突发事件。

自此,灾难医学的核心是研究如何减少灾难所致负面健康效应的学科。其特点在于涵盖内容广泛,涉及学科众多,与急诊医学、预防医学的关系密切,但又有关键区别。急诊医学的侧重点为突发事件发生时,进行医学治疗方面的应急和处理,考虑的对象往往是患者个体,其管理行为仅仅存在于医师与患者之间。预防医学关注的对象是社会群体,其管理活动往往也只是局限于卫生行政部门。而灾难医学是覆盖灾难孕育、发生、演化、衰退、终结全过程,面对极端情境和大规模伤病员,涉及多学科、多领域、全社会各个方面的行动。灾难发生前的预防备灾,应对过程中的响应速度,救援处置效率及灾后善后恢复水平更是对全社会资源整合及各部门协作能力的评估和运作。

综上,城市灾难医学的定义应是按照行政区划,在以非农业产业和非农业人口集聚形成的较大居民点的地理范畴当中,针对一切对人类社会生产生活造成的重大影响(包括人员伤亡、健康损害、财产损失和环境破坏),且短时间内不能依靠自身资源恢复原有功能的突发性或者缓发性事件,基于医学知识和技能,开展生命挽救和健康维护的紧急救治和应急救援。

(周 丹 陈 锋 龚 峥 刘亚华 汪 茜 杨玉凤 李晓雪)

第二章 · 城市灾难医学管理

前章已界定了灾难的定义及灾难医学与应急管理相关概念的区别,本章将在既有概念的基础上,阐明包括灾前、灾中、灾后全流程灾难医学管理的内涵和外延,构建具有中国城市特色的灾难医学管理理论体系。

第一节 · 灾难医学管理体系

灾难医学作为医学的一个重要分支,从单纯的灾时紧急救治转向综合防治,以及关注灾后中长期的医学进步和人文社会的系统发展,其中经历了相当长时间的探索。2008年汶川地震促生了灾难医学学科的因需出现,随着2011年底中华医学会灾难医学分会的建立,行业学会促动理论学科的发展,中国灾难医学的管理理论体系得以初步建立。

一、 灾难医学管理理念

灾难医学管理是医学学科在灾难及特殊情境下的管理思想、管理原理、管理技能和方法的综合。其中涵盖着政、医、产、学、研、治、用等一体化发展要素和科技资源,内涵体系构建、科技研发、教育教学、培训演练等多方面内容。其外延是通过科研力量和专业行动服务于国家战略和社会发展,以灾难医学管理推进韧性城市建设,提升专业人才科研素养和知识创新,推动行业社会学术交流与科普宣传,提高群众自救互救能力和灾难医学救援水平,最终实现维护人民生命健康的根本目标。因此,灾难医学管理是针对各种人为及自然原因引发的灾难,以医学科学为主,多学科交叉应用,对灾难医学应急救援的全过程所涉及的要素进行计划、组织、协调、控制的管理活动。

"始于灾前、重于灾中、善于灾后"的现代灾难医学管理理念的提出,在突出灾难救援重心下沉的同时,切实地将医学救治向前延伸到备灾预防,向后扩展到战略保障。具体来说,就是于灾前开展专业化医学教育、常态化队伍演练、社会化科普宣教;在灾中通过数字化重塑诊疗业务手段,优化灾难医学救援流程,形成数据中枢及综合管理平台赋能"平-灾结合"一体化发展,打造院前-院内-重症一体化专科协同的闭环系统,陆地-海上-空中一体化立体救援的联动系统,以及固定翼-直升机-移动医院一体化数字赋能的模块系统;灾后进行针对性的创新装备研发及标准化物资储备,并总结完善管理体系建设,最终实现可持续的韧性发展战略目标。

二、 灾难医学管理体系

超大型国际化大都市占据着世界发展的重要地位,资源要素高度集中,资本、劳动力、经济体系以及生活基础设施高度聚集,人流、资金流、物资流、能量流和信息流高度交汇,形成了"百不得一"的开放的复杂巨系统。在独具优势的同时,如遇灾难冲击,系统运行的复杂性、脆弱性和不确定性风险或形成耦合灾难链爆发并呈几何级数扩大,从而带来超乎寻常的危害。

灾难往往会对医疗系统带来严重影响,如医疗基础设施受损,非结构性功能瘫痪,医疗需求激增造成资源挤兑等。灾难所致的伤亡损失直接申明了我国在应对重大灾难冲击的过程中,医学救援的功能未能全面发挥,医院系统本身韧性不够充足,以致在灾难来临时被动应对,甚至自身陷入困境。这在一定程度上显露出灾难医学教育的空缺,以及救援队伍、物资保障、民众逃生自救知识所存在的短板和不足。

在党的二十大报告中,特别指出"要完善国家应急管理体系,提高防灾、减灾、救灾和急难险重突发公共事件处置保障能力"的发展决议。而在这之前,国务院印发的《"十四五"国家应急体系规划》中同样指出"到 2025 年,应急管理体系和能力现代化要取得重大进展,形成统一指挥、专常兼备、反应灵敏、上下联动的中国特色应急管理体制,建成统一领导、权责一致、权威高效的国家应急能力体系"。这表明,应急管理体系作为多灾环境下人类可持续发展的重要保障,已经嵌入我国政府治理话语体系并开始指导灾难治理的方向。

公立医院系统是公共卫生体系中城市安全的最后一道防线,医院的应急能力在一定程度上决定了城市的安全水平。公立医院所涵盖的伤病诊治、设备研发、科普宣教以及防疫参与等功能,在灾后备灾准备并为抗击灾难冲击提供了关键保障。因此,总结应急管理体系当中防灾、减灾、救灾各环节的重难点,构建完善的城市灾难医学管理体系,从而发挥公共卫生体系和医疗机构的优势特长,构筑公立医院"平-灾结合"的备灾功能转换模式,一方面全面提升综合防灾能力,进而多维度提升城市的韧性水平;另一方面重构环境限制与社会承载力,对下一次灾难的发生和应对做好准备,从而实现全社会持续发展的目标。

基于"始于灾前、重于灾中、善于灾后"的现代灾难医学管理理念的指导,城市灾难医学管理体系的建设方向及主要内容包括以下几点。

(一) 需求为导向,建立备灾医院运行转换机制

医学是守护人体健康的核心防线,医院则是城市安全的最后一道防线。韧性城市建设背景下,医院的功能形态与服务模式、医学的学科范畴和功能扩展均面临重新定义。以此需求为导向,通过灾难医学管理,设计高效的"平-灾结合"的转换机制,促动医院依托自身主体功能和资源优势,在原有医疗职能中纳入备灾功能和医学救援职能。

(二) 医工互交叉,鼓励灾难医学救援装备研发

聚焦灾难医学救援中的搜救、抢救设备匮乏和大规模备灾战略物资储备短缺,创立医工交叉学科,发挥城市研发及制造业优势,重点研发灾难救援移动医疗中心、国家干细胞库战略储备、5G+心脏猝死防治救系统等,夯实灾难医学工程管理体系"硬实力"。

（三）平急相结合，建设灾难医学救援正规军

立足于医学专业自身特长，组建以医护工作者为主力的灾难医学救援队伍。以机制建设为抓手，实现临床工作与救援工作的融合、医院响应与政府指令的协调，进而扩充应急救援队伍规模，提升医学救援专业能力。同时，加强灾难医学学科发展和专业人才队伍建设，促进多学科融合，培养既懂临床医学又懂灾难救援的复合型人才。

（四）社会共参与，开展灾难医学科普宣教活动

推动社会化灾难医学科普宣教活动，建立全社会共同防灾、减灾、救灾的响应体系。以科普宣教提升公众灾难医学逃生自救能力和意识，培育社会化灾难医学文化氛围，充实灾难医学工程管理体系"软实力"。

（五）预案定保障，设立灾难救援物资储备库

开启"政-医合作"新篇章，将医院常设常备救援物资和救治床位纳入政府各级预案，在院区设立灾难救援物资储备库，合理调用并定期补充更新。将医院部分空间设计作为紧急医学救援基地和逃生避难场所，在平时用于救援队伍及社会科普的预案演练活动场地，共同运维、更新和保障。

第二节 · 防 于 灾 前

灾难医学管理"防于灾前"理念的提出，是为防范化解各类风险隐患，将救援目标从减少灾难损失向减轻灾难风险扩展，于灾前规避、遏制灾难发生所致的人员伤亡和经济损失。"防于灾前"为灾难医学管理在诸多不确定因素中"下好先手棋，打好主动仗"提供了行动指南，对于灾难医学管理实现保障公众健康和生命安全，维护社会和谐安定的根本目标具有先导性意义。

灾难医学管理的基本原则是"三分在专业，七分在民众""三分在提高，七分在普及""三分在施救，七分在自救""三分在战时，七分在平时""三分在减灾，七分在防灾"。由此，"防于灾前"的理念实践在于：以专业人才培养为目标，创立多学科融合的专业化教育体系；以救援能力提升为目标，开展体制化队伍建设；以文化培育为目标，推行社会化科普宣教。

一、 专业化教育体系

城市发展高度成熟的同时，促使经济社会表现出高风险特性，使得当下各类突发事件不仅仅局限于自然灾难，而更为频发和影响巨大的是事故灾难、公共卫生事件、社会安全事件为主的非常规突发事件。灾难医学应当具有多学科交叉性，而灾难医学的学科界限和概念界定不够明确，使得教育体系涵盖内容不够完善。通过梳理城市灾难医学已有的定义与内涵，可以为灾难医学学科体系构建基础框架，为专业化教育体系明确方向、完善内容。

（一）灾难医学学科体系内涵

目前，灾难医学除了融入了传统的急诊医学基本理论与专业技术外，还将公共卫生、应急管理等学科内容加以融合。灾难医学的学科范畴不断扩展，在涵盖各类自然灾难的医学救援的基础上，还有诸如荒野医学、极地医学，以及远程医学。学科融合不断发展，又更进一

步地分化出新的学科,使得急救护理成为其分支专业。

在学科建设视角下,有学者将灾难医学定义为"研究在各种自然灾难和人为事故所造成的灾难性损伤条件下实施紧急医学救治、疾病防治和卫生保障的一门科学"。还有学者认为,灾难医学主要研究各种灾难对人体损害的规律,制订合理的卫生保障方案;动员必要的卫生力量并将其组成严密的救援网络;充分发挥包括儿科学、流行病学、传染病学、营养学、公共健康、急症外科学、社会医学、社区医疗、国际卫生等多种学科的协同作用,对灾难引起的健康问题进行预防、快速反应和康复治疗。

本书丰富了灾难医学的定义,认为灾难医学是以专业临床医学知识技能储备为基础,结合管理学、灾难学、心理学、工学、通信和计算机技术等多学科交叉,将其应用于灾难场景下,实施紧急医学救治、疾病防治和卫生保障的科学以及应急实践活动。其内涵包括针对各类给生命健康带来威胁,给环境安全造成破坏的突发事件,开展防灾、减灾和疾病预防;研究灾难对生命健康造成损害的规律,开展医护救治和卫生保障;动员专业的卫生力量参与应急救援,进行人员搜救和危害减轻;发挥医学学科的协同作用,实现快速反应和协同恢复等的应急管理活动全过程。

由此,构建灾难医学学科体系需要进一步地厘清灾难医学的学科边界,划定灾难医学的对象范围,确定灾难医学学科的特征属性。首先,灾难医学涵盖了应急管理预防预警和防灾减灾,应急响应和救援处置,以及协同恢复等各阶段全过程。其次,灾难医学的对象范围覆盖了自然灾难、事故灾难、突发公共卫生事件和社会安全事件,以及各类非常规突发事件。最后,灾难医学具有技能专业性、学科融合性、分化发展性以及应用社会性。

(二)灾难医学教育理论研究

随着灾难医学学科发展的日益成熟,应用范围的逐渐扩大,其成果刊发数量呈总体上升趋势。研究选题主要包括灾难医学基本知识及救援规律的探讨;医疗管理制度及机构改革的创新;灾难医学救援队伍建设及教育培训模式的探究;以及智能化工程管理平台搭建及科研成果产业化实践4个方面。

全球范围内,尤其是特大城市中的非常规突发事件的发生频率不断增加,城市灾难医学相关的理论研究也随之增多。以"灾难医学"为主题关键词,对中国知网CNKI文献数据库加以检索,统计获得文献总数1798篇。灾难医学的相关文献发表在2003年之后显著增加,到2008年又呈现出大幅陡增趋势。从其时间节点来看,灾难医学的研究热度依灾难事件的发生为契机而升温。可以较为确定的是,2003年的"SARS疫情事件"和2008年的"5·12汶川地震"等大规模灾难的发生在很大程度上促进了灾难医学的向前发展。

汇总现有灾难医学相关的研究期刊,占有超1/3发文量的外文期刊为 *Prehospital and Disaster Medicine*。其次,所有相关主题的学术期刊中,较有影响力的期刊为 *Disaster Medicine and Public Health Preparedness* 及我国的《中华灾害救援医学》。《中华灾害救援医学》邀请了与灾难医学应急救援极为相关的军事医学、临床医学、公共安全、危机管理学等领域的专家,极大促进了灾难医学学科边界的扩展和学术成果的融合创新。另外,中国医学救援协会作为国家一级学会之一在更早的2009年正式成立,同时《中国急救复苏与灾害医学杂志》创刊发行。而从期刊论题侧重点,反映出了我国灾难医学救援偏重于军队力量,社会化医学救援未能显露其优势的情况。

在教育培训方面的研究内容，欧洲共同体在 1986 年专门成立了欧洲灾难医学中心 (European Centre for Disaster Medicine, CEMEC)，负责训练各成员国有关救灾医务人员，培养他们在灾区救治伤病员的实际工作能力，尤其是院前救治管理以及应对大灾难的能力。土耳其基于全国性的调查，研究了急诊医学医师对于灾难医学培训的需求和期望，研究结果表明 95％的医师认为灾难医学培训应在住院医师培训期间进行，且定期的灾难演习是最可取的教育方式，以灾难医学为内容的教育培训及技能普及开始受到关注。

对于灾难医学的教育教学方面，国外有学者评估了高校卫生专业学生在灾难医学和备灾方面的知识、态度和实践准备程度，结果表明知识和态度被认为是实践准备的重要预测因素。国内来看，救援医学在中国作为一门研究生课程，陆续在天津大学、四川大学、江苏大学等高等院校开设。天津大学灾难医学研究院于 2017 年 6 月成立（现已更名为"天津大学应急医学研究院"），2020 年 4 月国务院学位委员会授权该学院为国家首个救援医学交叉学科硕士学位授予点。表明我国的灾难医学在学科方向、行业标准、人才培养、实践基地、救援装备、学科实践等方面取得了一定的成果。而同济大学灾难医学工程研究院医学救援库初具规模并成为灾难医学的教育实践基地。

对于其理论研究方法，情境模拟教学法已在临床医学生的灾难医学教育中加以应用。类似地，Laurent Gout 等人通过虚拟环境进行灾难医学的实践训练。而 Delphi 法被创新地用于护士灾难护理学课程内容设置的研究上。还有基于灰度预测开展灾难医学救援培训的研究。

在学术专著方面，刘中民主编了我国首部用于本科及硕士研究生教学的灾难医学统编教材并开设专业课程。对于社会教育，涵盖中国常见自然灾难与人为灾难的《图说灾难逃生自救丛书》配合创建"卫生应急平安屋"科普新模式，科普培训覆盖了百万民众。从更为具体的实操层面，灾难护理教育的实施和普及培训离不开护理教育人员的参与。我国灾难护理教育与培训的专业教材较为匮乏，到 2006 年护理学规划教材《社区护理学》的章节中才开始出现灾难护理学的相关内容。

对于推动学科教育发展、促进成果交流的学术组织，在 1987 年中华医学会急诊医学分会正式成立后，到 2011 年 12 月中华医学会灾难医学分会在上海成立，全灾种、全过程的灾难医学救援实践和学科教育发展自此走向确定性征程。接着，中国医师协会、中国预防医学会也分别下设二级分会，深入推动了灾难医学的学术交流与科学研究。

（三）灾难医学教育体系构建

理论研究成果的极大丰富，学术期刊和组织的推动，以及教育体系和培训模式的构建，从各方面充实了灾难医学的内容。同时，以灾难医学理论为基础，又进一步地促进了学科、制度、教育的不断完善和发展。但是，综合现有的研究成果来看，应急管理"一案三制"逐渐完善，而灾难医学教育对应的体制、机制、法制和预案尚未形成规范体系。

灾难医学的学科教育多为研究生教育或短期培训，灾难医学的学科层次需要进一步增强。因此，以丰富的学科基础和学术资源为依托，构建覆盖从本科生、研究生，到医务同行，再到普通民众的多主体、多层次的衍生型灾难医学人才培养模式。在此基础上，培育、壮大专业灾难医学救援队伍,同时创新多种形式的科普宣教活动,丰富灾难医学知识技能的学习形式,广泛增强全社会的逃生意识和自救能力,实现灾难医学教育对象覆盖范围从低普及向高普及转化。

各类突发事件的机制属性要求灾难医学教育活动对应开展专业化救援方法教学。通过教育教学活动,首先总结历史经验,做出理论升华,揭示应急救援的时效性问题。进而开展对灾难医学救援由低效率向高效率转变的方法探索。对应提出优化医务工作时间的管理制度,形成一体化的流程建设方案,指导和控制医学救援人员的应急活动协同有效,使其效率最大化。

因此,灾难医学教育的发展应以提高灾难救援能力和应急管理水平为核心,以人才培养和队伍培训为抓手,全方位、全周期保障灾前、灾中、灾后的人民生命健康,进而将灾难医学与应急管理纳入统一体系当中,使得灾难医学成为应急管理全过程当中的关键一环,在应急体系框架下促使灾难医学的功能实现及完善发展。

二、 体制化队伍建设

灾难医学救援队伍体制构架,需要重新设定公共卫生体系、医疗服务机构以及医务人员的职能定位,在"政-医"双重领导下厘清岗位职责。在积极推动灾难医学救援队伍体制创新的过程中,不仅要统一思想、理清思路、抓住关键,还应当提高对医院职工队伍建设的重视程度,以此扩大队员规模,增强救援力量。同时注重队伍编制人员综合素质的培养,通过制度保障落实对救援队员的有效约束和鼓励。落实考评、安全、教育、奖惩方面的管理制度,保证备战思想不放松、培训演练不松懈、响应处置不掉队。

(一)应急救援队伍建设现状

我国应急救援队伍可以分为专业应急队伍和非专业应急队伍,其中专业应急队伍主要是指分布在各行业、各系统的救援队。在很多重大突发事件面前,我国应急救援队伍普遍存在的"多队单能"的弊端暴露出来,很难适应我国灾难救援需要。

政府认识到了组建一支"一专多能"的综合性应急救援队伍的重要性。在 2007 年颁布的《中华人民共和国突发事件应对法》中第二十六条规定:县级以上人民政府应当整合应急资源,建立或者确定综合性应急救援队伍。之后,在 2009 年 10 月 18 日,中华人民共和国国务院办公厅下发了《国务院办公厅关于加强基层应急队伍建设的意见》,明确指出要通过三年左右的努力,基本形成统一领导、协调有序、专兼并存、优势互补、保障有力的基层应急队伍体系。

由此,全国上下着力开展应急救援队伍建设,基本形成了以公安、武警、军队为骨干和突击力量;以防汛抗旱、抗震救灾、森林消防、海上搜救、矿山救护等专业队伍为基本力量;以企事业单位专兼职队伍和应急志愿者为辅助力量的应急队伍体系。

各级政府不断加大财政投入,重点加强了应急物资储备和应急队伍装备,监测网络不断完善,预警系统建设进一步加强,保障能力不断提升,为进一步构建和完善中国特色应急管理体系奠定了坚实的基础。目前我国大部分省市都组建了一支依托公安消防部队为骨干力量的综合性应急救援队伍,同时出台了适合各地情况的应急救援队伍建设实施方案。

非专业应急队伍也初见规模,主体力量依托社区自治组织、高校、企事业单位的应急队伍以及应急志愿者等组成,由中国青年志愿者协会、35 个省级志愿者协会、5 492 个地市及区县志愿者协会、1 910 个高校志愿者协会以及近 13 万个志愿者服务站、服务中心、服务基地组成的志愿服务组织实施网络基本形成。

(二)灾难医学救援队伍建设

日本"沙林毒气事件"和美国"9·11 恐怖袭击事件",使得灾难医学救援队伍建设在世界范围内受到重视。国外灾难医学救援队的目的是在灾难期间提供院前的紧急医疗服务,其任务、主要功能、组织结构、人员的职责都非常明确。美国国家灾难医疗系统(National Disaster Medical System, NDMS)拥有 108 支快速响应队伍;加拿大最具代表性的灾难援助反应队(Disaster Assistance Response Team, DART)由 200 余位军人组成。

2001 年 4 月 27 日中国国际灾难医学救援队的组建为我国及世界灾难医学救援队的发展提供了经验模板。2006 年 1 月 8 日国务院正式发布《国家突发公共事件总体应急预案》,要求卫生部门组建医疗卫生应急专业技术队伍,根据救灾需要及时赶赴现场提供医学救援和疾病防控,同时为灾区提供药品、器械等卫生和医疗设备。这标志着我国将应对突发灾难事件纳入了法制化轨道,应急医学救援队伍的建设也自此展开。

相较于国外现场救援队,从医疗救治技能方面来说,我国的救援队医护专业化程度更高,但组织化程度不足。灾难医学救援队伍主要由专业的医务工作人员组成,主要任务包括伤病员的伤情诊断、医疗救治、野外医疗以及卫生检疫等工作。医务工作者在从业人员规模和业务能力专业性方面都应该成为我国应急管理救援力量的有力补充。但是,目前我国灾难医学救援的功能尚未充分发挥,医务工作者转换救治身份,作为救援力量投身灾难现场,依然表现出组织化程度低所导致的救援效率低的核心问题。

(三)灾难医学救援队伍管理

管理机制(managerial mechanism)是为实现一个确定的管理目标,基于相关事物或事件的内在运行机制,考虑到现实条件的制约,而人为设计出来的一套涵盖了原则、模式、规范及流程,具备一定能动性的解决方案。

针对灾难医学救援队伍的人员构成和体制特点,因时、因势地调整设计救援队伍参与主体、协同关系和管理制度。

在参与者层面,即救援队伍人员组成上,秉持"医-工结合,产教融合"的原则,组建以医护职工为主力的灾难医学救援队伍。立足于参编人员的自身专科特长,从医院原有的各部门中选拔,使其平时从事的专业与医学救援队预任岗位对口,并将应急医学救援体系贯穿于日常急诊急救体系,则灾时可快速转变工作任务,维持人员待命状态。

在关系层面,即救援队伍建制及部门协同上,秉持"政-医结合,功能协同"的原则,整建制建设灾难医学救援队伍并确立与应急管理相关部门、其他救援队伍之间的协同机制。这就需要以体制建设为准绳,在医院的公益性上、政策的倾斜性上以及制度保障方面加以着力突破。从而解决救援队伍人员与经费投入的稳定性难题,临床工作与救援工作的融合性难题,以及应急响应与政府指令的协调性难题。

在规制层面,即救援队伍管理制度上,秉持"平-灾结合,能力为核"的原则,通过培训演练机制、备灾值守机制和奖惩保障机制,稳固打造队伍召之即来、来之能战、战之能胜的核心能力。

<h2 style="text-align:center">三、 社会化科普宣教</h2>

现代城市不仅是自然意义上的生态系统,更是社会意义上的生活系统。建设韧性城市,不仅要提升传统基建、新城建等"硬实力",也要提升组织动员能力、文化传播力等"软实力"。轻视软实力的培育会使城市系统的"肌肉筋膜"弹性不足、"关节"之处的润滑不够,城市韧性的整体系统架构很难灵活地发挥功用。只有当每个微观单元都充满韧性,整座城市的韧性和生命力才能得到进一步延展。

(一)韧性城市与科普宣教

近年来,我国不少城市先后提出软实力建设目标,但大多注重城市文化建设、营商环境改善等常态方面,对于灾难情境下的应灾能力,这一非常态的软实力建设尚未引起足够重视。针对当下各类灾难频发、广发、强发和并发所带来的风险和危害,社会化的灾难医学文化培育同样是提高城市韧性的题中之义。

由已有研究和韧性城市的建设现状可知,以往韧性城市建设重视建筑的物理抗灾能力,实则是对"鲁棒性"的扩展,在很大程度上忽视了文化、教育、个人应灾、逃生、自救与互救等软实力要素对城市柔韧性的重要作用。灾难医学科普宣教未能纳入城市软实力体系,导致城市应急管理系统软、硬实力结构性失衡,严重制约了城市整体韧性的提升,成为我国韧性城市建设的关键短板,继而在灾难来临时陷入被动。

社会化灾难医学文化培育作为城市系统的"软组织",只有软组织足够强韧,才能为城市系统"大骨架"的运行赋能。应灾能力是城市韧性的内生因素,城市中个体韧性的提高必然带动城市韧性的提高。科普宣教便是进行文化培育最直接、有效的手段。

由此,以社会化灾难医学文化培育为目标,打造的是韧性城市的"软实力",强调的是以灾难医学知识技能提升个体韧性进而提升社会系统的整体韧性。以科普宣教为手段,有针对性地构建多层次灾难医学科普宣教体系。

(二)科普宣教的实现要义

有很长一段时间,我国救灾以政府和军队为"主力军",而忽视了社会层面灾难逃生、自救的文化培育,公众缺乏必要的逃生自救意识。科普形式单一,宣教内容陈旧,逃生自救的知识方法缺乏科学性、趣味性和权威性。灾难医学科普宣教受众的覆盖面不足,是导致灾难来临时救治效率低的主要痛点。

作为城市综合实力的重要组成部分,推行灾难医学科普宣教的价值是相对于城市应急管理中的"硬实力"而言的。"软实力"是城市治理能力的重要组成部分,而灾难医学救援是一项内嵌于城市治理的特殊活动,科普宣教便是进一步提高灾难救援能力、培育形成城市软实力的重要"助推器"。

灾难医学重视群体效应,在救援中以群体利益最大化为目标,研究灾难预防与准备,灾中紧急救援、卫生防疫、疾病防治和灾后康复治疗、心理健康等问题。灾难的发生基本上关乎社会全体,灾难医学学科知识体系在保障人民生命健康方面的重要作用决定了灾难医学科普宣教的必要性，也应当成为公众防范风险、科学逃生、自我救护的优选之项。

（三）社会化科普宣教内涵

灾难医学科普宣教对于韧性城市建设正如生物软组织的特性一样。生物软组织弹性模量很低、对外界刺激响应敏感，而且力学与生物学因素在软组织中存在复杂的耦合作用机制。在全社会参与韧性城市建设的过程中，通过灾难医学科普宣教，形成公众最具活性的重要素质，使得以个人为微观单元的公众能够充满韧性，进而使整座城市的韧性和生命力得到延展。

按照科普的定义，科学技术普及是指采用公众易于理解、接受和参与的方式，普及自然科学和社会科学知识，传播科学思想，弘扬科学精神，倡导科学方法，推广科学技术应用的活动。由此，灾难医学科普宣教则是以灾难医学知识技能为内容，采用多种形式向公众传播逃生方法、自救技能，培养大众积极的防灾、减灾意识的活动。

由此，灾难医学科普宣教旨在全社会建立防灾、减灾和逃生自救的科学认知，提高全民健康知识水平、改善个人应灾和防疫的态度、增强自我救护能力，增加对社会健康的责任感、提高互救互助的意识能力，同时预防心理疾病、促进心理健康，形成有益于个人、他人和社会的应灾行为和生活习惯，降低常见病的发病率，提升灾难救援的组织性和动员力，提高灾难医学应急救援的效率和成功率。

第三节 · 重 于 灾 中

"重于灾中"强调了灾难医学救援活动开展的方法和手段所应当具有的实际效果。灾难医学管理"重于灾中"理念的提出，本着"救人第一"的原则，以规范灾难医学"一体化"救援理论模式为核心，实现变革组织方式、优化救援流程、提高处置效率的目标。

灾难医学救援是一项庞杂的系统管理工作，协同高效、组织缜密、流程清晰是灾难医学救援"增质提效"的重心。灾难医学救援的效能高低，取决于灾难发生后人员、资源能否在最短的时间内实现整合并发挥作用的程度。因此，构建"一体化"救援体系，高效整合多方力量，科学组织调度指挥，使灾难医学救援形成标准化的响应处置流程与协同机制。灾难医学"一体化"救援体系包括三大系统：院前-院内-重症救治流程一体化，实现专科协同的闭环系统；通过陆地-海上-空中救援空间一体化，创建立体救援的联动系统；通过固定翼-直升机-移动医院一体化，建立航空赋能的模块系统。

一、 院前-院内-重症救治流程一体化

灾难医学促进救治技术和创伤学科的发展，传统分科会诊模式不再适用于灾区救援和重症创伤的救治。多发伤也不是单发伤的简单相加，这也向大规模伤病员救治的流程和方法提出了更高的要求。

随着国内外对创伤救治的临床实践和研究，创伤急救显然存在的"时间窗"受到公共卫生及应急医疗等多方重视。尤其是对于现代灾难导致的大规模伤病员需要紧急处理复杂创伤和多发伤的情境下，探讨现代创伤救治理念，创新急诊创伤中心一体化救治模式，对于减

少灾难所致伤亡,同时提高包括院内及灾区急诊创伤救治的整体水平尤为关键。

通常来讲,城市灾难所致创伤的急救分为3个阶段:院前急救("120""119"或"911"等)、院内急救(急诊科或创伤中心)和创伤病房(病房和ICU)。通过建立急诊创伤中心,运用与国际接轨的应急医疗服务体系(emergency medical service system,EMSS)和创伤专科医师培养制度,创新院前急救转运-院内紧急复苏-急诊手术及急诊ICU的"一体化"创伤救治模式。通过大量的临床实践,已经取得良好的效果。

重症创伤救治一体化流程是针对灾区检伤分类后的重症伤员所开展的全流程紧急转运救治,通过一体化流程使伤员从"院前救治"到"院内复苏"再到"确定性治疗"成为相互衔接的阶段,注重系统整体地流程化救治,从而缩短灾难创伤至确定性救治(手术或送至ICU)之间的"时间窗"。因此,建立全过程创伤救治体系,对创伤救治的流程精简再造,使其一体化,从而提高创伤救治效率和成功率。

首先,需要建立创伤分级体系,结合国际创伤分级体系建立符合我国国情的分级体系,严格规范各级创伤中心准入制度,实现医疗资源利用最优化、最大化。

其次,要在院内设立危重症创伤复苏单元与创伤协调护士岗位。院内抢救室设立创伤抢救床位,配备床旁呼吸机、困难气道管理车、抢救药品车、创伤超声重点评估(focused assessment with sonography for trauma,FAST)设备、快速输血泵、除颤仪、负压吸引器等,以便对危重症创伤患者进行床旁抢救。设置创伤协调护士岗位,以协调多学科团队、评估和改进创伤救治服务,为创伤患者的治疗和随访提供系统化、专业化服务。同时,要关注建立贯穿全流程的创伤康复及随访体系,对于患者并发症预防、功能恢复及回归社会均有积极意义。

将分级、协调和康复体系共同纳入一体化流程,系统性地发挥作用,进一步构建院前-院内-重症救治一体化流程。整合包括数字化的信息与指挥、专业化的创伤救治小组以及模块化的救治空间与装备3个方面来实现。

(一) 全生命周期信息平台

大数据不仅将临床诊治工作推向了新时代,而且使医疗保健和疾病预防更加个体化、精准化。物联网时代智能医院建设的核心是实现基于全面感知和测量的全互联医院信息系统,通过医院信息网络实现感知数据的互操作,业务平台可进一步处理感知数据。随着大数据及物联网技术在医学相关领域的普及和应用,创伤急救相关数据正在不断突破临床范畴。创伤治疗过程涉及多部门和多学科,如院前急救、分诊、转运、诊断、治疗、康复和心理疏导。因此,基于数据分析的创伤治疗计划系统发挥重要作用。

急诊预检是根据疾病的严重程度、治疗的优先原则和合理地利用急诊资源对患者进行分类的一种方法。伴随而生的急诊预检系统是应用于预检标准,对患者进行快速、有效地分类挑选,实现在正确的时间、正确的地点,给正确的患者给予正确的医疗护理,系统建设的主要目的有以下几点:①对病情较为严重的患者进行最高优先级救治;②减少急诊患者的等待时间;③使急诊工作有秩序、有计划地进行;④实现"忙而不乱,既快又准";⑤合理科学分配有限的医疗资源,包括医生、设备、空间等;⑥改善患者救治体验与救治效果。

创伤数据库对于地区乃至全国的创伤患者分布、类型、治疗、预后等数据的统计分析、整合具有重要作用,对于提高创伤患者救治水平、平衡各地区创伤救治能力具有重要意义。基于急诊预检台的数据积累,更新完善创伤数据库。创伤协调护士负责创伤数据的收集、整理、录入及随访。

为了实现数字化的信息与指挥,系统构建包括急诊预检台、创伤数据库、创伤评分系统、数据挖掘与决策支持系统等在内的创伤全生命周期信息平台。围绕全生命周期搭建数据库,开展高质量临床救治。破除信息孤岛,提供智能化决策支持,优化救治流程并高质量循证医学成果。目前,创伤治疗的主要数据来源于院前急救、院内治疗和康复随访。

1. 院前急救数据 包括区域医疗平台数据和创伤现场数据。区域医疗平台数据包括车辆人员调度、创伤时间、创伤类型和治疗范围的所有信息;创伤现场数据包括创伤患者的个人信息、创伤类型、创伤位置、现场生命体征、创伤评分等。合理使用院前评分对提高院前危重症伤员抢救成功率有重要意义。院前创伤数据的收集有利于医疗单位针对性开展院内医疗救治、制订个体化风险因素干预计划,以及相关组织开展创伤风险评估。

2. 院内治疗数据 创伤住院治疗产生的数据主要来自患者,包括急诊和住院患者接收、检查、诊断、治疗、出院等院内所有医疗流程、处方和医嘱、病程记录、会诊记录、转运记录等重要信息。

3. 康复随访数据 主要包括患者转归、术后检查和功能评分,各种量化创伤指标对于创伤预后预测模型的建立具有重要意义。

(二)专业化的创伤救治团队

在上一节所述的整建制灾难医学救援队伍建设的基础上,更有针对性地组建多学科合作的相对固定的创伤救治团队。包括创伤外科、普外科、急诊内科、重症监护室及麻醉科医师、抢救室护士和相应的专科医师。

以专业医、师、技、护等人员为组成的专业化队伍能够最大程度提高创伤患者救治成功率。在院内机构设置上,设立包括急诊抢救室、重症医学部、急诊外科病房在内的急诊医学部,将专业队伍编制其中形成危重症创伤救治核心团队。与此同时,设立创伤救治质量控制小组。体制上设立包括创伤组长、专科组员、创伤护理三大职能人员构成。并由创伤外科及ICU高年资副主任及以上医师成立创伤救治质量控制小组,每周、每月对每例创伤患者的救治进行质量点评,以提升治疗质量、优化治疗流程。

(三)模块化的救治空间与装备

配套灾难医学院前-院内-重症一体化救治流程的实现,需要对应构建包括院前一站式转运平台、院内空间布局与配置以及手术与重症病房设置三大模块。比如,对院前移动医院-院内救治空间-转运便捷通道的模块化设计与编配,以实现灾难防控及医学救援装备的保障流程、保障环节及装备运用方式的规范化、标准化,从而达到优化灾区现场救援工作和院内救治任务规划的目标(灾难医学救援装备相关内容将在本书第五章进行详细论述)。

二、 陆地-海上-空中救援空间一体化

灾难医学管理强调救援活动中的各要素、各环节、各职能都不是孤立地存在着,每个要素都处于一定的位置上,起着特定的作用,且要素之间相互关联,构成了一个不可分割的整

体。而这恰恰体现了系统论的核心思想：整体性、关联性、等级结构性、动态平衡性、时序性等，这也恰恰是所有工程管理系统所要共同关注的基本特征。

以系统论基本原理为指导，将涵盖多主体、多阶段、多空间的灾难救援整合构建为一个多要素的系统，从系统论的整体性原理、层次性原理出发，创新"陆地-海上-空中"空间一体化灾难医学救援模式。

（一）整体性原理

系统是由若干要素组成的具有独立要素所没有的性质和功能的有机整体，系统的整体性质和功能不等于各个要素性质和功能的简单叠加。

以整体性原理为指导，在灾中救援流程上设计实现"一体化"救援，包括整合了院前协调联动流程、院内紧急救治流程和重症创伤救治流程的"院前-院内-重症"的救治流程一体化（图2-1～图2-3）。

1. 院前协调联动流程

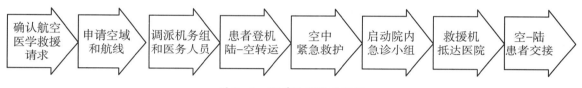

图2-1 院前协调联动流程

2. 院内紧急救治流程

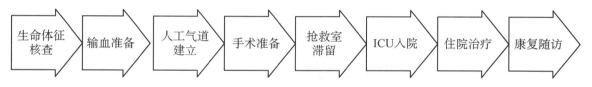

图2-2 院内紧急救治流程

3. 重症创伤救治流程

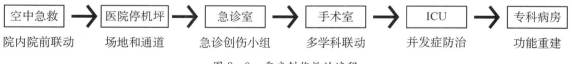

图2-3 重症创伤救治流程

（二）层次性原理

层次是指系统在结构或功能方面的等级秩序。由于组成系统的各个要素存在各种差异，系统组织在地位和作用，结构和功能上表现出具有质的差异的等级秩序性即层次性。按灾难状态、空间尺度、时间顺序、组织程度等多种标准制订灾中救援方案。

在空间尺度上，最大范围地灾难救援涉及海上-陆地-空中三维的"立体救援"，如图2-4所示，大规模灾难救援从海域/水域搜救开始，将移动医疗救治平台快速投送至灾区，国家紧急医学救援队开展现场救治,同时进行海上及航空医学救援和伤员后送。接着,由航空医疗机紧急救治并跨区域转运,根据陆地交通条件,可送至陆地岸边,交由"120"分诊后送至医院、"120"急救站或区域创伤中心,或直接运抵院内直升机场,实现海上-陆地-空中的三维一体。与此同时,无缝衔接院前救治。将院前至院内建立一体化链接后,从停机坪"一站式"直达急救单元,急救单元内"一站式"诊断治疗,继而同"重症"形成一体化衔接,确保灾区危重伤员的高效救治流程。

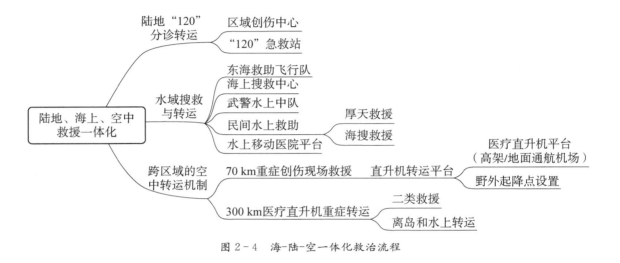

图 2-4　海-陆-空一体化救治流程

其中,水域搜救与转运需要多方配合的同时,更加凸显了水上移动医院在水域空间的重要作用。而涉及航空救援一方面是对 70 km 内的重症创伤现场救援后,通过直升机转运平台运送伤员。此外,对于 300 km 内由医疗直升机在机舱内开展重症治疗并转运后送。

三、 固定翼-直升机-移动医院一体化

航空医学应急救援为应急救援和医学救治的实施提供了更高层次的响应平台,应用前景极其广阔,是世界上许多国家普遍采用的最有效的应急救援手段,得到了各国政府的高度重视。

在交通瘫痪或人迹罕至的灾区开展灾中救援工作,采用航空载运手段和技术装备开展医疗救护、紧急运输、搜寻救助、侦察预警、指挥调度、应急通信、特殊吊载等多种任务的应急救援,能带来显著区别于单线条陆地救援的优势特点。尤其是在救助效率、专业化程度高和地理空间限制等方面,能够直接解决地面交通不通达或不通畅的问题。

以层次性原理为指导,创新"固定翼-直升机-移动医院"一体化的航空医学救援体系。其航空医学救援流程主要包括 4 个环节:①固定翼飞机投放救援人员和移动医院到灾区附近机场;②在机场或灾区外安全空地建立相当于三甲医院水平的机场移动救治医院;③由直升机自灾区现场转运伤员到达移动医院抢救;④在伤病员生命体征稳定后,由固定翼飞机后送其到医院接受进一步的康复治疗。

航空救援一体化模式对配套基建设施、装备要求及医护专业性方面都提出了更高的要

求。航空应急救援需要完善的救援保障设施，如保障基础设施、监视和通信设施等。保障基础设施包括救援基地、直升机起降点、设施及装备、救援装备（吊桶、光电吊舱、机载医疗设备等）和地面保障装备（移动加油站、太阳能加油站、一站式保障设备、气象仪等）。救援人员也需要针对航空医学救援的情境提升适应性方面的能力。在培训过程中，要特别地加入飞行过程安全操作规范、与机组沟通标准用语和信号、操作稳定性训练。同时需要熟悉机舱结构、熟练使用机舱设施、限制空间内布控人员站位及动线。

此外，一体化救援实施的核心要点是保证各环节的衔接，这其中需要多方机构、多条线人员、多部门配合、多设备调用等。理顺各条线的协作节点、各部门的职能及交接、各要素的规整运作，从而使得原体系更迭进步，形成一体化的高效协同体系，这也正是建立航空赋能的系统流程所要实现的最终目标。

第四节 · 善 于 灾 后

"善于灾后"是面向未来的管理活动，是使人类向更好方向发展的战略举措。灾难医学管理"善于灾后"的理念突出了可持续发展的核心观点。一方面是对重建工作的规划实施，另一方面是重构环境限制与社会承载力，为下一次灾难的发生和应对做好准备。

灾后当以更加长远的眼光，总结防灾、减灾、救灾各环节的疏漏和难点。区别于建筑工程和城建设施的修缮，从灾难医学工程技术研发的角度出发，应当根据灾中救援的实际需求，突破灾难医学救援装备技术；构建备灾保障体系，推进医院战略备灾资源库建设，从而全面提升综合防灾能力，完善城市灾难医学管理体系。

一、 救援保障装备研发

在灾难处置过程中，缺乏应急物资储备和装备更新，往往导致应急工作无法有效开展，在一定程度上拉低应急响应能力。更为要紧的是，灾难现场缺少医疗救援资源和能力，复杂且恶劣的环境条件往往更进一步地促使伤病员生命的衰竭。由此，在灾后针对灾中实际需求，开展医学救治和医疗救援的装备研发，是第一时间挽救灾区人员生命的秉要执本。

针对我国灾难医学救援技术装备落后、重医疗救治轻后勤保障的问题，主持研发灾难医学工程技术和救援保障装备，有效提升我国灾难救援现代化水平。专事于灾难医学的装备，其特殊之处在于：首先要适用于各类灾难的特殊情境，其应用场景和功用性的特殊；其次是作为应急物资大类所必要考虑的集成设计和便携性的特殊；最后是区分专业医护和普通民众的知识结构差异，其普及性和操作性的特殊。

20 世纪 80 年代，我国心肺复苏技术普及率不到发达国家的 1%。由此，在普及心肺复苏（cardio pulmonary resuscitation, CPR）的同时，在国内开始引进自动体外除颤器（automated external defibrillator, AED）。由于进口 AED 有些技术参数不适合亚洲人体质，甚至出现使用失误，国内专家便联合指导企业开展 AED 的国产化研发，运用心率分析识别算法，创新了低能量精准除颤技术，提高了 AED 的抢救成功率，将院外复苏成功率实现了"从 0 到 1"的突破。

从 20 世纪 90 年代，国产人工心脏辅助装置投入研发，在灾难现场紧急植入的人工心脏的理念与研究思路，得到了国家"863"计划的支持，并建立了从概念设计到样机生产一体化的上海市人工心脏与心衰医学工程技术研究中心。将复杂技术简单化、复杂血泵微型化，医工交叉联合研发了多种样机。最新研制的心室辅助装置（ventricular assist device, VAD）攻克"磁悬浮"核心技术，可有效解决溶血与血栓、失稳及血泵寿命问题，成为目前世界上最轻、最小、唯一无需体外循环、可快速植入的 VAD，也是唯一适合灾难现场急救的心脏抢救器械。

通过创建医学救援装备工程技术研发平台，研发兼具公共卫生防疫功能的全灾种移动医院系统，发挥其展开快、功能全、可扩展、易撤离等特点，迅速扩增伤病员救治床位，同时保障现场灾民和救援队伍用水、用电、饮食等基本生活，大幅降低大规模灾民临时安置的建设成本。

二、 备灾保障资源制备

备灾是为战略性地研发救援药品、救济物品、救灾设备等所开展的制备措施。通常情况下，对于新发传染病的早期诊断都十分困难，往往缺乏特异性防治手段。当下城市新发传染病毒株变异多、蔓延速度快的实际，与传统疫苗研发慢、生产周期长之间的矛盾尤为突出。

当传染病在人群中暴发，医学研究领域的病毒样本收集和标准化入库工作立即启动，相关流行病学调查和密切接触者搜寻工作紧急开展。在对病毒溯源、细胞受体及致病机制等进行科学研究的同时，作为公共卫生事件的核心构成，大规模疫苗制备是关乎全社会的首要问题。针对于此，备灾保障资源制备首先在国内自主创建了 mRNA 新型疫苗工程技术研发平台，应用国际独有的纳米脂粒技术研发新型冠状病毒 mRNA 疫苗，实现了防止递送过程中疫苗降解等关键技术的突破。

此外，为应对核化生和重大公共卫生事件造成大规模人员伤亡，尤其是新型冠状病毒感染对全球造成了突发性的巨大影响，间充质干细胞（MSC）被广泛应用于肺部疾病的治疗研究中。多项临床前研究已经证实，在新型冠状病毒疫情之初，多个间充质干细胞（MSC）治疗新冠肺炎重症的试验显示出了良好的安全性和有效性，为新型冠状病毒肺炎的综合治疗提供了新的思路。

日本为应对国内受新型冠状病毒感染后遗症影响的人群，在 2020 年 12 月已宣布开始针对新型冠状病毒感染后遗症的成人群体，合法开展使用自体脂肪间充质干细胞治疗新型冠状病毒感染后遗症的计划。我国上海市东方医院开展的临床研究也已证实人脐带间充质干细胞给药对新冠肺炎患者肺部病变和症状的恢复具有长期益处，且患者症状更轻和生活质量更好，睡眠困难、日常活动和数字评定量表评分均得到显著改善。

因此，将干细胞作为战略储备资源，依据干细胞制备质检行业标准，建设覆盖各省的干细胞转化资源库，储备可扩增供百万人使用的干细胞，是"善于灾后"理念践行的动中窾要。

（周 丹）

参考文献

［1］刘中民.普及损伤控制外科技术提高严重创伤救治水平[J].中华急诊医学杂志,2004,13(4):221-222.

第三章 · 城市灾难医学教育

一个城市的灾难应急响应能力是由社会大众的防灾、应灾能力，卫生系统的紧急医学救援能力，以及灾难专家与政府相关部门的应急指挥决策能力组成的。灾难医学教育是指为国家应急响应能力建设提供教学服务的所有组成。在总体国家安全观指导下，以城市灾难应对需要的专业人才培养为目标，开展灾难医学教育极具必要性。

灾难医学救援体系中，从事不同工作岗位的人员所需要掌握的知识和技能不尽相同，不同学者从不同视角对灾难医学教育的分类各不相同。根据教学施教方、教学场景可分为灾难医学专业教育、灾难医学行业教育、灾难医学社会教育；根据教学目标和内容的不同，可以将灾难医学教育分为通识教育、职业教育、专业教育。本书将采用第一种分类方法，勾勒出国内外灾难医学教育的内容体系和研究方向。通过加强对灾难医学人才培养的重视，同时填补灾难医学教育理论与实践研究的空白，形成具有中国特色的灾难医学教育体系。

第一节 · 灾难医学专业教育

灾难医学专业教育是指在学校开展的，为培养灾难医学专业人才的教育活动。2008年9月，从汶川地震灾区结束救灾3个月后，中国高校系统内首个急诊与灾难医学系在同济大学医学院正式成立。灾难医学系的建立最直接的目的是尽快向医护人员教授灾难现场的救援技能，培养复合型的医疗救治人才。

我国的灾难医学教学体系同样是从零开始的。一方面，大多数情况下非紧急医学救援专业的医护人员成为灾难早期救援的核心力量，存在着无法应对灾难医学救援这一特殊的医疗需求；另一方面，在医疗机构的常态工作中，并没有适合紧急医学救援专业人才的工作岗位。因此，在大学课程中开设专门的灾难医学或紧急医学救援课程，对于完善灾难医学救援体系有着至关重要的作用。

同济大学医学院急诊与灾难医学系成立后，参考了美国芝加哥大学在急诊医学和卫生管理中灾难医学的相关理论，以及护理医学的全部课程，并将波兰波美拉尼亚医科大学的灾难医学课程结合中国的国情、灾难特点和教育状况，建立了一套初期的教学体系。

目前，已有较多高校开展了灾难应对相关的课程。例如同济大学医学院临床三系的学生在大三必须通过两学期共64学时的理论和实践学习，全面学习灾难医学课程，培养专业层面的灾难医学人才。此外，中山大学中山医学院开设的"救援医学"、武汉科技大学医学院开设的"灾难应急与救援"、武汉大学医学部开设的"急诊与灾难医学"、山东大学医学院开设的"紧急医学救援——救在身边,救需要你"、同济大学医学院开设的"灾难逃生与自救"、四川大学华西临床医学院开设的"认识灾难,险中求生"、北京大学医学部开设的"灾难心理学与灾后心理救援"等,其中不乏国家级精品课程或一流课程。

灾难医学作为临床医学下的二级学科,是一门多学科交叉的边缘学科,既有临床医学、公共卫生,又涉及灾难救治和应急管理等,其发展过程中呈现学科交叉性、社会协作性和国际合作性,是一项系统工程,涉及面较广,其相关课程内容也极其丰富。有的是从管理角度介绍每一类灾难救援参与者应该具备何种能力的课程;有的是从具体灾难出发,介绍灾难响应资源、资源管理原则及社会心理等的课程;有的是介绍具体灾难救治技术的课程。

灾难医学研究的是在各种灾难情况下,如何实施紧急医疗救治、卫生保障和疾病预防,涉及灾难预防、灾难现场急救、救援的组织指挥管理和灾后恢复重建等,与临床医学各专业结合,将其运用到防灾、救灾、减灾的实践中去,及时解决由灾难带来的健康问题的综合性学科。

由此,灾难医学教育专业的培养目标是掌握灾难医学的基础理论、基本知识和基本技能;掌握突发灾难事件与现场急救的医疗救护原则;掌握各种急救的基本方法和技术;掌握急危重症的判断和救治决策,提高处理突发灾难事件的政策和能力水平。旨在培养具备临床医学基本知识、灾难医学救治基本技术以及灾难现场管理能力的复合型人才。

一、 灾难医学课程定位

急诊医学和灾难医学同时作为急救医学课程体系中的基础性课程。立足学术前沿,保证教材所述学术概念、方法标准的先进性,是教材中需要重点关注的内容。

医学专科的划分通常是以传统解剖系统为基础,现代医学专业越分越细,同时也可能会削弱医生对多系统疾病或器官病变之间交叉关联的认识与理解,容易造成专业知识和思维方式的局限性,分专科处理急危重症会影响到医疗质量和临床效果。特别是解决复杂的急危重症医疗问题时,急诊医学专业能够充分发挥其理论和实践相结合的应用价值,并以其多学科融合的突出特点来弥补专科会诊方式诊治的弊端。急诊医学的特点主要包括危重复杂性、时限急迫性、机制可逆性、综合关联性、处置简捷性等。

因此,在急诊医学方向上,专业教育的教学内容从常见症状入手,概述其主要的发生机制、最相关的可致命的临床疾病、可能的病因以及病程持续发展的后果,随后对最相关的可致命的临床疾病进行分述,并分别列举临床特点、辅助检查及实验室检查项目、诊断与鉴别诊断要点,以及急诊处理要点和救治流程。帮助和引导医学生从课堂走向临床实践,让学生能结合临床实际,跨越各临床疾病学习时的专业界限,从最初的突出的临床急症着手去分析、判断可能发生的疾病,从而使学习深入到临床最可能出现急诊疾病的诊断和治疗中,学会首先抢救生命,边救治、边观察、边诊断的急诊思维方式。更进一步,使学习深入到大批量伤病患需要急救的情况下,即灾难现场,学会在时间、资源均有限的条件下,合理分配医疗资源,有序、高效地开展医学救援,挽救更多的生命。

在医学救援方向的课程设计方面,依据学科体系和教育模式的不足之处,本着落实"人民至上、生命至上"的理念,突出"基本理论、基本知识、基本技能"的原则,注重培养医学生急救思维的目的,教材在思路框架上精益求精。一方面,进行调整结构,提高教材的整体性和系统性;另一方面,内容范畴上着重突出急诊与灾难医学专业融合的学科特点,注重更新学术概念、方法标准,结合融合教材形式变化增加补充材料并力求语言精练。

需要注意的是,通常在实际的灾难医学工作中,医务人员面临着伤员规模大、救治条件有限、个体伤情以多发伤复合伤为主、救治延误、合并症多等情况,救治原则以"保障幸存者""最大生存原则""损伤控制原则"等为主,伤情有时不容许进行必要的检查,往往一时很难明确临床诊断,这就要求学生在学习过程中把提高抢救存活率和减少功能伤残作为首要意识,把重点放在立即抢救生命上,才能赢得后续诊断和治疗的时机。

二、 灾难医学教学特色

灾难医学的教学首先要让学生学会如何去思考,怎样去面对急救问题,把从各专科急症的条理化教学内容综合地放进实际场景中。这意味着医生更能在繁乱复杂的急诊或急救环境中,敏锐地把握住威胁生命瞬息变化的病情;能关注到来自医院环境之外的社会、心理问题和需求。

在灾难救援中,首先要确定生命体征是否平稳,以抢救生命作为根本原则。要培养快速采集伤病员病史信息的能力,如简要询问发病、受伤的情况,既往病史,针对相关的伤病部位进行查体。根据伤病情决定应做哪些必要的辅助检查,对获得的所有临床资料进行综合分析,并将分析的结果用于病情判断和急救上。由于时间紧迫,往往伤病员发病信息及检查内容有限,在考虑急症的病因时可参照病因分类表,可以帮助快速鉴别诊断,以减少漏诊。

灾难医学教学还要密切结合社会、心理、环境等相关要素,培养学生在紧急复杂环境中针对伤病员及家人的人文关怀,注重社会、心理等要素给急诊救治带来的正、负面影响。教学中应结合灾难救援实例,充分考虑灾难背景下"救治环境恶劣、资源有限、时间紧迫"等因素,帮助医学生学习灾难情境下的应急处置和医学救援,把握救治原则、快速确定救治方案,提高救援效率,把学习的急救知识应用到灾难现场。

三、 专业教育实践要点

"灾难医学"同"急诊医学"一样,其本质都是紧急情况下的救治和抢救,将抢救生命作为第一目标。不同的是,急诊的原则为"先救后治",多开展于医疗资源较为充足的条件下,且伤病患往往能够接受"多对一"的救治;相比之下,灾难医学的开展往往处于医疗资源非常有限的情况下,医务人员面对的是"一救多"的局面,其原则为"先抢后救"。在实际操作中,即便是面对同一种急症的救治,在"多救一"的院内急诊和"一救多"的灾难医学救援情境下,救治方案也会有所不同。"急诊"部分侧重各种急症的具体救治方案,而"灾难医学"部分侧重灾难背景下的应急处置原则。专业化教育要加强"急诊"和"灾难医学"两部分交叉关联的内容,加强同一类急症分别在"多救一"的院内急诊和"一救多"的灾难医学救援两种情境下的救治思路对比,帮助医学生养成根据场景调整救治方案的思维,引导医学生重视"社会协作性、重视群体效应"等学科特点,提高处理应对灾难的能力。

(一) 本科教学

从世界范围看,我国教育系统对于大学生灾难医学方面的专业教育存在较大差距。目前国内仅有少部分高校开设针对本科生的灾难医学专业教育,其主要模式为急诊医学在灾难方向的延伸,尚未形成独立学科。

灾难医学本科专业教育主要面向的受众是未来将从事灾难医学救援的临床医学、护理学、医学检验、公共卫生等专业的本科医学生。教学主要目标是让医学相关专业本科生掌握必要的灾难应对知识,拥有一定的向他人传授基础灾难医学知识的教学能力及发掘将自身所在专业与灾难医学进行交叉学科的研究能力。作为未来临床医务人员,通过学习达到掌握灾难风险识别与预警、灾难现场救治、灾难现场管理、伤员转运后送、灾区生活的基础理论知识点;熟练掌握灾难现场、后方医疗机构救护操作技术,组织现场急救团队施救的能力;形成一种应急思维模式,主动传播灾难应急救援知识的意识,掌握灾难应急救援知识查阅文献、自主学习总结并进一步探索的能力。

对于教学内容,在灾难医学专业教育的本科阶段,教学内容应经过充分调研,既满足灾难医学学科对于临床医务人员的要求,又符合本科医学生的学情分析。

1. 灾难医学概论　灾难医学的定义和范畴,灾难医学与其他学科的关系,灾难医学发展简史,我国灾难医学简史和现状,紧急医学救援、紧急医学救援队、紧急医学救援系统的概念。

2. 预警标志识别　预警信息系统在社会公共安全事业中的作用,暴雨、台风、高温和雾霾的预警分级方法及防御措施。

3. 物资储备策略　应急物资储备的概念、原则及分类,应急物资储备的方式和总体策略,灾难应急物资储备清单和常见应急包。

4. 应对地震的自救和互救　地震发生时避震措施的选择,地震停止后逃生路线的选择、逃生技巧,地震后二次损伤的预防,地震后伤情的现场评估,地震后现场急救方法,避难标志的识别。

5. 紧急救护基本常识技术实践　创伤技术的重要性,现场急救技能如止血、包扎、固定、搬运的方法及操作要点。

6. 检伤分类桌面推演　检伤分类的原则和方法,需求与医疗资源配置的关系,院内反向检伤分类的概念,检伤分类桌面推演的规则、场景及人员设置。

7. 逃生演练　现场环境风险评估原则,逃生演练的规则、场景布置、伤员设置及安全须知,团队分工协作及团队内信息沟通。

近年来频发的灾难事件对灾难医学教学方法提出了更高的要求,在新型冠状病毒大流行之后,远程教学和在线学习显著改变了教育模式。新的人工智能(AI)增强技术在灾难医学教育中取得了进展,有力促进医学本科生的学习兴趣。因此,本科教育强调充分利用MOOC等线上教学资源,线上+线下相结合使学生基础知识掌握得更扎实,灵活应用多媒体教学激发学生对灾难医学的兴趣,适当使用考核方式使学生掌握基本紧急救援技术,并采用小组作业方式培养学生团队意识。在未来,灾难医学教育中更多地混合AI教学法可能会变得越来越重要,但由于其学习质量的功效仍不确定,还需要更复杂的评估来实施有效灾难医学教育设计。

（二）研究生教学

目前,国内外均有部分高校开设灾难医学研究生教育课程,但灾难医学在卫生专业学校课程中的代表性不足,且研究灾难医学教育和培训项目缺乏。研究显示,全球卫生工作者在备灾方面仍存在较大差距,在灾难医学研究生教育领域均存在较大空白。有效的备灾和救灾需要跨学科的能力,而不仅仅是灾难医学救援和临床管理。

灾难医学专业研究生教育主要面向的受众是未来将从事灾难医学救援科学研究、教学、管理工作的医学研究生。使研究生掌握如何在日常诊疗活动中辨析灾难,了解灾难发生前出现的各种预兆征象以及灾难发生后的各种预警信息、信号,在第一时间启动个人或团队的应急预案。培养在灾难中团队与个人协作能力,掌握灾难中个人救援如何发挥作用和整个医疗救援体系的协同救援作用。掌握如何在各种恶劣环境下逃生自救,学习各种类型灾难带来的伤害以及紧急救护措施。培养灾难医学相关内容的科学敏感性及科研能力,利用多学科优势学习灾难医学相关科研能力和多视角新理念分析。

事实上,灾难医学专业人员需要在严峻的环境中调整他们的专业技能,并在资源紧张的情况下妥善处理医疗服务配给的公平性问题。对欧洲灾难医学硕士的调查显示,在COVID-19大流行期间,他们的角色从临床实践转变为管理、公共卫生、教育和培训及政策制定角色,显示出其在灾难应对方面具有独特优势。因此,在灾难医学研究生教育中,应该强调他们在团队中的领导管理作用,尤其是与多学科团队合作,并与众多利益相关者讨论临床护理、医院管理策略和公共卫生干预措施。因此,灾难医学研究生教学内容应当包括以下内容。

1. 紧急医学救援技术　在本科教学内容的基础上进一步提升研究生的各项紧急医学救援技术水平,提高能力要求,扩大技术范围,强调在掌握自救能力外,还需掌握救助他人的能力,并以地震等灾难中的紧急医学救援为例,具体讲解和练习各项紧急医学救援技术,进行技能模拟训练。

2. 紧急医学救援体系建设　了解紧急医学救援队伍建设(EMT)和紧急医学救援体系建设的过程,系统性掌握紧急医学救援体系的组成部分,以某次紧急医学救援真实事件为例,更加直观地理解紧急医学救援体系的运作方式。

3. 灾难中的检伤分类　掌握灾难现场的多种检伤分类方法,进一步学习灾难中伤员的集中收治与分流,在此基础上分组进行桌面推演,进一步提升学生的实战能力。根据桌面推演中发现的问题,思考并讨论检伤分类技术的现状及未来发展方向,拓展思维。

4. 实景逃生演习　在实景逃生演习中进一步提升资源调配能力及团队合作能力,强调团队协作、信息汇总及发布能力,培养安全意识、风险意识和人道主义精神。

5. 灾难早期的康复及心理治疗介入　在重视灾难造成的创伤基础上,进一步延伸灾难的内涵,强调不可忽视灾难造成的心理创伤及早期康复治疗,了解并掌握基本的创伤后心理障碍及康复治疗手段。

6. 灾难风险评估与灾后重建　进一步掌握灾难闭环的概念,即灾前、灾中和灾后,了解灾难风险评估和灾后重建的概念及范畴,对灾难医学救援体系形成更系统的认知。

7. 新技术在灾难救援中的融合应用及研发方向 了解灾难救援中各新兴技术的应用，了解紧急救援装备的应用现状，结合新兴技术，探讨未来的研发方向。

8. 灾难医学与其他学科交叉研究 通过发散思维探究灾难医学与其他学科交叉的可能性及研究方向，进一步拓宽学生在灾难医学研究领域的视野。

世界灾难和急诊医学会将灾难医学教育的四个主要主题定义为医疗保健、公共卫生、灾难管理以及教育和培训。例如，欧洲培养灾难医学硕士旨在通过学术研究项目来弥补卫生人才教育和培训方面的差距，其教学理念基于基本能力、多学科和协作的方法、基于证据的实践和一些创新的教育方法，如通过桌面推演和虚拟现实模拟、演练和全面练习进行体验式学习。因此，相对于本科教学方法，研究生教学应该不再局限于既定的教学框架，应该灵活采用多种教学模式，包括小组讨论汇报、实操演练等方式鼓励学生深度自主学习，并结合自身研究领域和科研能力充分探索灾难医学的未来的研究方向，助力灾难医学的发展。

第二节 · 灾难医学行业教育

灾难医学行业教育是指为进一步提升灾难医学从业相关人员能力与素养的教育活动，是毕业后继续教育的一部分。一般来说，此类教育工作由行业学会/协会组织实施，并进行相应的培训考核、资质认证等管理工作。

按照培训的目标不同，此类培训可以是一个完整的系列培训课程，也可以是针对某个特殊能力的培训提升；可以面向在灾难现场医学救援的一线人员培训，也可以是针对灾难救援管理人员的培训。因此，作者将从不同角度列举国内外较成熟的灾难医学行业教育课程。

一、 灾难医学专项课程和培训班

(一) 美国灾难生命支持课程

美国灾难生命支持(National Disaster Life Support, NDLS)课程是由美国奥古斯塔大学佐治亚医学院、佐治亚大学、得克萨斯大学西南分校和得克萨斯大学休斯敦分校公共卫生学院开发，并由非营利性组织——美国灾难生命支持基金会(National Disaster Life Support Foundation, NDLSF)监督并管理的一系列针对医疗、公共卫生和相关医疗专业人员、急救医疗服务人员的在全球范围内授权培训中心开展的培训课程。课程强调采用"全灾难"方法("all hazards" approach)模拟大规模伤亡管理和群体护理，使受训者在各类灾害发生时均能有效应对，进而保护公众生命和财产安全。目前，全球范围内共有 106 个 NDLS 培训中心，美国国内有 88 个，在日本、泰国、韩国、印度和我国设立分中心，2015 年由上海交通大学附属新华医院参与引进 NDLS 培训课程。不同中心可开展的课程类型不同，但主要包括以下几个部分。

1. 基础灾难生命支持课程(basic disaster life support, BDLS) 该课程持续时间约 7.5 小时。通过场景互动和小组讨论介绍灾难相关概念和管理模式，旨在让卫生专业人员具备管理灾难和突发公共卫生事件，以及制定医疗决策的能力。课程具体内容包括：伤亡管理模式制定、救生干预及医疗决策制定、灾难描述及报告方法、伤亡人员预估、灾难受害者医疗及心理干预需求评估、灾难相关法律、伦理及监管问题。

2. **高级灾难生命支持课程**(advanced disaster life support, ADLS) 该课程是 BDLS 及 CDLS 培训内容的实际应用,持续时间约 15 小时,旨在使受训者具备大规模伤亡管理的核心能力。培训人群主要包括医生、护士、医生助理、紧急医疗技术人员(emergency medical technicians, EMT)、药剂师、专职医疗人员和医学生。培训方式通过手册学习及互动讲座,基本培训内容包括:人口数量及结构情境讨论;大规模伤亡检伤分类桌面推演和实景演练;医疗机构面对患者激增的桌面推演;配备个人防护装备;传染病个人防护视频学习;小组合作伤亡管理实景演练;应急指挥中心实景演练。完成 BDLS 课程是进行 ADLS 课程培训的必要条件,课程证书有效期为 3 年。

3. **核心灾难生命支持课程**(core disaster life support, CDLS) 该课程持续时间约 3.5 小时。在 BDLS 与 ADLS 课程的基础上,CDLS 课程的主要内容包括:描述减灾、备灾、应灾和恢复的全灾难方法;讨论国家、省、市、地区和社区灾难卫生系统公共及私营卫生部门的作用;描述减灾、备灾模型(Pre-Disaster Paradigm™)和应灾模型(Disaster Paradigm™)的要素及其在灾难和突发公共卫生事件管理中的应用;描述加强个人备灾-防灾-应灾能力的方式;提前确立涉及备灾-防灾-应灾-恢复的法律和道德问题,以及相关公共卫生基本法律框架。

4. **认证紧急医疗调度员初级及强化培训课程**(certified healthcare emergency coordinator, CHEC) 初级课程旨在为受训者介绍应急管理原则、应急准备和应急响应的关键内容及相关规定。课程持续 2 天,经过培训后,紧急医疗调度员(healthcare emergency coordinator, HEC)可以获得灾难调度关键决策及领导能力,减少人民生命及财产损失,培训的具体内容主要包括:医疗保健系统架构、灾难应急处置流程、应急管理原则、领导力及执行力。

强化课程持续 1 天,旨在深入学习灾难应急计划制订、部署、实施、实践。获得 HEC 证书需完成基础及强化课程后完成机构的三阶段认证。

我国引入 NDLS 相关课程后,在灾难医学与紧急救援相关人员培养中取得一定进展,但原版课程毕竟是基于美国国情,如何更好地发挥该培训课程的优势,需要增加符合我国国情的案例。

(二)全国应急救援航空体系建设培训班

由应急管理部救援协调和预案管理局主办,应急管理部干部培训学院(应急管理部党校)承办的培训班对来自各省级、各计划单列市应急管理部门,消防救援局、森林消防局,应急管理部相关司局的专业人员进行培训。

2022 年 7 月 26 日至 28 日首次全国应急救援航空体系建设培训班在云南昆明举办。采取专家授课、政策解读、专题研讨、经验交流相结合的方式,重点分析全国应急救援航空体系发展趋势、战略目标和建设任务,解读空中交通管理、通用航空参与应急救援等政策制度,学习虚拟仿真技术、无人机等在航空救援中的应用,研究加强场站建设、地面保障和航空救援组织实施、指挥协调、空地协同的对策措施,邀请部分省级应急管理部门做经验交流,并赴南方航空护林总站江川基地进行现场教学。

（三）灾难医学培训班

我国灾难医学培训班由应急管理部主办，旨在加强应急救援力量在全球传染病大流行背景下开展国际人道主义救援的专业性，提升队伍跨国（境）医疗救援工作能力。邀请国内外专家共同参与，通过理论讲授、案例分析、经验分享等形式，为学员介绍应急状态下公共卫生工作原则，灾难应对行动道德原则，一线医院设立与运行等内容。目前，三届培训班已成功举办，来自应急总医院、中国地震应急搜救中心、全国消防救援队伍、森林消防队伍、中国消防救援学院等中心的专业人员参与培训。

（四）灾难医学救援管理培训班

深圳市急救中心对其各急救网络医院急诊科、院前科的一线医护人员及深圳市紧急医学救援应急队队员进行培训，培训采用课堂讲授、视频演示、操作训练等方式，旨在提高院前应急医学救援水平、强化应对突发灾难的应急医学救援能力、打造高质量的应急医学救援队伍。培训内容包括：救援现场管理、航空救援、创伤患者现场救援、伤者评估与转运、检伤分类、灾难救援演练等。目前，两届培训班已成功举办。

二、 灾难医学相关学术交流

（一）世界灾难和急诊医学会

世界灾难和急救医学会（World Association for Disaster and Emergency Medicine，WADEM）起源于 20 世纪 70 年代德国的"美因茨俱乐部"（Club of Mainz），最初由 10 人组成，后来逐渐发展壮大，直至"灾难医学"学科创立，已有 100 多名成员。协会被国际公认为制定、评估和传播急诊、紧急医学救援、防灾减灾科学证据和最佳实践的领先组织。目前，共计 23 次大会成功举办，2023 年大会的主题为"Complexity and Continuity：Caring，Coping，and Overcoming in an Increasingly Challenging World"，旨在探索全球灾难医学、院前护理、应急管理和复杂人道主义危机的创新和最佳实践。

（二）中华医学会灾难医学分会

中华医学会灾难医学分会于 2011 年 12 月成立了第一届委员会，后于 2017 年及 2021 年分别举办学术年会，主题分别为"国际城市安全与'一带一路'灾难医学救援"及"传染病与灾难医学"，旨在通过学术观点交流、切磋与碰撞，聚焦全球灾难医学发展趋势以及该领域最新进展和前沿技术等热点话题，为与会医务工作者提供最领先的技术资讯，推动灾难医学事业发展。

（三）中国灾害防御协会救援医学会

中国灾害防御协会救援医学会成立于 2001 年，是一个专业的救援医学组织，致力于提高国家和社会的灾害应对能力和救援医学水平。主要工作职责包括以下几个方面：组织开展救援医学技术研究和应用，制定和推广救援医学技术规范和标准；组织开展救援医学人员培训和考核，提高救援医学队伍的素质和能力；开展国内外救援医学合作与交流，推动国内外救援医学事业的发展；协助政府有关部门制定和完善救援医学应急预案，提高应急救援能力；参与重大灾难事故的应急救援工作，提供专业的救援医学服务。协会开展多项针对专业人员的能力培训课程，如针对消防、公安等专业救援人员开展的"激流水域救援操作员"，从事地质灾害防治相关业务工作人员的全国地质灾害评估勘察设计网络培训班等。

（四）中国医学救援协会

中国医学救援协会是国家民政部于 2009 年正式批准成立，从事急诊、急救的医务工作者和社会相关领域的救援人员共同组成的学术性、非营利性社会组织。协会宗旨为：关爱生命、科学救援。协会主办的培训班有首届全国航空医疗救护专业培训班及全国现场心肺复苏师资培训班，前者理论涵盖国内外空中急救及相关装备的发展历程、航空医学相关法律法规、直升机安全知识与安全管理、航空生理学与病理生理学、航空医疗救护流程、航空医疗转运前准备与病情评估、机组与医务人员的工作职责与沟通配合、航空器与救护设备的消毒与维护、航空医疗救护案例与经验分享等内容；后者培养高级培训导师为主、兼顾为基础培训班选拔优秀师资，从而规范中国心肺复苏导师培训，开启建立我国以政府授权、科学前沿的心肺复苏等急救知识培训体系。

第三节 · 灾难医学社会教育

前文提到了现代灾难医学救援的"三七分"理念，是处理灾难救援及发展灾难医学必须遵循的基本理念，内容包括"三分救援，七分自救；三分急救，七分预防；三分业务，七分管理；三分战时，七分平时；三分提高，七分普及；三分研究，七分教育"。因此，人人全力以赴，为防灾、减灾、救灾做出贡献已成为社会发展的必然。以社会化灾难医学文化培育为目标，打造韧性城市建设的软实力，强调的是以灾难医学知识技能提升个体韧性，进而提升社会系统的整体韧性。以科普宣教为手段，需要规避知沟效应对其效果造成的负面影响，有针对性地构建防于灾前的多层次灾难医学科普宣教体系。

一、 灾难逃生自救科普宣教

有学者对社会大众常见灾难伤的紧急处理原则进行调查发现，99.8% 的被调查者表示不清楚或完全不知道，并归因于所接受的医学教育从未涉及。然而，在灾难现场外部救援力量尚未到达的灾难前期，受灾群众中有医学背景的人员通常会成为自救与互救的核心。历次灾难救援的经验告诉我们，提高公众现场医学救援能力是减少伤亡，改善预后的关键环节之一。

从传播学的视角来看，在新媒体时代，就"受众"界定以及科学"传播效果"而言，如何通过有序、完整的"传播符号"将特定的科普信息蕴藏在展品中，同时满足既定受众多层次的需求，这就对科普宣教的形式提出了更高的要求。

传播学为科普转型提供了研究视角。其中，"知沟理论"（knowledge gap theory）作为传播学的基础理论，是关于大众传播与信息社会中的阶层分化理论。由于社会经济地位高者通常能比社会经济地位低者更快地获得信息，因此，大众媒介传送的信息越多，这两者之间的知识鸿沟也就越有扩大的趋势。日本学者儿岛和人进一步地认为，社会信息化的过程中，"知沟"的存在是一个事实，它不仅表现在贫穷和富裕阶层之间，还会广泛地表现在性别、年龄、职业、行业、地区等的影响。

从科学社会学的角度看,科学普及是一种广泛的社会现象,必然有其自身的"增长点"。科学普及的生长点就在自然与人、科学与社会的交叉点上。也就是说,自然科学与人类社会的相互作用生成了科学普及。由此,科普宣教在内容上涵盖了所有科学学科及门类,而又被人类社会生活的需求所筛选。

灾难医学知识普及由于受到传播范围的局限性、科普宣教途径的触达性、受众对象认知接受能力的差异性等多方面因素的影响,往往在群体之间存在明显的知识鸿沟。而"知沟理论"的核心观点在于"个人接受信息的主观动机(积极性)决定了知沟的存在性",也就是说,灾难医学科普宣教活动要打破知沟效应的关键在于使得全社会从"要我学"到"我要学"转变。

以往灾难救援过程以政府和军队为主力,公众消极等待救援,缺乏自救、互救的意识,大多数家庭没有必要的应急物资储备,个人的逃生自救技能教育培训也少有成效,整个社会未能形成公众积极自救的应急文化。由此可见,用粗分的方法用于实际工作,在科普内容、形式、途径、手段上远不能适应各类人群。科普宣教必须运用社会化、群众化和经常化的教育方式,充分利用现代社会的多种流通渠道和信息传播媒体,广泛渗透到各种社会活动之中,才能在全社会培育,形成文化氛围。

二、 科普宣教的创新模式

基于知沟理论,大众媒介传送的信息越多,这两者之间的知识鸿沟也就越有扩大的趋势,因此,拓宽灾难医学传播范围的重点不在于增加科普产品的数量或者增加举办活动的次数,而是破除传播范围的局限性,才能在整个社会面推行社会化的灾难医学科普宣教。

(一) 针对传播范围的局限性,调整社会化科普宣教的工作方式

首先,要转换科普工作者的工作思维,变革传统科普宣教的工作方式。从单方面地关注丰富科普产品和开展宣教活动转变为关注知识技能的传播范围和工作的实际效果。提高科普工作者的思想业务素质。深入学习《科普法》《突发事件应对法》等法规,熟练掌握灾难医学逃生自救和设备应用技能,钻研创新高效的灾难救援理论等。可以通过组织行业专家举办相关讲座,开展经常性的培训,组织参加各种科普学习活动。在实践中建立一支前沿、精干、高效的科普宣教队伍。

其次,建立便捷有效的协作机制,将灾难医学科普宣教贯穿到日常普及当中。以项目合作为抓手,在应急局、市委宣传部、教育局、科技馆、博物馆、医疗卫生服务机构等组织当中建立便捷的协作机制。《科普法》中明确规定:"综合类报纸、期刊应当开设科普专栏、专版;广播电台、电视台应当开设科普栏目或者转播科普节目。"除继续推行"全国科普日活动""全国防灾减灾日主题活动"等活动之外,政府部门还要加强与广播、电视、图书出版单位的合作,制作图书、电影、公益广告,并积极利用自媒体的优势。可以在科技馆设立灾难模拟基地,在教科书中增加灾难医学知识与实践篇章,撰写编著有针对性主题的科普图书,有计划地拍摄和播放一批灾难医学科普宣教影视作品,同时,在相关题材的影视作品当中注重科普内容的设计。

此外,放眼全球范围,通过灾难来临时,国家之间互帮互助,塑造大国风范,形成我国的

软实力辐射全球。同时，借国潮文化输出的东风，在相关周边产品和文学艺术作品当中突出华夏民族"助人为乐""见义勇为"等传统美德，进而反哺带动中国灾难医学文化的培育生长。

（二）针对科普宣教的触达性，设计灾难医学知识技能的传播途径

科普宣教取得实际效果的前提在于知识技能是否能够触达广泛的社会面。科学传播过程中公众不仅仅是受播者，更应该是参与决策传播科学信息内容的"把关人"。在这个过程中公众会依据自身实际需求做出最直接的筛选，并会选择自己喜欢的角度去二次传播科学信息。公众开始向科学圈内反馈，科学真正走进公众。只有实现了公众与灾难医学的对话，科普宣教便实现了双向的交流模式。

在"互联网＋"时代下，传统传播学受到了巨大的冲击。新媒体与科普的深度融合是"互联网＋"与科普的合作，同时"互联网＋"也在促进科普的发展。互联网的用户数量巨大，每个用户成为了传播者，科学信息不断增加、更新，每一个新的科学信息都可以再次传播，所以一个科学信息经过了互联网用户筛选之后变为多个新的信息再次传播，科学传播开始不断循环且每一次循环会增加更多循环，科学传播变为裂变式的传播方式。也就是说，在"互联网＋"的影响下科学传播从线性式转变为裂变式。

因此，信息传播方式的转变需要我们设计新的传播途径为科普宣教知识技能的有效触达做出努力。大数据在收集信息和动态分析的作用，在诸多行业形成了新的应用形态。结合科学传播裂变式的特点，创新大数据技术在科普宣教工作当中的应用，通过大数据进行用户洞察，建立信息与用户的关联，搭建用户触达体系，提升触达的转化效果。只有当灾难医学真正触达社会公众，才能真正填补科普宣教的知识鸿沟。

（三）针对受众对象认知接受能力的差异性，创新多层次地灾难医学科普宣教形式

依前文所述，知沟效应的存在要素之一是受个体能力差异的影响。在全社会推行科普宣教就要破除广大受众知识结构当中的层次壁垒，以人群特征分层次开展科普宣教。而个人接受信息的主观动机（积极性）决定了知沟的存在性。也就是说，打破知沟效应的关键在于要创新灾难医学科普宣教的形式，促动社会各层面的积极性，使全社会从"要我学"到"我要学"转变。

1. **基础教育层面** 在基础教育层面，科普宣教对象以青少年为主。"义务教育是国家统一实施的所有适龄儿童、少年必须接受的教育，是国家必须予以保障的公益性事业。"灾难医学科普宣教从义务教育抓起，一方面不仅有利于提升青少年的科学素养，有助于开发青少年的临机应变能力，启迪他们的风险意识，提高他们观察事物、了解灾难、分析问题的能力。另一方面是破除"知沟效应"层次壁垒最平等、最有效的手段。以中小学为主阵地，并将学前教育融合进来，以科技馆、博物馆、展览馆等文娱场所为新型社会教育阵地，举办前沿救援装备展览、试用和使用教学，组织各种以灾难医学为主题的逃生自救教育培训活动。在基础教育层面，注重对象在非正式环境下以兴趣为驱动的"寓教于乐"，将科普融入游戏娱乐，宣教形式要简单而有趣，契合青少年的好奇心和活泼好动的人群特点。

2. **专业教育层面** 高校承担着"立德树人、为党育人、为国育才的神圣使命"，灾难医学专业教育是积极服务于国家的重大战略需求，也是回应人才培养的时代诉求。专业教育的对象以高校急诊医学和灾难医学专业方向的大学生和研究生为主，扩展涉及医学、地质学、管理学、信息工程等多个学科,在学习内容、考核标准上都有更科学深入的要求。灾难医学文化培育的过程,需要一大批具有从业必备的专业学习背景的执业人员,所以其课程设计、教学过程、设备条件、教育质量都要达到一定的标准,才能培养出"战时应战,急时应急,平时是民,战时是兵"的人才队伍。

3. 行业教育层面　除了包括冶金、有色、建材、机械、轻工、纺织、烟草、商贸安全生产八大行业,还有交通、消防、医疗、环境等传统行业,灾难医学科普宣教更大范围地涉及社区功能、社会救援、应急产业、咨询培训等多个方面,最大限度地填充社会面可能存在的科普空白。行业教育是以更大社会面存在的机关、企业、工厂、大楼等场所当中的职工、工人和员工为对象,标准规范的培训实践活动是行业教育的内核。要注意实践演练安全、设定培训标准、挂钩单位考核、规避权力寻租、避免形式主义等。与此同时,行业教育在灾难医学同行之间展开,可以通过"医工结合"促进成果转化,从而培养救援装备研发和大规模防灾制备的"主理人"。

4. 重点人群方面　重点人群是指医学以外的其他经常接触灾难事件并为救援服务的人员。诸如经常成为最初目击者的警察、消防队员、教师、宾馆服务员、车站码头服务人员及各种重大集会的志愿者。普及灾难救援知识应十分关注重点人群。对重点人群定期开展灾难预警训练,加强灾难状态下的心理素质锻炼,尤其对交通警察、司机、消防队员等进行人工呼吸、心肺复苏、压迫止血等基本知识培训,以提高其对灾难事件的医学救援意识。如每年组织大型急救演习,包括车辆调动、救护、心肺复苏演练、急救知识测验、自救等技术培训,以提高应对灾难的救生能力。只要重视灾难医学知识的普及培训,并且持之以恒,就会得到相应的回报,在灾难降临时将会有无数的生命获救。

(周　丹)

第四章·城市灾难医学救援队伍建设

灾难医学"重于灾中"理念所强调的最主要、最重要的是在灾中救援阶段最大化地挽救人民生命健康,其核心要求是不断提高救援效率和灾难处置能力。最为直接的是对城市灾难医学救援队伍的专业化和组织化建设点明了主旨。

第一节·灾难医学救援队伍的建设

我国既往对于急救医学及灾难医学紧急救援在应急指挥协调方面,部门机构职能不清导致功能受限,在复杂情况下的临机应变能力欠缺,无法适应高效响应和科学处置的要求。灾难现场医学救援往往"满城尽是迷彩服",灾难救援多是停滞在"责任"救援。而志愿者队伍专业化程度和组织化程度都较低,救援更是出现"激情"救援,并没有形成统一指挥、专业有素的紧急医学救援队伍。因此,体制化地开展城市灾难医学救援队伍建设至关重要。

一、 应急救援队伍建设

自党的十九大提出深化体制改革以来,应急管理体制改革受到了广泛关注。应急救援队伍建设是应急管理体系的根基,为深度完善联合救援资源,加强应急管理装备及技术掌握程度,大力促进我国应急救援队伍建设,加强处置多种类灾难的救援能力。在相关管理部门协调整合下,队伍建设基本已覆盖重点行业领域,地质灾害、油气管道、森林防火、冶金焦化、危化、地震、煤矿及非煤矿山等主要领域中均组建了专业应急救援队伍。

根据现有资源,各地基层陆续建设起救援性质不同的应急救援队伍,全国大概有 300 个地级以上城市建设了战勤保障大队。以完善体系、协调整合、强化训练、健全机制、加强效能等为指导方向,各地相继构建了以消防救援队伍为主、与社会保障支援相结合、队伍现有物资储备与行业资源制造能力相联系、消防救援队伍与专业交通运输或与物流公司协调联动的运行机制,迅速储备了大部分应急救援装备,且这些装备均能够达到高科技水平及具备跨地区救援能力,构成的运输保障网络和应急物资储备基本能够覆盖全国。

根据关于应急救援队装备配备相关政策要求,各地也在不断总结建设队伍经验的同时,探索适应本地区的应急救援队伍建设及不同组织架构的运行协调机制,并及时制定有关地区性标准和规定,进行经验巩固以实现法治化。

按照组建的级别可以分为国家级救援队、部门救援队、省市级救援队。国家级救援队如中国国际救援队，部门救援队如中国红十字会救援队、国家卫生应急救援队、安全生产总局的救援队等。

2018年8月，中华人民共和国应急管理部在中国国际救援队的基础上组建了中国救援队。其中，中国国家地震灾害紧急救援队，主要任务是对因地震灾害或其他突发性事件造成建（构）筑物倒塌而被压埋的人员实施紧急搜索与营救，由中国地震局、解放军某工程部队、武警总医院有关人员组成，由国务院统一协调指挥。

此外，国家安全生产总局、中国民航总局、公安部消防局、国家电力总公司、中国远洋运输局、国家森林局等部门也根据自身行业特点组建了各具特色的救援队伍。

二、 医疗卫生救援队伍建设

我国的灾难医学救援体系主要依托现有医疗机构、疾病预防控制中心等单位展开，由卫生行政部门以紧急医学救援专家库的形式掌控所属地区的紧急救援力量，在发生突发事件时，从专家库中抽调有关人员组成临时紧急救援队伍并指定指挥员或队长。

国家卫生应急救援队是国家设立在各地的应急医学救援组织，接受当地卫生厅的调度，参与本地应急救援；接受国家调度，参与周边地区大型突发事件的救治；在重大灾难面前，代表国家队前往全国各地甚至参加国际救援。围绕国家卫生健康委员会工作重点，组织、协调、管理、规范应急医学救援业务，并与境内外保险公司和救援组织合作，为港澳台同胞和境内外人士提供及时、便捷的意外伤害医疗紧急救援服务和就医绿色通道的服务。

中国卫生救援队是在原有国家级救灾防病医疗队的基础上，成立8个专业化救援队。包括综合医疗救援队、卫生防疫队伍、核辐射事故应急救援队、化学中毒救援队、传染病救援队等。

中国红十字会是国家减灾委员会34个成员单位中唯一直接参与灾难救助工作的社会团体，在防灾、减灾和应急管理中发挥重要作用。为了完善中国红十字会的人道主义救援和灾难应急反应体系，提高参与国内外重大自然灾难等突发公共事件的救助能力，切实履行中国红十字会"保护人的生命和健康，发扬人道主义精神，促进和平进步事业"的宗旨，依托武警总医院、复旦大学附属华山医院及其他红十字团体会员单位等社会资源，成立"中国红十字紧急救援队"，在国内外重大灾难期间，开展人道主义救援，为构建和谐社会及和谐世界做出积极的贡献。

此外，全国已有多家以医疗单位为主的急救中心，与当地警察、消防部门联合成立灾难应急救援医疗队。目前以医疗单位为主的救援队在现场救援中，功能发挥受限，且难以从灾区获得任何保障措施，救援队需要自给自足，并在日常活动开展和救援工作维持等方面都需要协调和扶持。

第二节·航空医学救援队伍的建设

航空医学应急救援为应急救援和医学救治的实施提供了更高层次的响应平台，应用前景极其广阔,是世界上许多国家普遍采用的最有效的应急救援手段,得到了各国政府的高度重视。航空医学应急救援已成为现代化医疗体系中必不可少的组成部分。航空医学救援队伍所能提供的航空医疗专业水平是一个城市乃至一个国家医疗水平的重要体现。随着城市规模的扩大、交通压力的增加,以直升机为主要工具的空中交通是城市发展的必然趋势,在医院规划建设直升机停机坪,对于医疗救援方面具有非常重要的潜在意义。

一、 航空医学救援的特点

航空医学应急救援指基于灾难医学专业知识和技术,使用装载有专用医疗救护设备的航空器,为紧急医疗服务和灾难医学救援而开展医疗救护、紧急运输、搜寻救助、侦察预警、指挥调度、应急通信、特殊吊载等多种任务的应急救援活动。

航空医学救援是应对大规模灾难的有力武器。国际医疗统计表明,如重伤患者得不到及时有效的救治,2/3 的人会在 30 分钟内死亡。如果 15 分钟内给予良好的救护和治疗,80％的人可挽回生命。1 架医疗救援飞机的运营成本是地面救护车成本的 8 倍,但是其服务范围是后者的 17 倍。由此,航空医学救援有其显著的特点,具体如下。

(一) 救治效率高

航空医学救援有着快速、高效、灵活、救治范围广、受地域影响小的特点,现代固定翼运输飞机的速度一般在 $500\sim800\,km$,而直升机也有 $200\sim300\,km$,是汽车和轮船的数倍乃至数十倍,可以降低交通、距离、地形等因素影响,缩短抢救转运时间,有效提升伤病员救援成功率并降低死亡率、致残率。

(二) 专业化程度高

一方面,现代援救飞机一般配备有较为先进的通信、光电、吊舱等救援设备,科技含量高。可以迅速地对预定区域进行搜索,确定目标的位置,降低搜救成本。另一方面,航空医学救援在对参与任务的飞行人员、医务人员及日常飞行保障人员均有较高的要求。例如:医务人员对身体状况、心理素质、操作技能等有着严格的标准。

(三) 空间限制少

航空医学救援可以在全球任何地点实施,不受地形、海况的影响,特别是一些边远、地形复杂地区和远海孤岛。灾害的发生往往会伴随着大风、大雨、大雪等恶劣气候,尤其是发生在人员密集的城市中心区或交通不便的荒郊、山区等区域,在这些情况下,航空应急救援特别是直升机能够采用悬停方式救人或机降救援人员和物资,能够在恶劣、狭小的飞行空间中有效完成救援任务。

(四) 配备要求高

航空医学救援对任务涉及的航空器、机载医疗设备也有明确标准;专业的医疗构型航空器要求包括发动机类型、舱室布局、空间灯光、舱门设计有利于伤病员登离机便捷;机载医疗设备要求满足医疗功能需求,同时达到适航标准。此外,航空医学救援对场地有特别要求,包括停机坪自身的可靠性、机场净空管理的可靠性,并取得军方临时起降点批复或民航 B 类通用机场许可证书。

二、航空医学救援队伍的发展

航空医学救援起源于战争中伤病员的转运,大家比较认同的第一次航空医学救援是1870年法军用热气球运送160名伤员成功获得救治。20世纪50年代国外陆续出现伤病员的空中转运,20世纪70年代初期专业的航空医学救援开始快速发展。目前,航空医学救援是多数发达国家应对突发灾难和事故普遍采用的一种救援和转运形式,多数发达国家已构建了较为成熟和完善的航空医学救援体系。

(一)国外航空医学救援队伍建设

德国是世界上最早建立直升机应急医学救援体系的国家。20世纪60年代初,高居不下的交通事故致死(残)率与德国《灾难救助法》的颁布实施,是德国直升机医疗救援体系建设的主要促成因素。在德国,直升机应急医学救援是一项公众福利,由其下辖的16个联邦州负责。德国现有4家提供直升机应急医学救援服务的组织机构,分别为全德汽车俱乐部(ADAC)、德国联邦内政部(BMI)、德国空中救援队(DRF)和约翰尼特事故救援组织(JUH)。根据救援任务的不同,德国救护直升机分为急救运输直升机(RTH)(如EC135)和重症监护运输直升机(ITH)(如BK117)。

在德国76个直升机救助站中,有53个是RTH救助站、14个是ITH救助站,其余为多用途直升机救助站。急救行动中心负责境内救护直升机的调度联络工作,在收到求救信息后,调度员会综合伤病员伤情、位置、天气状况以及可供选择的运输资源等信息决定是否派出救护直升机。通常,德国直升机医疗救援分队由1名飞行员、1名急诊医生和1名急救员组成。急救员必须通过救护直升机机组人员(HCM)资质认证才能参与到直升机医疗救援工作。此外,在执行索降、悬吊等特殊任务时,救援队会增添1名空乘人员负责操纵绞车。德国空中救援的目标是实现境内15分钟应急反应的全覆盖,全国共有75个直升机紧急医疗救护基地(HEMS),其中ADAC有35个基地,DRF有30个,另外的10个为联邦警察的飞行基地。这些基地都配备了日常急救的直升机,执勤半径为50~70 km,接警后2分钟即可起飞并开展院前急救,实现国土98%面积的15分钟应急反应覆盖。

瑞士作为一个多山国家,其近一半的国土面积海拔在1000 m以上。特殊的地理环境对直升机医疗救援提出了更高的要求。尽管如此,瑞士依然建立了世界上最为出色的直升机搜救与应急救援体系。目前,瑞士境内的直升机应急医学救援服务主要由其下辖的各州负责。专业的直升机医疗救援组织有4个,分别为瑞士空中救援服务组织(Rega)、策马特航空公司、冰川航空公司和瑞士旅游俱乐部(TCS)。

瑞士直升机医疗救援分队由1名飞行员、1名医生和1名急救员组成。在执行特殊救援任务(如索降、悬吊)时,则会有1名来自瑞士登山俱乐部的营救专家加入。瑞士全国范围内布置有13个直升机紧急医疗救援基地,每个空中救援基地约有10架直升机。直升机紧急医疗救援基地的分布原则为在良好的飞行条件下,可以在15分钟之内到达除瓦莱州(Valais)之外的全国任何一个地点。

美国与德国类似,20世纪60年代居高不下的交通意外致死、致残率是美国直升机应急医学救援体系建设的根本动因。在美国,提供直升机应急医学救援服务的组织机构包括医院、企业、军队与政府相关部门。美国共有 300 余家专业的航空医学救援公司,市场竞争较为激烈,据统计,截至 2018 年 9 月,美国共有 960 个直升机医疗救助站,1 111 架专用救护直升机投入使用,每年通过直升机救援次数多达 45 万人次。除 Air Methods 等几家大公司建立了全国性的直升机救援网络外,其余公司大多为地区性。美国空中救护每年的直接运营收入在 40 亿美元以上。这些费用的来源途径主要有医疗保险(20%),商业保险(35%),另外的 45% 主要为政府提供部分资助、社会慈善捐赠和个人按需支付。美国直升机医疗救援分队除飞行员外,一般由 1 名急救员和 1 名飞行护士组成,只有不到 5% 的直升机医疗救援组织在救援队编制上包含了 1 名医生。在美国,急救员与飞行护士是独立的职业,只有通过航空医学专业培训并取得相关资质认证的急救员或注册护士才被允许参与直升机医疗救援工作。

日本的直升机医疗救援体系始建于 2001 年,称为"Doctor-Helicopter"。在日本,直升机医疗救援服务是一项公众福利,国家卫生部与人力资源部负责统筹规划,下辖的 47 个道(县)政府决定本地区直升机救助站的建设数量及部署位置。直升机执行救援任务与日常维护产生的费用由中央及地方共同承担(中央负担 75%～90%)。截至 2016 年 2 月,日本共有 47 个直升机救助站,专用救护直升机涵盖 EC135、BK117、Bell429、AW109SP 和 MD900 等多种机型,每年执行直升机医疗救援任务 1 万余次。日本直升机医疗救援分队由 1 名急诊医生和 1 名飞行护士组成。此外,出于成本控制与飞行安全考虑,在执行救援任务时,救援分队往往增配 1 名空中机械师。机械师坐于飞机的副驾驶位置,在任务不同阶段担负不同的责任;在事故现场,机械师负责协助医护人员搬运伤病员;在起飞前或着陆后负责对直升机进行安全检查;在飞行途中,负责协助飞行员导航、障碍物监测以及与地面急救人员沟通。

(二) 我国航空医学救援队伍现状

早在 1953 年,我国专门成立了直升机救护大队以解决伤病员后送问题。1976 年唐山地震,1984 年大连石化装置爆炸事故也曾大规模地使用直升机空运后送伤病员。然而,由于低空域飞行管制、经济与航空工业发展水平落后等原因,我国直升机医疗救援整体发展缓慢,至今尚未形成全域覆盖的直升机医疗救援网络。

在我国港、澳、台地区已开展了通用直升机医学救护救援工作,台湾当局卫生管理部门于 2003 年制订了《救护直升机管理办法》,规定空中医学救援的标准作业程序为决策 15 分钟,启动时间 30 分钟,设置了 7 个直升机紧急医疗救援基地,共有 35 架直升机,责任空域定为可在 30 分钟内飞抵的区域。

目前,在欧美等地区,航空医学救援已经作为应对危重病患快速转运和突发事件紧急救援的常规手段,但是国内由于空域管制等问题,对航空医学救援发展有着较大的影响。现存发展短板包括以下几点。

1. **救援队伍力量薄弱,航空医学应急救援体系亟需构建**　航空应急救援体系是由多个系统组成的复杂巨系统,包括法规预案、管理机制、信息服务系统、医学救援队伍和医疗物资保障等。体系的缺失,导致我国从总体覆盖范围、响应时间到救援效率都落后于发达国家;而救援力量培育迟缓反过来掣肘于体系的完善。

2. **协同响应效率低下,"一体化"的救援流程亟待优化**　航空医学应急救援过程中需要应急指挥员、120调度员、飞行机组、任务设备操作人员、随机医护、急诊急救医护、地面保障人员、交警、空管高度协同。我国空域未完全开放,立体协同机制尚未形成,严重制约了救援协同应对能力的形成。

3. 综合保障能力不足,航空医学立体救援模式亟望创新　航空医学应急救援需要完善的保障设施,包括直升机紧急医疗救援基地、直升机起降点、培训演练设施及装备、救援装备和地面保障装备。我国尚未形成规范的立体救援模式,机载救援装备国产化需求导向不足,导致综合保障能力不足,甚至少有能为灾难医学救援提供专业化服务的机场及救援起降点。

三、 航空救援预案及要求

直升机医疗救援工作中,应提前制订好各种工作的预案,便于在了解现场情况后,进一步制订救治与转运方案。

(一)救护飞行方案

救护伤病员的具体飞行方案一般由飞行分队制订,与急救方案同时进行,通常根据总体飞行预案依照实际救援需求改编而成。

确定航线、航程、飞行时间及报批:包括现场(事发地)和目的地(医院)的机降点,起飞时间、飞行时间、到达时间,飞行高度等;根据始发和目的地点确定航线,尽量首选最短最安全的航线,如果始发地周围有固定航线,可以先上固定航线,再到目的地;确定机组、地面保障人员及车辆;确保飞行途中燃料的补充,如果飞行距离超过直升机的最大航程,可以选择始发地和目的地之间的军用机场或者固定加油站补充燃料。

(二)救援转运预案

航空救援转运流程涉及多个部门和机构的协调配合,并需要多个地区的空域和机场做出预备工作,尤其强调参与救援工作人员的沟通协调能力和指挥部署能力。

(1)收集病史资料,了解伤病员伤(病)情及其对直升机转运的意见。

(2)确定直升机急救医务人员和专家库专家。

(3)确定随带的药品及器械,确保医疗后送中有足够的设备、材料和药品,数量要充足,以防转运途中延搁。

(4)按规定签订直升机急救委托书。

(5)按规定签订直升机急救医疗安全责任书。

(6)地面救护车保障。

(7)拟定送达地点及医院,并通知相关的医院及救护地点。

(三)伤病的处置预案与流程

不同伤(病)的发病机制和医学处置方法各不相同,开展急救工作所要用到的药品和设备也各不相同,从而在救治开展之前应针对不同的伤病员有不同的处置预案与流程。在城市少量个体救援案例中,在条件允许的情况下,可以制订个体化方案。大规模伤病员处置过程中,以突出航空医学救援的搜救转运功能为主。

(四)接机要求

接机工作虽是由接收医疗机构具体承担,但是直升机救护工作的最后一个环节,应在确保安全的情况下,以最快的速度完成,使伤病员尽快到达接收医疗机构,形成一个完整的"无缝"救治链。

应综合现场救治、空中紧急医疗处置情况等,按机上通知要求,安排接机救护人员、车辆、物资和装备,最好选择监护型救护车接机。随车配备 1 名司机、1 名相关专业医师、1 名护士及 2 名搬运工人。

物资配备包括急救箱、防护用具、颈托夹板等固定物、铲式担架;除颤仪、气管插管用具、心电监护仪等;急救药品如肾上腺素、晶体液、胶体液、甘露醇、镇痛及镇静药等。机场方面还应准备消毒用品,于飞机着陆前到达机场。

第三节 · 城市灾难救援志愿者队伍

灾难救援志愿者队伍作为专业救援队伍的辅助力量,是构建我国应急救援体系不可或缺的组成部分。灾难救援志愿者队伍是由社会公民发起,在规模、资产、组织架构、人事等方面达到相关要求,经过相关部门审批、注册登记的社会组织。灾难救援志愿者队伍相较于专业救援力量,其机动性更高,能够贴近群众生活,了解群众需求,提供多样化公共安全服务。

一、 志愿者队伍的发展历程

2007 年 11 月 1 日起施行的《中华人民共和国突发事件应对法》第二十六条规定,"县级以上人民政府可以根据需要建立由成年志愿者组成的应急救援队伍,应加强专业应急救援队伍与非专业应急救援队伍的合作,联合培训、联合演练,提高应急、协同应急的能力"。这是官方首次提出应急救援队的建设。

2008 年"5·12 汶川地震"后,国内大量的志愿者组织和团体涌现灾区,掀起了志愿者和社会组织参与重大灾难应急救援的热潮,我国灾难救援志愿者队伍发展迎来高潮。

2013 年 4 月 20 日雅安发生地震,借助"5·12 汶川地震"灾难应急救援的经验和原有平台,积极开展了"4·20 联合行动"。灾难救援志愿者队伍开始有序地参与到政府的应急救援行动中。

2017 年 10 月 1 日颁布的《中华人民共和国民法通则》第一百八十四条规定,"因自愿实施紧急救助行为造成受助人损害的,救助人不承担民事责任"。这极大地鼓励了公民参与社会应急救援,也解决众多灾难救援志愿者队伍在进行应急救援时的后顾之忧。

2017 年 12 月 1 日起施行的《志愿服务条例》第二十四条规定,"发生重大自然灾害、事故灾难和公共卫生事件等突发事件,需要迅速开展救助的,有关人民政府应当建立协调机制,提供需求信息,引导志愿服务组织和志愿者及时有序开展志愿服务活动"。这明确地提出,社会救援力量是应急救援行动中的重要力量,政府应该进行积极的引导。

2018 年 3 月,根据十三届全国人民代表大会第一次会议批准国务院《深化党和国家机构改革方案》,设立中华人民共和国应急管理部,也正式拉开了消防体制改革序幕。10 月 9 日公安消防部队正式移交应急管理部交接仪式。这标志着消防队伍不再具备"军""警"的身份,而成为"民"。

二、灾难救援志愿者队伍的作用

(一) 灾难救援层面

重大灾难发生以后,根据灾区的不同阶段需求,开展救灾可划分为 3 个阶段:紧急救援阶段、过渡安置阶段和灾后重建阶段。3 个阶段大致延续时间分别是灾难发生开始的 10 天内、10 天至 3 个月、3 个月至 3 年甚至更长时间。作为力量有限的灾难救援志愿者队伍,更多的是参与到紧急救援阶段和过渡安置阶段。

1. **紧急救援阶段**　从灾难开始的一刻起,时间就是生命,越及时的救援,被掩埋者就越多一份生还的希望。同时有大量灾民需要食品、医药以及帐篷、板房等生活必需品来度过这段艰难时光。

根据灾难救援志愿者队伍灾难应急预案,立刻调配 2~4 名全职队员组成应急备勤小组,在灾后 24 小时内开赴灾区开展工作。随后,灾难救援志愿者队伍在灾后 24~48 小时赶赴灾区开展救灾工作。

2. **过渡安置阶段**　随着救灾过程的进行,救灾重点发生转移,灾难救援志愿者队伍的角色定位也会开始发生变化,由前期的"支援者、资源调查整合者"转变为"协调者、参与者"。

前期救援队在当地工作时间一般为 3~10 天,在此期间,灾难救援志愿者队伍将组织以一般志愿者为主的救灾志愿者大队,经过紧急培训,赶赴灾区开展中长期工作。主要为以下工作:①赈灾物资需求统计、筹集、运输、发放;②参与帮助建设中长期灾民安置点的建设及营运维护;③参与灾民心理疏导、医疗康复、卫生消毒、学生复课等中长期志愿工作;④参与灾后重建的各项工作。

(二) 城市发展层面

从实践来看,灾难救援志愿者队伍在参与国家安全治理中主要有提供政府购买服务、降低政府行政成本、搭建信息沟通平台、动员与整合社会资源等方面的作用。

1. **提供政府购买服务**　当前社会阶层分化,群众利益诉求多样化、多元化,在公共安全领域出现巨大缺口。灾难救援志愿者队伍因其反应灵敏、快速响应、融合性强、服务范围广等特点适合为公众提供多样化的公共安全服务产品。灾难救援志愿者队伍提供了多项社会应急类服务,包括应急救援、活动保障、社区消防、宣教科普、应急科研等服务项目。

灾难救援志愿者队伍根据政府改革与社会需求,不断调整自身,有利于配合政府深化改革,提高行政效率,有利于提升公共服务质量,改善人民群众需求,有利于推动自身发展,灾难救援志愿者队伍在特大型城市的安全治理中正扮演着越来越重要的角色。

2. **降低政府行政成本**　灾难救援志愿者队伍提供应急救援服务是政府降低成本、提高公共财政资金使用效率的重要保证。政府购买社会应急救援服务,其核心是引入市场竞争机制,政府面向多个灾难救援志愿者队伍、采取招标的方式购买应急救援服务,形成灾难救援志愿者队伍之间的竞争。而各个灾难救援志愿者队伍为了取得竞争优势,必然会降低公共服务的"生产成本",相应降低政府购买应急救援服务的成本。

3. **搭建信息沟通平台**　灾难救援志愿者队伍在政府与公众之间起到桥梁和纽带的作用,公众通过灾难救援志愿者队伍表达公共安全需求,政府通过购买服务表达对公众利益诉求的回应。这个平台、纽带的作用体现在一个信息交互的过程。一方面,灾难救援志愿者队伍是公众的"扩音器"。另一方面,灾难救援志愿者队伍是政府的"传声筒"。

4. 社会动员与资源整合 灾难救援志愿者队伍是介于政府和企业之间,由社会资本建成的非营利的公益社会组织,公益性、志愿性是其明显特征,广泛的群众基础赋予其一定的公信力。因此,灾难救援志愿者队伍拥有较强的社会动员和资源整合能力,主要体现在以下两个方面:①触角广,灾难救援志愿者队伍成员来自社会各个行业、各个角落,因此,灾难救援志愿者队伍可以组织成员带动身边人,将政府政策意图进行快速的传达;②成本低,灾难救援志愿者队伍高效的组织能力降低了公众参与国家安全治理的成本,同时与市场"经济人"的特征不同的是,灾难救援志愿者队伍开展活动可以无偿招募到大量志愿者,因为开展活动带来的正外部性满足了众多志愿者实现自我价值的需求,这大大降低了灾难救援志愿者队伍的运行成本。

三、 志愿者队伍的发展困境

(一) 组织自身

民间救援组织由于没有政府背景,缺乏政策支持和财政补贴,处于自发自建状态,缺乏稳定、可持续的资金注入,成为制约灾难救援志愿者队伍规模扩大与训练技能水平提升的重要影响因素。由于资金不足的问题,导致灾难救援志愿者队伍的救援装备不能及时更新,日常训练的强度与专业救援队相差较多,这成为影响灾难救援志愿者队伍发展的主要难题。

基于组织利益考量,促使灾难救援志愿者队伍偏离原本的社会性和公益性,违背了组织维护公共安全利益的初衷,这就叫组织的"目标异化"。从短期来看,灾难救援志愿者队伍可能盲目地为了利益突破自身显示的能力限制,开展与组织专业特色、服务能力不相当的高风险活动,这会导致服务质量不佳,与公共安全需求出现明显偏差。从长期来看,灾难救援志愿者队伍的目标异化,突破自身能力限制,不仅不利于政府部分社会公共安全职能的转移,也会严重影响到灾难救援志愿者队伍自身建设与发展。

(二) 政策层面

首先,在政策立法层面,我国当前在政策立法层面对灾难救援志愿者队伍采取的是严格的控制管理,程序复杂,准入门槛较高,导致大批量的灾难救援志愿者队伍因为不能登记而处于"黑户口"的地步。

其次,在法律内容层面,由于当前法律法规主要是国务院的行政法规,以及主要为非政府组织的登记管理为主的程序性规章,而对业务主管部门和登记主管部门职责无实质性划清,无具体的、可操作性的细化,这导致部门职责交叉,工作衔接出现混乱,监管出现漏洞。

(三) 社会环境

群众参与是灾难救援志愿者队伍参与国家安全风险治理的基础,群众参与的积极性则直接影响灾难救援志愿者队伍参与国家安全治理提供公共安全服务的成效。然而,在活动开展过程中,群众参与能力不足、参与积极性不高与城市的安全治理要求不相适应。

(四) 福利保障

应急救援行动具有复杂性、艰巨性和危险性,即使是平时的日常训练,为了保持灾难救援志愿者队伍的救援战斗力,高空绳索、负重越野、水下搜救等科目也同样对灾难救援志愿者的生命存在威胁。

当前社会商业保险中鲜有为应急救援人员打造的保险,且商业保险中往往都对应急救援人员做出的"高危行为"进行排除,这就导致了灾难救援志愿者队伍的应急救援人员不仅仅是自掏腰包扶危救困,而且还得为可能出现的意外承担费用和后果。这对社会应急救援力量产生了极大的负面效果,将导致大量的社会救援力量从一腔热血到由于难以承担后果而退出。在单向支出式的道路上,"激情"救援难以走得长远。

(田军章)

参考文献

[1] 徐伯诚,毛培华,胡晓梅,等."支援型"急诊科模式在军队中小医院的运行探讨[J].东南国防医药,2003,5(1): 61 - 63.

[2] 孙贵新,高彩萍,邵钦,等.中国灾难应急医疗救援队伍建设专家共识(2018)[J].中华卫生应急电子杂志,2018 (4):129.

[3] 余静,严军.灾害医学救援培训模式研究进展[J].中华卫生应急电子杂志,2021(7):309.

[4] 王玥,李春晖,齐树桐.国际应急医疗队后勤保障建设与实践[J].中华灾害救援医学,2022(5):10.

[5] 杨宏杰,孙颖颖,吴迪.新时代灾害医学救援与院前医疗急救融合发展研究[J].中华灾害救援医学,2022,10 (1):4.

[6] 沈伟锋,干建新,江观玉.以"三环理论"为指导建设我国急诊医疗服务体系[J].中华医院管理杂志,2004,20(10): 595 - 597.

[7] 桂莉,周彬,霍正禄,等.美英日德国的急诊医疗服务体系综观[J].中国危重病急救医学,2001(6):325 - 326.

[8] 张文武,徐军,梁锦峰,等.加快社会急救体系建设,打造"5 min 社会救援圈"[J].中华急诊医学杂志,2020,29 (2):3.

[9] 肖磊.国外消防救援体制与体系研究[M].北京:中国计划出版社,2021.

[10] 杨国斌,易学明.从海地救援谈医院的非战争军事行动卫勤保障[J].解放军医院管理杂志,2010,17(7):626 - 627.

[11] 周袖宗.我军参加应急医学救援的历史回顾[J].中华灾害救援医学,2014,2(2):61 - 63.

[12] 张殿勇.军队医院在灾难救援中的作用[C].中华医学会灾难医学分会第三届年会暨城市安全与灾难医学救援国际高峰论坛论文集,2015:1 - 13.

[13] Bollettino V. Civil-military engagement: An empirical account of humanitarian perceptions of civil-military coordination during the response to typhoon haiyan [J]. Disaster Med Public Health Prep, 2016,10(1):7 - 10.

[14] Canyon D V, Ryan B J, Burkle F M. Rationale for military involvement in humanitarian assistance and disaster relief [J]. Prehosp Disaster Med, 2020,35(1):92 - 97.

[15] Laraby P R, Bourdeaux M, Casscells S W, et al. Humanitarian assistance and disaster relief: changing the face of defense [J]. Am J Disaster Med, 2009,4(1):33 - 40.

[16] Reaves E J, Termini M, Burkle F M. Reshaping US Navy Pacific response in mitigating disaster risk in South Pacific Island nations: adopting community-based disaster cycle management [J]. Prehosp Disaster Med, 2014,29 (1):60 - 68.

[17] Nishiyama Y. Disaster relief activities of the Japan self-defense force following the Great East Japan Earthquake [J]. Disaster Med Public Health Prep, 2014,8(3):194 - 198.

第五章 · 城市灾难医学救援装备

灾难研究的概念谱系逐渐丰富,灾难救援实践经验也不断深化,"始于灾前、重于灾中、善于灾后"的灾难立体大救援观已然形成,于平时科学预防灾难,做好备灾准备与物资储备,积极学习逃生自救知识,培养城市灾难医学文化氛围已成为当今社会的普遍共识。如何科学应对灾难,最大限度地将灾难造成的损失降至最低,仍是城市灾难医学理论与实践最本质的核心焦点。应急物资保障一头连着国家安全,另一头连着国计民生,而灾难医学装备物资保障是国家应急管理体系的重要组成部分,是应对各类灾难和处置突发公共事件的重要基础,决定着应急处置的成败。

第一节 · 药物和医疗设备的研发应用

从灾难救援系统整体出发,研究灾难响应处置和应急救援的各个环节。以灾难救援任务场景为主线,对应配备救治药物和医疗设备,阐明救治药物、医疗设备的应用技术、应急清单、规范管理。

一、 药物和医疗设备研发思路

分析整合现有的灾难预防应急技术,适时转化先进的灾难预防应急技术,努力创造未来的灾难预防应急技术,是部署研发灾中药物和医疗设备的三大思路。

1. 整合现有技术 现有的药物和医疗设备技术可能是孤立、局部、分散的,把这些药物和设备技术有机地整合起来,"化零为整",不断拓展新的药物和医疗设备技术。

2. 转化创新技术 把实验室里的科研成果应用于灾难救援的实践中,需要一个转化过程。科学思维会给灾难中药物和医疗设备技术注入更新的活力。结合灾难实践,把创新的药物和医疗设备充分地融合进来,对于灾中救援十分必要。

3. 创造未来技术 以实际需求为基础,创造新的药物、设备和技术来适应灾难救援的变化。结合灾难前、灾难中、灾难后具体情形的复杂性、特殊性,贯穿整合现有、转化进展、创造未来的思维模式,开拓灾难中药物和医疗设备预防应急新技术。

二、 药物和医疗设备应用技术

在灾难响应阶段,运用药物和医疗设备组合成提示灾难发生的预警技法,告知灾难的预先报警技术、识别灾难的统筹分类技术、阻隔灾难屏蔽的控制技术、模拟灾难的演练仿真技术、掌握灾难的应对避险技术均是灾难中药物和医疗设备预防应急的具体方法。

响应初期所用的技术方法，是通过药物和医疗设备有机地结合，体现了灾难预防应急完整体系、灾难预防应急预备队伍、灾难预防应急平战装备、灾难预防应急现代资讯等为主题内容的灾难预防应急思维，更注重防患于未然。在灾难来临前提高防范，早作预警，在平时演练中加强对灾难来临时如何应用药物和医疗设备的应变练习，掌握在灾难中应变地运用药物和医疗设备的技能，做到临危不乱，从而最大可能减轻损失。

在灾难处置阶段，运用药物和医疗设备组合，实施灾难的全方位搜救技术、直面灾难逃离的求生技术、灾难的现场心肺复苏、创伤急救技术、规避灾难的防范次生技术、撤离灾难的时空转运技术。

灾难中救援技术方法应透过药物和医疗设备，着眼于灾难现场的特定环境、特定时间、特定因素、特定器具等灾难现场的综合评估，实施因人而异、因地制宜、因情施药、因器应变的灾难药物与医疗设备预防应急方案。

在灾难救援阶段，运用药物和医疗设备组合，开展预防灾难的立体干预技术，认识灾难的民众传媒技术，化解灾难的人文心理技术，反馈灾难的现代信息技术，衡量灾难的总体评估技术，调控灾难的顶层决策技术。特别应该注重应用互联网、人工智能和灾难救援大数据等现代技术方法，着力协助政府建设灾难预防应急的数据辅助决策平台。同时应注重"消杀灭菌""尸体处理""疾病防治""心理干预""机构重建"等突出以防疫为主线的救援活动。

三、 药物和医疗设备应急清单

（一）救治药物清单

灾中应急救治药物应该有针对性地加以配置。应急救治药物特别是特殊解毒药物的配备，应根据化学毒物的种类备好一定的数量。常用的应急救治药物包括以下几种。

1. 强心类药物　　如西地兰、地高辛、毛花苷丙、毒毛旋花子苷 K 等。
2. 拟肾上腺素药物　　如肾上腺素、异丙肾上腺素、多巴胺、去氧肾上腺素等。
3. 抗心律失常药物　　如胺碘酮、利多卡因、美西律、普罗帕酮、奎尼丁等。
4. 血管扩张剂　　如硝酸甘油、硝普钠、维拉帕米、酚苄明、酚妥拉明等。
5. 中枢神经兴奋剂　　如尼可刹米（可拉明）、洛贝林等。
6. 利尿剂和脱水剂　　如呋塞米、氢氯噻嗪、20％甘露醇、25％山梨醇等。
7. 激素类药物　　如地塞米松、氢化可的松、垂体后叶素等。
8. 止血药物　　如酚磺乙胺（止血敏）、氨甲苯酸（止血芳酸）、氨甲环酸、氨基己酸、巴曲酶等。
9. 镇痛、镇静药物　　如曲马朵、地西泮（安定）、苯巴比妥（鲁米那）、吗啡等。
10. 抗胆碱药物　　如阿托品、山莨菪碱等。
11. 解毒剂　　如亚甲蓝、碘解磷定、依地酸钙钠等。
12. 中药　　如麝香保心丸、蛇药等。
13. 外用药　　如外用生理盐水、75％乙醇、聚维酮碘、过氧化氢、碘酊、各种冲洗液等。

14. 其他 如5％及10％的葡萄糖注射液、0.9％生理盐水注射液、5％碳酸氢钠、低分子右旋糖酐、葡萄糖酸钙、皮肤等部位的消毒药品等。

(二) 医疗设备清单

为应急人员和队伍提供专业的医学救援医疗设备是保障卫生应急救援工作顺利实施，实现"挽救生命、减少伤残"救援目标的前置条件。

1. 个人或单兵医疗设备 个人或单兵灾难医学救援医疗设备主要满足个人或数名救援人员对伤病员进行现场检伤分类和紧急救治处理，此类医疗设备最主要的特性应当是易于携带。主要包括：电子血压计、血氧饱和度仪、喉镜、心电图机、腹部提压心肺复苏仪、自动体外除颤仪、便携式呼吸机、便携式吸痰器等。

2. 帐篷或方舱医院医疗设备 帐篷或方舱医院可以对灾难现场的伤病员进行早期处理和紧急救治，其中需要配备的医疗设备主要包括以下几种。

(1) 诊断类医疗设备：电子血压计、血氧饱和度仪、呼气末二氧化碳检测仪、心电图机、便携式超声、掌上超声、移动X线机、裂隙灯显微镜、野外诊疗床。

(2) 治疗类医疗设备：除颤仪、便携式呼吸机、自动心肺复苏机、微量注射泵、快速加温输液泵、婴儿培养箱、血液透析装置、血液净化机、空气压力波治疗仪、电子视频喉镜、可视喉镜、电动吸引器。

(3) 手术类医疗设备：便携式手术床、便携式手术灯、便携式麻醉机、监护仪、高频电刀、手术电钻、电动止血带机、手术动力系统、血液回收机、自体血回输装置、血液升温仪、患者升温系统、医用头灯。

(4) 检验类医疗设备：医用冰箱、血气分析仪、便携式血糖检测仪、半自动凝血分析仪、三分类血细胞分析仪、全自动血液分析仪、全自动荧光免疫分析仪、全自动干式生化分析仪、电解质分析仪、尿液分析仪、全自动细菌鉴定及药敏分析仪、细菌浊度仪、生物显微镜、微型离心机。

(5) 消毒供应医疗设备：小型全自动清洗机、小型超声波清洗机、清洗消毒器、压力蒸汽灭菌器、卡式灭菌器、小型医用纯水机、酸性氧化电水位生成器。

(6) 其他：医用冷藏箱、医用药品保存箱、便携式恒温培养箱、自动微生物培养箱、隔水式恒温培养箱、空气消毒机。

(三) 药物及设备管理

装备和物资对于救援队伍来说至关重要，建立与灾难医学救援职能任务相适应的装备物资储备管理体系，为队伍实战打赢提供快速、精准、高效、持久的遂行保障。

1. 标识管理 灾难医学救援医疗设备及包装应进行统一标识，标识至少包括设备编号和设备名称，且应做到标识清晰，定期更新。

2. 仓储管理 灾难医学救援医疗设备应进行分类，按类别和用途进行码放，并有醒目的标识，方便仓储管理并符合机械化和自动化作业条件；应建立仓储管理制度，配备经考核合格的仓储管理员，定期对仓储环境条件进行检查，并做好记录；仓储库房环境应符合灾难医学救援医疗设备存储的有关技术要求，仓储设施应具备防潮、防水、隔热等防护措施；仓储库房应建有快速装卸载平台和相应装卸载设备，如斜坡式、站台式装卸载平台和配套的叉车、推车等。

3. 维护保养和更新　应定期对灾难医学救援医疗设备进行维护保养、检查和性能测试,对存在质量问题的可维修医疗设备应按相关标准或要求进行维修,并记录维修维护情况。

灾难医学救援队伍应配备医疗设备维修工程师,在灾难医学救援过程中能对各种医疗设备进行常规维护保养和一般性故障排除解决,同时建立医疗设备厂家技术保障措施,保证医疗设备实时可用性和可靠性。

对超出存储期或损坏故障无法维修的救援医疗设备应及时进行更换。

4. 调用管理　灾难医学救援医疗设备的入库和调用,按"利于周期储存"的原则,应建立严格的入库和调用手续;灾难医学救援医疗设备除执行救援任务和训练演练外,一般不得擅自借用;确需动用时,应当按规定上报审批,并严格执行调用和归还登记手续。

第二节·个人防护装备的分类和管理

在灾难救援中,除了救治伤病员所需要的装备和物资之外,救援人员本身的防护也尤为重要。灾难发生时,由于整个灾情会随着时间不断发生变化,保障救援人员的人身安全,减少不必要战损。依据不同的灾难情况和救援人员专长,携带不同的个人防护装备,平日做好相关装备使用培训和维护保养,使得在战时充分发挥防护作用。

一、 个人防护装备

个人防护装备(personal protective equipment, PPE)主要是防护个人在各种救援行动中免受工作环境可能遇到的危险。比如用于保护救援人员免受一般性的环境威胁(极端温度和噪声),与工作环境相关的特殊威胁(落物、高空坠物),或者是紧急情况下的威胁(危险化学品和传染剂)等。

值得注意的是,没有一种防护装备适用于所有人,或者能够应对所有的威胁。因此,必须根据使用的环境和风险等级,选择适合自己的个人防护装备并正确使用。对于绝大多数个人防护装备,尤其是化学防护服和呼吸器而言,防护级别越高,需要耗费的代价也越高,需要较高的训练水准,同时也会给使用者带来更大的生理影响和身体负担。所以,在每次救援行动之前,即对现场进行风险评估,确定风险源和风险等级,并选择适合的个人防护装备,实现有效、科学的防护。据不完全统计,目前我国个体防护装备标准已有75项,其中国家标准50项、行业标准25项,基本形成了完整的产品标准体系和门类齐全的防护装备系列产品。

二、 个人防护装备分类

个人防护装备从功能和适用环境因素考虑可分为基本防护装备和特种防护装备两大类。

(一)基本防护装备

1. 灭火防火服　进行灭火救援作业时的专用防护服装,对躯干、头颈、手臂、腿部进行防护,免受高温、蒸汽、热水及其他危险物品的伤害。

2. 头盔 用于人员头部、面部及颈部的安全防护,免受坠落物冲击和穿透,以及热辐射、火焰、电击和侧向挤压时的伤害。

3. 消防手套 用于手部和腕部的保防,使人员双手免受高温、辐射、尖锐物等的伤害。

4. 安全腰带 主要用于人员登高时的安全保护。

5. 灭火防护靴 用于足部和小腿部分的防护。

6. 呼救器(方位灯) 用于人员在灭火救援现场定位和自救报警。

7. 佩戴式防爆照明灯 用于火灾救援现场人员的个人移动照明。

8. 正压式空气呼吸器 用于消防人员在浓烟、有毒环境下的呼吸防护,使个体呼吸器官免受浓烟、高温、毒气、刺激性气体或缺氧等伤害。

9. 腰斧 是救援人员随身携带的破拆装备。

10. 轻型安全绳 用于救援人员在火场下滑或吊送被救人员和物资。

(二) 特种防护装备

特种防护装备也有很多种,按其场景功用大致分类,包括隔热装备、救援服、防护服,以及照明和呼吸装备。

1. 隔热类 隔热防护服,用于强热辐射场所的全身防护;避火防护服,用于进入火焰区域短时间作业时的全身防护;阻燃毛衣,用于冬季或低温场所作业间作业时的内层防护;阻燃头套,用于可燃气体、粉尘、蒸汽等易燃易爆场所消防作业时的头颈部内层防护;防高温手套,用于高温作业时的手部防护;内置纯棉手套,用于可燃气体、粉尘、蒸汽等易燃易爆场所消防作业时的手部内层防护。

2. 抢险救援服 用于抢险救援作业时的身体防护:抢险救援头盔,用于抢险救援作业时的头部防护;消防护目镜,用于抢险救援作业时的眼部防护;抢险救援手套,用于抢险救援作业时的手部防护;抢险救援靴,用于抢险救援作业时的足部及踝部防护。

3. 化学防护服 用于化学灾难现场作业时的躯体防护;全封闭化学防护服,用于中毒化学灾难现场的全身防护;防核防化服,用于低计量核辐射环境中抵御一般性化学物质侵害的专用安全防护;防化手套,用于化学灾难现场作业时的手部防护;防蜂服,用于防蜂类等昆虫侵袭的专用防护;防爆服,用于爆炸场所排爆作业的专用防护。

4. 电绝缘服装 用于高电压危险场所作业时的全身防护;防静电服,用于可燃气体、粉尘、蒸汽等易燃易爆场所作业时的全身外层防护;防静电内衣,用于可燃气体、粉尘、蒸汽等易燃易爆场所作业时的躯体内层防护。

5. 救生衣及配套部件 水上救生衣,用于水上救援作业时的专用防护;通用安全绳,用于救援作业使用的通用绳索;消防安全吊带,用于人员逃生自救及救援作业;防坠落辅助部件,与通用安全绳和消防安全吊带、安全腰带配套使用的承载部件。

6. 移动供气源 用于狭小空间和长时间作业时的呼吸保护;正压式消防氧气呼吸器,用于高原、地下、隧道等场所长时间作业时的呼吸保护;强制送风呼吸器和消防过滤式综合防毒面具,用于开放空间有毒环境中作业时的呼吸保护;潜水装具,用于水下救援作业时的专用防护;手提式强光照明灯,用于灭火和抢险救援现场作业时照明。

三、 个人防护装备的管理与维护

(一) 配备原则

个体防护装备的配备应严格参照《个人防护装备配备标准》(GA621 - 2006)执行。

1. 优先配置　个体防护装备的配备应优先于其他类别装备的配备。

2. 安全可靠　个体防护装备应保护救援人员在救援作业时有效抵御有害物质和外力对人体的伤害,性能应安全可靠。

3. 系统配套　个体防护装备需功能多样,保证救援人员个体防护装备系统配套,有利于装备功能的充分发挥。

4. 实用有效　个体防护装备应从实战需要出发,并能有效保护救援人员在实战中的人身安全。

(二) 管理与维护

个人防护装备涉及救援行动中的防护安全问题,必须做好管理与维护工作。

1. 建立登记清查制度和使用保管制度　个人防护装备的技术资料、图纸、说明书、维修记录应当存档备查。

2. 建立使用记录手册　对于直接关系生命个体安全的防护装备,应建立使用记录手册,记录每次的使用时间、使用人员、使用情况及安全检查结果等信息。因此,个人使用的个体防护装备应统一标识,公用的个体防护装备应指定专人负责维修和管理,发现损坏、性能过期或影响安全使用的,应及时修复或更换。

第三节 · 移动医院与远程医学技术

保障人民健康是医疗行业的特性决定的。移动医院是具有生产属性的单位组织,其主要产品为提供医疗服务。通过运用医学科学技术,包括卫生技术人员分工协作,借助必备的医疗设备,并消耗一定的药品和卫生材料,以物化劳动和活劳动的服务方式进行生产,所提供的医疗服务是一种无形的劳动产品,生产和消费同时发生。

移动医院与一般医疗机构最大的优势与区别,就是能够将整个救治平台投放至救灾现场,并快速展开实施现场救助。此外,移动医院往往需要远程医学技术的加持,以更加凸显其机动性功能和救治效率优势。

一、 移 动 医 院

移动医院是以成套医疗设备、良好救治环境、具备各种医疗功能单元的特殊伤员救治机构的总称。其本质为医疗机构。常见于军队使用,并逐渐向非军事行动保障用途发展。移动医院主要由医疗单元、技术保障单元、生活保障单元、运输单元等不同功能的单元组成,可根据执行任务性质按照指令配置特定的专业及后勤人员进行快速机动部署,可采用陆、海、空等多种方式进行快速机动部署,能够就地展开后迅速具备医疗救治能力。在突发公共卫生事件中承担前线综合医疗救治作用的平台型组织。

（一）移动医院基本配备条件

（1）应有相对应的医疗单元和一定数量的病床设施，有能力对患者提供安全、有效、连续、合理的诊疗、护理和基本生活服务。

（2）应有与执行任务要求相一致的医疗、护理、技术、预防、后勤保障、信息和行政部门等，并配置对应的专业技术人员。

（3）应有基本的医疗单元、技术保障单元、生活保障单元、运输单元等不同功能单元组成。

（4）应能提供住院、门急诊、防疫、检测等多种形式的服务。

（5）应有对应的工作制度和规章制度。

（二）移动医院的灾难救援功能

移动医院作为医疗机构的一种，按照国务院颁布的《医疗机构管理条例》（2022 年修订）要求"医疗机构以救死扶伤，防病治病，为公民的健康服务为宗旨"。移动医院主要功能在突发公共卫生事件中就地遂行医疗救治任务，相关功能主要划分为应急指挥功能、医疗救治功能与后勤保障功能。

1. 应急指挥功能　指挥系统负责整体移动医院的系统性安排，包括患者救治、医疗资源评估、人员疏散转运、信息沟通等功能。因移动医院建设在抵近突发公共卫生事件发生地。所以，可根据现场总体伤病员病情、事发地医疗资源情况及上级部门对本次移动医院设置的具体要求，提出本次移动医院开展工作的总体方案，并对医疗资源分配及调配方案进行合理分配。作为前线综合医疗救治平台型组织，运用信息化手段能够有效发挥综合信息汇总和处理功能，协助相关部门建立信息报告机制，能够根据现场救治进展提出合理建议。

2. 医疗救治功能　医疗救治功能是移动医院的核心功能，承担着灾难现场紧急医学救援的任务。根据具体承担任务要求，能够提供门诊、急救、手术、检验检查、传染病防控、药品供应等功能。在灾难现场形成伤病员救治与转运方案并实施，形成对应医院感染控制流程并实施，制订护理流程并实施，确立心理危机干预工作形式和内容并实施，确立远程医疗支持路径并实施。

3. 后勤保障功能　后勤保障功能是移动医院遂行救治任务的基础。移动医院建设在灾难现场时，可能会面临非常复杂的外部环境，高温、低温、高原、海洋等各种环境都会涉及，这些环境都要求移动医院需具备更高的环境适应性。因此，移动医院大多配备有配套的保障模块，可以满足在恶劣环境下实施救援和自我保障的需求。必要时，可作为灾难庇护所，为受灾人员提供生存需求。

二、远程医学技术

著名未来学家 Alvin Toffler 在 20 世纪 60 年代曾设想：在未来医疗活动中，医生可能只需面对计算机观看从远方传来的患者信息，就能够进行远距离的诊断和治疗。短短 20 年后，这一设想即首次在美国成为了现实。今天，远程医疗已经逐渐深入医学的方方面面，不仅能够助力医疗资源的跨区域流动和教学，更深刻变革了灾难等极端场景下医学救援的方式。

（一）远程医学的内涵

广义上的远程医学包括了远程诊断、远程治疗、远程会诊及护理、远程教育、远程医学信息服务等所有医学活动，而狭义上的远程医学则指医院与医院之间开展的与临床活动深度结合的远程诊疗活动，包括会诊、诊断与护理等。我国当前采纳的是狭义的远程医疗概念。

远程医学是信息技术和远程医学服务的有机结合，随着社会信息化的发展及医疗卫生体制的改革，远程医学活动的内容不断拓展，其内涵也愈加丰富。远程医学活动大致可以分为以下 3 个方面。

1. 远程医疗服务 包括远程会诊、远程诊断、远程手术、远程门诊、远程中医、远程监护、远程护理等。

2. 远程医学教育 包括远程医疗教学、远程学术交流、远程技能培训等。

3. 信息服务 包括远程医疗文献查询、远程医疗数据共享、远程卫生信息交流等。

国家卫生健康委员会明确远程医疗服务包括以下两种情形。

一是某医疗机构（以下简称邀请方）直接向其他医疗机构（以下简称受邀方）发出邀请，受邀方运用通信、计算机及网络等信息化技术，为邀请方患者诊疗提供技术支持的医疗活动，双方通过协议明确责任和权利。

二是邀请方或第三方机构搭建远程医疗服务平台，受邀方以机构身份在该平台注册，邀请方通过该平台发布需求，由平台匹配受邀方或其他医疗机构主动对需求做出应答，运用通信、计算机及网络等信息化技术，为邀请方患者诊疗提供技术支持的医疗活动。邀请方、平台建设运营方、受邀方通过协议明确责任和权利。

需要明确的是，远程医学并不是医学门类下新的分支学科，而是计算机技术、远程通信技术与医学科学相结合产生的综合性应用学科。它依赖于信息工程技术，同时具有医学这一明确的应用目标，兼具两者的内涵。作为现代信息技术与传统学科结合应用的典范，远程医学已经渗透到医学的各个领域，它突破了环境、地点、场所、资源等方面的限制，让医疗协作更加便利，让医疗资源共享更加自由，让医疗保健服务更加"接地气"。

我国幅员辽阔，但人员、资源分布不均，地区发展不平衡，实现卫生保健资源的平衡分配难之又难，而远程医学的发展为解决这一难题提供了更多的可能。远程医学的发展有望实现实时的远距离资源共享，从而在时间和空间上扩大医疗服务、医学教育的覆盖面，缩小由地区经济发展不平衡而形成的医疗水平、医疗服务价格的差异，从而促进基本医疗服务的普及和医疗平等的实现。

（二）远程医学技术发展现状

远程医学的发展离不开技术的支撑，随着我国综合实力的增强，支撑远程医学发展的各项技术都得到了高速的发展。本节将从远程通信技术、医学信息学技术、音频视频传输技术、物联网技术、云计算技术和医疗数据采集技术 6 个方面展开介绍。

1. 远程通信技术 该技术在最近 10 年中得到了长足发展，为远程医疗应用提供了强有力的技术支持。远程医疗中，医生的诊断质量来源于传输的医学信息质量。因此，医学信息的传输一定要保证其不失真、稳定和安全。远程医疗系统通过通信网络实现远距离的图像、视频等数据传输。通信网络主要有公共交换电话网络（public switched telephone

network, PSTN)、综合业务数字网(integrated services digital network, ISDN)、卫星通信网、Internet 通信网、移动通信网等。早期的远程医疗系统利用 PSTN 和 ISDN 网络,但这两种网络的缺点明显,速度慢、准确性不足,无法满足临床诊断的需求,现在的远程医疗系统主要依靠 Internet 通信网和移动通信网,在灾难救援等特殊条件下,也会使用卫星通信网。

2. 医学信息学技术 作为远程医疗研究和应用中另一个重要的支撑技术,包括各种医疗信息的检测、采集、存储、显示、处理、查询、管理技术及各种数据库技术。

远程医疗需要获取的信息主要有诊所或医院的实时监控数据、患者病历、医生诊断等资料;通过影像检查设备采集的影像信息;实时体格检查采集到的音频、视频信息。这些信息中很多是直接由医疗检测设备而来,如患者的体温、血压、X 线片、CT 片、B 超图像等。因此,如何对医学信息进行预处理,以及如何使用现有的医疗设备与通信手段,方便、快捷、安全的接口都成了至关重要的问题。对非实时的医学信息可以采用包括滤波、压缩、编码打包、精确扫描等手段来处理。面对需要实时采集及传输的医学影像等数据来说,可以从医疗设备直接获取。

3. 多媒体技术 多媒体信息主要包括图像、声音和文本三大类,远程医疗过程中产生的图像、视频、音频等信号的信息量之大,是我们传统的面向文字的应用所不能想象的。因此,必须采用合理的数据压缩算法,以实现在有限的带宽中及时准确地传输大量的数据。多媒体技术通过电脑把文字、图形、影像、动画、声音及视频等媒体信息数字化,并将其整合在一定的交互式界面上,使电脑具有交互展示不同媒体形态的能力。

多媒体技术具有直观、生动、新颖、细致、形式多样、交互性强、跨越时空等优势,多媒体技术在处理信息时,具有生动性、集成性、广泛性、高效性、参与性、可选择性等特点,多媒体技术在远程医疗救治过程中的应用,能够最大限度地化繁为简,将患者查体或患者生命体征信息直观地展现出来,便于远程医师更好地理解病情,做出精准诊断。

4. 物联网技术 物联网是新一代信息技术的重要组成部分,也是"信息化"时代的重要发展阶段。它通过传感器技术、射频识别技术和嵌入式系统技术,应用智能感知技术通过网络等信息载体将所有物体之间互联互通。简单来说,互联网就是将现实世界中的物体连到互联网上,使得物与物、人与物可以很方便地互相沟通。未来多数"物"将会连到互联网上,这个巨大的物联网将使得很多工作可以自动化、智能化,同时信息的交互将更加便捷。

物联网技术目前还处于起步阶段,很多关键技术、应用还不成熟,目前的物联网应用主要是以小规模应用为主,大规模应用极少,主要是智能手机、智能家居、智能交通、智能物流、智慧城市等领域里。

在远程医疗领域,随着物联网技术的发展,促使医疗设备、材料和患者的数据采集更加方便、快捷和准确。基于物联网技术的智能远程监护系统将能够实现对远程医疗过程中产生的所有影像、文字、图片等资料进行采集和保存,也能够采集医生在远程医疗过程中所采取的医疗行为。同时,能够将远程医疗前后患者身体所产生的生理反应等信息进行智能对比和分析。患者可以查看远程医疗的所有数据,实现远程医疗过程的可视化和智能化。

基于物联网技术的远程医疗可以实现对患者全方位、全天候的智能监控,对患者的生理数据进行实时采集,一旦有异常现象将立即发出报警。同时,这种智能监护不会严格限制患者的行动自由,患者可以在有效监测范围内随意活动,一旦离开监测范围则报警提醒,同时会将相关数据发送给医生、护士和监护人,从而在第一时间采取应急措施,避免出现意外。

物联网技术应用于区域应急救援,可实现物资与人员的识别与实时定位、伤员生理信息采集与传输、基于移动手持设备的实时信息传输与交互,以及应急救援资源整合、信息集成与指挥决策,从而辅助救援行动、提高救援效率。物联网技术应用于社区应急医学救援体系构建,平时利用"健康小屋"监测社区居民的生活环境、健康状况,建立健康档案,进行应急教育和宣传;发生突发事件时利用基于个体/家庭的紧急时间报警系统,以及社区的医疗服务人员实行紧急处置和就地救助,提高反应速度、争取救援时间。

5. 云计算技术　云计算是基于互联网的相关服务的增加、使用和交付模式,通常涉及通过互联网来提供动态易扩展且经常是虚拟化的资源。云计算通常使计算分布在大量的分布式计算机上,而非本地计算机或远程服务器中。

应用云计算技术建设远程医疗网络,可以更加合理地配置医疗资源,减少硬件投资,突破时间和空间的限制。采用分布式存储的办法,让原始的医疗影像和其他医疗信息仍然保存在各家医院自己的 PACS 系统或者一个区域性的远程医疗数据中心里,采用先进的传输技术使远方的专家不仅能够从视频上为患者会诊病情,还能实时地研究患者的影像、心电、电子病历等医学图像,从而为患者做出正确的诊断。

6. 医疗数据采集技术　在一对一远程医疗、专家会诊和远程监护中,需要把患者的体征数据传递到远方医生的屏幕上并显示出来,传输的数据可以分为文本、图像、波形等,如血压、体温、心电图、脑电波、透视图像、B超图像等。

远程数据采集技术现在也比较成熟,各类单片机、嵌入式以太网控制芯片、配置网络接口设备的医疗检测设备种类繁多,通过这些成熟的设备和芯片能够方便地实现远程医疗数据的采集。远程医疗平台数据采集的基本体系结构,其基本思想是各类医疗检测设备采集的模拟数据传输给单片机,经模数转换器(analog-to-digital converter, ADC)转换成数字信号,利用处理器将数据打包并传输给本地服务器,本地服务器对数据进行分析和存储,并形成检测报告入库,远程诊室需要患者数据时,发起远端数据访问请求,患者所在分中心服务器将数据传输给远端诊室。

(三) 远程医学的应用前景

除了在日常诊疗过程中的巨大应用潜力,远程医学"跨时间""跨空间"的特点也决定了其将在灾难急救这一极端医疗场景中的战略意义。

近年来,各种自然灾难和人为灾难频发,对各国灾难急救水平提出了更高的要求。在灾难发生时,远程医学有助于克服距离、空间以及医疗资源分布不均等问题,大大提高救援速度、统筹能力和医疗服务流动效率,减少死亡和伤残人数。在灾难救援后,远程心理咨询等方式有助于帮助灾区人民心理重建。

在更高层次上,远程医学信息系统可以储存和共享灾难事件相关信息,促进医学科学研究及灾难救援经验的总结,甚至推动全球性的灾难信息数据库的建立及信息共享,全面提高人类防灾、减灾、抗灾、救灾的能力和意识。随着 5G 时代的到来,远程医学在灾难预测、灾难应急卫生管理、灾难现场医疗救助等方面都将发挥关键的战略作用,远程医学在灾难急救中的应用前景不可估量。

第四节 · 灾难医学物资储备与管理

为抵御和应对各类事故隐患和安全风险交织叠加、易发多发,健全和完善应急物资储备体系建设,尤其是借助智能化手段促进物资储备管理的发展,必将有助于推动具有中国特色的现代化灾难救援体系的发展。

一、 物资储备与管理

医疗物资储备的智能化管理从需求角度可分为日常管理和应急管理两大类型。医疗物资储备的分类管理与规范化管理是物资储备智能化管理的最基础性的工作,也是实现智能化管理的首要任务。

(一)日常医疗物资管理

1. **库房** 救援队救援医疗物资库(以下简称"库房")主要包括医疗装备和个人装备。库房面积应适中,便于车辆进出,库房管理要科学、规范,物资按用途分类,做到存放有序,各类物品要摆放整齐、标识标签粘贴规范。库房要注意防火、防盗、防腐、防潮、节能,通风等,消防器材按要求摆放到位,确保救援物资的安全。库房要保持清洁卫生,勤打扫。定期投放、更换防潮、防虫、灭鼠等药品。库房内禁止吸烟,通道不得摆放物品,保证通道畅通,确保出库速度。库房管理人员应经过专门培训,熟悉器材管理、具有较强的工作责任心,人员要保持相对稳定。库房管理人员保证24小时随叫随到,在执行任务前2小时赶到库房。

2. **医疗装备管理** 购入物资到货后,采购部门会同国有资产管理部门组织验收。验收合格后,办理入库手续。出库的物资,要有专人负责,分类存放,定期维护;在库的物资,由指定专业技术人员定期维护保养;建立健全技术档案和数据库,并随时更新。

3. **个人装备管理** 个人装备物品包括:救援服、鞋、头盔、防护镜、背包、睡袋、防潮垫、饭盒、计时器、刀具、防尘面罩、手套。建立个人装备物品领用登记制度,由物资和管理部门负责建立档案。个人装备物品必须妥善保管使用,不得外借。凡因使用不当或责任心不强,造成物资损坏或丢失的,按照有关规定对责任人进行处理。

(二)应急医疗物资管理

从细节处来说,救援前应在储备中确认需要携带的设备、情报、药品、耗材、车辆。到达灾难现场后医疗队队长负责组织队员展开医疗帐篷,进行医疗分组,内科组长、外科组长、现场急救组长、医技组组长负责分给自己组的医疗设备、医疗耗材、药品,每天进行登记(发放时总量、每日使用量),医疗队指定专人负责各项数据收集与统计,电子化后向医疗队队长汇报,保证队领导随时掌握医疗物资使用和消耗情况。适时提请后方指挥机构予以协调补给。

从宏观管理来说,应急医疗物资管理需要从以下几个方面开展。

1. **实施规范有效的信息化管理** 统一医疗物资信息系统数据标准、分类编码和命名规范,建立应急物资信息资源库,涵盖实物、协议、产能、专业队伍等储备和其他储备,以及针对国内外应急物资生产企业、上下游配套企业信息,科室实施规范有效的信息化管理。

2. 建立应急及医疗物资管理系统 按照"大储备、大统筹、大融合"的应急物资储备体系建设要求,积极打造标准化的应急物资储备库管理模式。通过数据共享机制,实现各部门应急物资、储备库、队伍、装备等信息的动态更新、统一汇聚、全方位展示,对应急物资储备情况实施全周期动态监测预警,实现应急物资管理全过程100%数字化管理。

3. 制定完善的物资储备管理制度 不断完善法律法规和标准及制度体系,采用模块化、流程化、系统化方法严格履行仓库管理的规章制度,不断提高应急医疗物资保障的法治化、规范化、科学化和精细化管理水平。

4. 应急医疗物资装备集成原则 应急医疗物资装备集成原则,区别于平日的常规调度,灾难发生后,尤其是大灾、巨灾情况下,灾区医疗资源极度短缺,因此,灾时从保证医疗救援队伍的需求出发,医疗物资装备集成应遵循以下基本要求。

首先,医疗物资装备集成从医疗救援队的需求考虑,应保证多名有经验的医师和医务人员在灾难现场实行紧急医疗处置的需要。其次,医疗装备集成应保证对出队队员和灾难搜救犬提供基本治疗的需要。再次,集成的医疗装备(包括除颤仪、监控器等耐用设备)、器材和药品数量应满足在救援期间可能需要救治的重伤员、中度伤员和轻伤员的预估人数要求。此外,所有医疗装备必须自带动力源,(如可能)应有自保护装置,便携(重量轻)、寿命长,符合通常的医疗标准和习惯。

最终运用信息化技术,推动"平战结合"信息化平台建设,实现机构、人员、设施、物资、装备的全方位管理,涵盖应急物资采购、储备、运输、调拨、配送、使用、回收全过程,为平时和灾时指挥调度提供信息化支撑。

二、智能化管理

智能管理(intelligent management, IM)是现代管理科学技术发展的又一新的分支和研究方向,在应急及医疗物资储备管理中发挥着重要的作用。

(一)智能化信息管理系统

智能化信息管理系统是在管理信息系统(management information system, MIS)、办公自动化系统(office automation system, OAS)、决策支持系统(decision support system, DSS)等系统的功能与技术集成的基础上,应用人工智能专家系统、知识工程、模式识别、人工神经网络等方法和技术,进行智能化、集成化、协调化,开展设计和实现的新一代的计算机管理系统。

(二)智能化物资储备系统

运用现代信息技术,借助云计算、大数据、人工智能、移动互联、区块链等先进技术,根据突发事件物资需求,对应急物资信息整合并深度挖掘,开发远程查看、追踪溯源、数据保存与输出功能,形成应急物资调配的全景视图,实现应急物资需求、调拨、运输、紧急生产、分发配送、征用、捐赠全流程整合管理。运用人工智能技术对沉淀的信息价值进行充分挖掘,推动应急物资储备调配智能化,为灾难救援决策提供辅助支持。

灾难发生时,救援人员出发前个人装备和救援设备等物资能及时到位的保障工作,还有后续灾难过程中保证物资补给和运送等工作,后勤管理部门起到了至关重要的作用。

(吴建刚　徐　忠　贾群林　贾思萱　闫新民　孙同文)

参考文献

[1] 王一镗,刘中民.灾难医学理论与实践[M].北京:人民卫生出版社,2013.

[2] 刘中民,田军章,周荣斌,等.灾难医学[M].2 版.北京:人民卫生出版社,2021.

[3] 刘中民,王立祥,沈洪.中国灾难预防应急联盟蓝皮书[J].解放军医学杂志,2018,43(6):540 - 541.

[4] 王一镗.中华医学百科全书·灾难医学[M].北京:中国协和医科大学出版社,2017.

[5] 周丹,王韬,刘中民.现代中国灾难医学的研究与展望[J].同济大学学报(医学版),2021,42(1):1 - 2,155,147.

[6] 贾群林,何红卫,白鹏飞,等.地震应急救援培训的组织与管理[M].北京:地震出版社,2014.

[7] 贾群林,张红,郑荔,等.德国救援行动保障中心建设工作的思考——访德国美茵茨区域救援行动保障中心[J].中国应急救援,2012(02):50 - 52.

[8] 刘剑君.卫生应急物资保障[M].北京:人民卫生出版社,2013.

[9] 张鹭鹭,王羽.医院管理学[M].2 版.北京:人民卫生出版社,2014.

[10] 张昂,马昕,邱智渊,等.方舱医院的发展历程与现状[J].中华灾害救援医学,2021,9(11):1351 - 1353,1370.

[11] 郑静晨,曾赣鹤,王彬华,等.方舱医院研究现状及展望[J].中国应急管理科学,2022,2(7):1 - 8.

[12] 黄心旋,李曼,唐小勇,等.基于 5G 的智能化快速部署医院远程医疗系统技术研究[J].信息通信技术与政策,2022(06):80 - 84.

[13] 单治易,安新颖,关陝昊.2015—2019 年国际医学信息学计量研究[J].中国数字医学,2021,16(1):88 - 95.

[14] Beran R G. Using technology to improve patient care [J]. Medical Journal of Australia, 2020,212(6):254.

[15] Abdullrahim A, De Coster R. Empirical study of telemedicine readiness in the healthcare sector in developing countries [J]. International Journal of Technology and Human Interaction, 2021,17(2):40 - 59.

[16] Mell P, Grance T. The NIST definition of cloud computing [R]. National Institute of Standard and Technology, US Department of Commerce, 2010.

下篇

城市灾难医学应急救援

第六章 · 灾难医学救援的基本原则

灾难医学救援属于大型的有组织的紧迫的社会活动,要求医疗救治力量及时、迅速到达救援现场,全力抢救伤员,维护灾区群众的生命安全。在救援的过程中,首先,要遵循安全、以人为本的原则,在确保自身安全的前提下,尽可能抢救伤员。其次,救援人员要根据灾难现场的实际情况以及自身条件制订适宜的行动方案,强调高度的组织性,统一领导,听从指挥,以协作和沟通作为救援推进的原则,争取更多、更专业的救援力量。最后,要遵从科学救援的原则,不可鲁莽行动,防止灾难扩大化,进行分级救治、区别后送,应用专业的医学技能和防灾知识应对复杂的现场情况。

第一节 · 救援流程和救援模式

一、 救援流程的重要性

灾难类型众多,场景各不相同,救治条件千差万别。一旦发生灾难,意味着大批的伤员、瘫痪的交通和通信、危险复杂的救治环境以及高难度的现场协调。针对不同的情况,建立相应的救援流程具有非常重要的意义。在近年的抗震救灾行动中,暴露出很多救援流程的问题,严重影响了救援的效率。①救援工作场地分区、分级模糊,没有做到救援队伍职能、能力的准确分类,没有建立以救援队类别、能力为标准的区域准入制度。同一区域内救援力量过于集中,队伍来源、种类繁多,能力参差不齐。②医疗队伍之间任务分工不明确,医疗队本身对于自身的职能、工作任务都不清楚,没有来自全局的协调信息,专业性和特殊的救援能力不够,最终造成艰难任务没有人去,一般任务相互推脱的局面。③缺乏专业的灾难救援队伍,对于受灾中心地带的救援任务无法迅速完成。例如废墟下伤员救治难度极高且十分危险,对于该地带的限制管理和救援应对策略严重不足,搜救与医疗一体的综合救援队数量有限,救援团队整体布局不合理。在现场的灾难救援中,如何做到有效的人员、物资配给,如何做到准确地调度指挥,如何快速地推进救援等,都非常困难,但是一旦按照正确的流程进行,将极大地提高救援效率、减少伤亡、最大限度地挽救伤员的生命。因此,救援流程的建立在灾难医学中具有不可替代的重要地位。

灾难救援应该是有组织、有准备,分工协作、流程合理、目的明确的大型行动,必须处理好灾难与次生灾难、救援与自我保障、抢救与后送等方面的关系。救援的目的在于用最短的时间救治最多的伤员,只有合理分工、协同合作,才能发挥最大效力。救援队伍往往来自不同的地域、具有不同的专业背景,救援装备和能力参差不齐,如果不能做到统一指挥、分级救治,则会造成救援力量分散、分配不均,救援行动混乱。

二、 救援模式及阶段

国际灾难医学界通行的"PPRR(prevention, preparation, response, recovery)"模式包含以下 4 个阶段的工作:灾难前预防阶段、灾难救援准备阶段、灾难爆发期应对救援和灾难结束期恢复。此灾难救援的阶段被广泛应用于各种突发事件的医学救援实践中。而我国中华医学会灾难医学分会于 2011 年建立,在多年的实践基础上形成了自身的理论体系,救援应始于灾前、重于灾中、善于灾后,与国际通用模式相互补充,具有深远的影响。

(一)灾难前预防阶段

该阶段是指在非灾难响应时期,借鉴、总结以往医学救援经验,改善和修正救援程序,提前部署抗灾设施及培训人员安排、在可能发生灾难的地点设置警示标记牌等。灾难一旦发生,将造成人员和财产不可估量的损失。因此,提前预防非常关键。我国灾难医学分会就提出,灾难救援"三分在战时,七分在平时","三分在减灾,七分在防灾",对可能面对的灾难类型进行预先评估,做到提前预防、提前准备,可以有效地将损伤降到最低。在历次的灾难救援行动中,就暴露出我国在救援上缺少可操作的完备的灾难医学紧急救援预案,包括总预案和子预案。从而在一定程度上也导致组织指挥混乱,层级关系不明确,纵向、横向的协调效率低下。

(二)灾难救援准备阶段

该阶段是指灾难发生后,立即采取的准备工作。包括灾情的摸排、物资和人员的准备、分级救治的指挥响应等。需要初步明确灾民的数量、范围及分布,还需要考虑现场的交通状况、生存条件等诸多因素。根据这些信息迅速制订初步的救援方案,进行指挥协调。

(三)灾难爆发期应对救援阶段

该阶段是指灾难发生后,对受灾地区和人员实施救援的所有行动。是整个救援流程中最紧急、最直接、最危险、最复杂的部分。同时进行搜索、营救、医疗救助以及后送转运。对于严重创伤的患者必须尽快评估伤情,确定营救方式,注意搬动时的体位和关键部位的保护,避免二次损伤。如颈托固定颈椎,疑有骨折、脊柱损伤的要用夹板固定和脊柱板搬运和后送,局部止血、消毒、包扎预防感染等;对于长时间困于黑暗当中的幸存者应该提前用眼罩保护眼睛,避免瞬间强光照射导致失明等。病情允许的前提下,通过担架、救护车、直升机等多种运输工具,迅速将其转运至后方医院。

(四)灾难结束期恢复阶段

该阶段是指灾难救援基本结束后的工作,主要包括灾区恢复重建、伤员进一步安置、救援经验教训总结等。这一阶段可能需要较长时间,甚至长达灾难后几个月甚至几年,由灾难大小及具体情况决定。针对救援行动开展回顾性的分析总结是非常必要的,可以对以后的救援行动产生巨大的指导作用、可以进一步规范将来的救援流程,具有重大的借鉴意义。

三、 灾难救援现场的区域管理

灾难救援人员到达现场后,应该启动区域管理流程,初步将灾难现场按照危险影响程度划分为不同的等级,建立分级的区域管理。分别为限制区、影响区、支援区和安全区(表 6 - 1)。

表 6 - 1　救援现场的区域划分及准入分级管理

区域划分	伤员类型	建议的准入团队及救援设置
限制区	受困的伤员	专业救援队伍,具有专业经验和设备,同时进行搜救和医疗救治,包括安全侦检、消防、机械操作、医疗专业组等
影响区	脱困伤员及受灾群众	医疗团队,包括当地和外地支援的医疗力量
支援区	初步处理的伤员;转移的伤员	灾难救援前线指挥组、临床医疗救治站、临时医院等
安全区	救治处理中的伤员,转移伤员,安置的群众	灾难救援总体指挥协调中心,伤员后送转运枢纽、后勤保障中心等

(一)灾难现场分区管理

1. 限制区　指灾难中心地带,受灾最严重、救援难度最大、可能面临继续存在的灾难危险,此地带不能够轻易进入,必须由专业的人员、训练有素的团队、各功能队伍相互协作,方可在此区域展开工作。

2. 影响区　处于限制区的外围周边区域,离灾难中心相对较远,安全有保障。可设置小的伤员处理区域,容许医疗人员协同当地民众开展自救互救,暂时作为伤员检伤分类、短时间的停留地带。

3. 支援区　距离限制区更远,可设置轻伤员的接收区,建立临时的医疗救援站点和移动医院。

4. 安全区　基本没有受到灾难的影响,不影响人员的活动,一般作为伤员后送转运地点以及补给物资暂时存放地点。需要指出的是,飓风、海啸等大型灾难可能存在多个救援现场,每个救援现场都需要进行区域的划分分级管理,各个救援现场可根据距离远近相互协作,进行功能区域的相互支援。

(二)集中救治区域管理

伤员搜救出来后,一般会运送到限制区以外的区域进行集中救治处理,其功能分区一般按照以下流程。

1. 伤员初检分类区(initial triage point)　在灾难现场就近选择场地,符合安全、明亮、方便进出、场地宽敞的必要条件。从灾难现场抢救出来的伤员第一时间集中到该区域,进行迅速检伤分类,并填写伤票进行标记登记,力求在几分钟内完成。

2. 危重伤员救治区(casualty clearing station)　应离分检区最近,有利于重伤员的现场抢救。临时接收红标危重伤员和黄标重伤员,具备可完成生命体征监测、紧急气道管理、穿刺输液和抗休克的基本抢救设备和药物。

3. 轻伤员接收区(green case casualty collecting point)　可设置在更远一些的地方,接收绿标轻伤员,具备吸氧、简单固定包扎的处理能力。

4. 急救车辆或转运直升机停放场地(ambulance parking point)　需要开阔地带,方便交通出入,司机必须随时待命,能够即刻出发。

5. 伤员登车或登机区域(ambulance loading point)　此为伤员转运后送地点,需要选择交通方便,地势平坦开阔的地点,由专人负责,起到重要的枢纽作用。

四、分级救治

灾难往往会造成大规模伤亡事件,分级救治是行之有效的救援组织方法,是灾难救援流程中重要的组成部分。分级救治亦称阶梯治疗,是指在成批伤病员发生和救治环境不稳定时,将伤病员救治活动分工、分阶段、连续组织实施的组织形式与保障原则。分级救治为三级模式,分为现场抢救、早期救治和专科治疗。

(一)一级救治(灾难现场的紧急救治)

一级救治指在伤员的负伤地点附近采取的最初临时性救护或者应急救治措施。在废墟上展开现场急救工作,目的在于使伤员脱离危险环境,并给予基本救治措施,抢救生命,阻止伤情恶化,以保证伤员得到进一步后送治疗的机会。现场救治注重时效性,包括灾民群众性自救、互救,以及第一时间赶到的外援医疗队的救援工作。发现幸存者后,首先要评估其伤势、营救困难程度、体力和精神状态,首先保护其生命安全,如清理呼吸道、维护气道通畅、结扎出血血管、压迫止血等;同时采取各种医疗支持手段进行救治,如补液、保暖、镇静、止痛等;注重心理安慰和疏导,尤其是儿童和幼儿,减少其恐惧、害怕等不良情绪,为营救争取时间。

(二)二级救治(前方医院的早期救治)

二级救治是指依赖距离废墟很近的前方医院,包括临时紧急建立的野战医院、移动医院、医疗站或当地医院,开展必要的紧急救命医疗措施,如手术或抗休克处理;明确伤情,给予全面而正确的诊断,使伤员得到正规救治,又称为优良救治。这一级的救治任务可与现场抢救相结合,部分重叠,可更快速地救治伤员。

(三)三级救治(后方医院的专科救治)

三级救治基于距离废墟较远的大型医院,开展早期和专科的救治,给予完善的确定性治疗。并针对伤员的康复与功能重建给予全面的指导意见,对于患者的整体医治和预后转归十分重要,医疗条件、医疗手段相对先进,医疗资源丰富,可给予伤员较好的治疗。

此外,医疗巡诊是分级救治的一种重要的补充形式。针对灾民众多、位置分散、交通不便的灾后状况,可以组织医疗巡诊小组,通过巡诊进行救援。灾后往往造成公共设施毁坏,如交通、通信、电力等大面积瘫痪,日常通信失灵,偏远地区的灾民尤其是老弱病残、孕妇无法转运,此时,医疗队员携带小型医疗设施和常用药品进入灾民居住区提供医疗帮助,具有重大意义。医疗巡诊需要的人力、物力不多,但却可以解决许多实际问题,同时巡诊团队还可以深入调查,发现很多潜在的实际问题,为指挥中心及时调整救援策略提供有用信息。另一方面,大灾之后易有大疫,现场医疗常识普及和环境卫生消毒也是巡诊小组必须肩负的责任和义务。巡诊过程中向灾民宣讲防灾减灾知识,三分在专业,七分在民众。动员群众进行消毒防疫,检测水源确保饮水、饮食卫生安全,协助防疫人员对居住环境进行消毒,切实地帮助灾民渡过难关。

五、 后送转运的实施

(一) 后送伤员的分类和标记

伤员准确分类是确保后送转运质量的基础,只有对伤员进行合理分类,才可能做到准确转运施救,按照病情的轻重缓急以及特殊性安排后送,充分地使用救援力量。一般而言,伤员可分为重伤员、中等损伤人员和轻伤员。重伤员意味着有生命危险或严重并发症,需要立即转运;中等损伤人员包括骨折、腹腔创伤、广泛软组织损伤等,一般无生命危险,可择期转运;轻伤主要是局部损伤,不影响活动能力,无生命危险。可以为伤员佩戴特制的腕带进行伤情标记,运用红色标记代表需要紧急处理的危重伤员,绿色代表可延后处理的轻伤员,并在标签上写明情况,例如"手术""后送"等,一目了然。我国军队使用特定颜色的布条制作成伤标,例如红色表示出血、白色表示骨折、黑色表示有传染性、蓝色表示放射性损伤、黄色表示中毒,均可提供很好的借鉴价值。

(二) 后送转运的顺序

首先转运危重的、有抢救希望的伤员,对于心跳、呼吸已经停止的伤员一般不再进行心肺复苏抢救。第一优先转运的伤员为胸部严重损伤、头颈部严重损伤、意识进行性转差、存在呼吸道梗阻风险、大出血,以及休克需要紧急抢救的伤员;第二优先的伤员包括休克状况改善趋于稳定、烧伤、腹部损伤、严重开放性骨折等;第三优先的伤员为脊柱损伤、眼睛、手部受伤、较大的骨折及肌肉软组织损伤等;最后转运那些生命体征稳定、轻伤、可以走动的伤员。

(三) 后送转运的工具选择

后送转运的工具根据现场的情况决定,如果是短途的、无公路地区,可选用担架运送。适用于灾难中心毁损严重的地带,方便各类伤员的运输,简单易操作,不受限于天气和自然条件的影响。但是一次只能搬运 1~2 个伤员、速度慢、耗费体力。目前,各种救护车辆、装甲车辆、特种车辆是后送转运的主要工具。具有机动性好、运送能力强、具备一定保障能力的优点。长途、短途都可采用,可避免大风、暴雨的干扰。但是,一般比较颠簸,依赖于路况好坏。直升机是较为先进的后送工具,具有速度快、机动性强的优点,但是受到天气、地形影响较大,转运容量不大,噪声大。火车和轮船适用于大量伤员的长途转运,一般后送到第三级的后方医院,需要救护车、担架等其他短途转运交通工具衔接。

(四) 后送伤员的医疗文书

伤员后送必须随身携带记录伤情的医疗文书,它是传递信息、实施连续救治的客观依据。一旦丢失,可能造成不可弥补的影响,甚至威胁到伤员的生命安全。伤情医疗文书有多种,包括伤票、伤情简要病历、后送文件袋等。伤票是伤员随身携带的卡片,可记载伤员的基本信息和受伤情况,包括部位、伤势、诊断等。伤情病历包括的内容会更详细一些,可反映出伤员的病情进展、所给予的医疗措施、还需关注的救治要点等。后送文件袋中可装入伤票、病历,还可能包括其他重要的文件,例如心电图、输血单等,必须保存完好、安全交接。

六、小　　结

　　救援流程的建立和完善不仅仅是理论问题,更多的是关系到社会-团体-个人的实践活动,牵涉到政府、社会、多个团体组织等各方面。不仅仅要依赖专业的救援队伍,还要在广大相关人员中进行普及,取得社会各界的认可和重视。救援工作的阶段流程体系的建立是一项必须长期坚持的大工程。还需要国家立法、政策准备及资源投入,在全国分区建立灾难医学救援网络:构筑以救援中心为主,多部门多层级医院紧密协作的救援网络,建立和完善区域性灾难医学救援体系;构建良好的培训-响应-部署机制和先进的组织模式管理,促成一体化救治体系。

第二节·救援的人道主义职责

一、国际人道主义行动的基本原则

　　国际人道主义行动即各国政府、国际组织、国际社会给予受灾国人道主义的、义务的、无条件的人力、物力和财力支持的活动。

　　当今世界各国间的经济、文化交往日益频繁,国与国之间相互依赖与日俱增。因此,国际人道主义救援行动更多体现在灾难救援中,是国与国关系的润滑剂,与国家利益、国民基本人权保障息息相关,对推动人类文明发展、维护世界和平有着十分重要的现实意义。

　　国际人道主义救援行动的主要协调和救援机构是:联合国、红十字国际委员会、非政府组织、政府间的双边直接援助。联合国是所有国家组织的最高形式,对灾难救援有总协调和某些特定的责任。所以,国际人道主义救援行动受到国际社会的高度关注,并遵循以下基本原则。

　　1. 人道主义原则　人道主义原则意味着人类应当在任何情况下都被人道地、富有同情心地对待。从法律方面,人道主义救援行动的唯一目标是防止及减轻民众的苦难。为了保证人道主义性质,国际组织或政府机构向灾民提供的救助必须保证遵守人道主义原则、公平原则及中立原则。人道主义原则构成了国际人道主义行动的道德基础。

　　2. 义务原则　联合国难民署牵头制定的《国内流离失所问题指导原则》,对当事国提供人道主义救助的义务、权利做出明确的规定,体现在第三项一般性原则:国家政府首先有义务和责任向在其管辖下的国内流离失所者提供保护和人道主义援助。

　　3. 无附加政治条件原则　中国援外八项原则提出:中国政府一贯根据平等互利的原则对外提供援助,从来不把援助看作单方面的赐予,而认为援助是相互的;中国政府对外援助的目的不是造成受援国对中国的依赖,而是帮助受援国逐步赶上自力更生、经济独立发展的道路。

　　4. 尊重当地习俗、传统　医务人员在参与灾难救援时,应时刻想到伤员的痛苦和安危,想到伤员的利益所需,不论伤员地位高低、权力大小、容貌美丑、关系亲疏、男女老少、经济状况好坏,是官员、知识分子,还是工人、农民,或是不同信仰、不同民族,都应一视同仁、平等对待。对任何伤员的正当愿望和合理要求都应予以尊重,在力所能及和条件允许的情况下,尽量给予满足。

二、 救援行动的核心价值、行动准则和人道主义原则

国际搜索与救援咨询团(International Search and Rescue Advisory Group, INSARAG)成立于 1991 年。该咨询团是一个联合国框架下的政府间人道主义救援机构,由灾难管理人员、政府官员、非政府组织(NGO)和城市搜索与救援(USAR)队员组成,在发生自然或人为灾难时,通过既有的国际协调网络,有效地提供人道主义援助服务以挽救生命。2002 年 12 月在联合国大会的 57/150 号决议中正式通过并发表了 INSARAG 指南。该指南作为国际搜索与救援行动的纲领性文件,全面论述了国际搜索与救援反应系统的框架,指导国际搜索队伍开展能力建设,以促进救援行动的有效开展。

该指南明确了搜索与救援行动的核心价值、行动准则和人道主义原则。

遵守通用标准和方法。INSARAG 成员承诺遵守 INSARAG 的指南和方法体系,这是全球认可并独立论证的基于专业知识和长期经验的最低救援行动标准和流程。INSARAG 组织通过分享和持续的演习,不断改进这些标准和流程。

1. 包容性 INSARAG 将政府、政府组织、非政府组织和灾难与响应专业人员聚集在一起。INSARAG 特别鼓励灾难多发国和任何具备 USAR 响应能力的国家或机构加入这一组织。INSARAG 强调在受灾国拯救时具有性别意识和性别考虑的重要性。

2. 专业性 INSARAG 提升 USAR 队伍和利益相关方之间的责任、道德和专业标准。

3. 尊重多样性 INSARAG 承认和尊重 USAR 队伍为了共同的目标而采用不同的操作程序,同时推介经 INSARAG 组织同意的原则和最低标准。

4. 文化敏感性 INSARAG 鼓励国际 USAR 队伍要意识到文化差异并予尊重,以便国际 USAR 队伍能够更有效地与国内外同行合作。

5. 需求驱动 只有当建筑物倒塌情况的影响超出受灾国处置能力,且该国政府同意接受,国际 USAR 队伍才开始动员和部署。此外,所提供国际援助的种类是依据受灾国的需要,而不是依据可动用的资源给予其援助。

6. 协调 INSARAG 推动由联合国人道主义事务协调办公室(United Nations Office for the Coordination of Humanitarian Affairs, OCHA)管理和倡议的国际认同的协调架构,鼓励在准备阶段和能力建设等具体活动中开展协调合作,并在整个行动过程中协助各国协调应急响应。

INSARAG 的运作遵循人道主义原则,这构成了人道主义行动的核心。

三、 灾难医学救援的人道主义职责与任务

根据国际人道主义行动的基本原则和救援行动的核心价值、行动准则,充分发挥医学多种学科的协作作用,对灾难引起的健康问题进行预防、快速反应和康复。其主要职责任务包括:灾难现场伤员救治、为灾区提供紧急医疗救助、灾区卫生防疫、灾后心理危机干预、评估事件原因和后果、灾后医院重建与医疗培训等 6 个方面。

1. 灾难现场伤员救治　就地、就近、安全、高效地对幸存者开展现场医学救治、按照国际公认的 4 个等级(轻伤、中度伤、重伤与死亡)进行检伤分类。灾难现场紧急医学救治是灾难医学的首要任务,也是降低死亡率、残疾率的关键。

2. 紧急医学救援　大规模灾难事件发生后,往往会超出当地医疗资源的保障极限。因此,根据实际需求,按照政府的统一部署和要求,启动国家级协调机制或区域级现场协调机制,有计划、分批次向灾区派驻紧急医疗救援队伍,实施紧急医疗救援行动,最大限度地减少人员伤亡、降低残疾率。

3. 灾区卫生防疫　灾区卫生防疫包括:预防传染病、控制传染源、阻断传播途径、保护易感人群、移走污染源、消毒杀菌、隔离和治疗感染者、控制媒介传播、强调个人卫生、开展药物预防等。

4. 心理危机干预　经历严重创伤后,70%的人自行消化,30%的人可能出现各种心理创伤问题,甚至发展成心理障碍。最常见的有:创伤后应激障碍(PTSD)、适应障碍、焦虑障碍、抑郁障碍、自杀、酒精及药物滥用、躯体形式障碍、创伤后人格改变等。对其进行早期心理干预和健康需求评估是灾难医学救援的重要任务之一。重点是实现危机干预的近(早)期目标:防止灾难事件后的过激行为,如自杀、自伤或攻击行为等;促进灾难亲历者之间的交流与沟通,鼓励当事人充分表达自己的思想和情绪,帮助其做出正确的自我评价;提供灾难亲历者接受适当医疗帮助,处理昏厥、情绪休克或激惹状态。

5. 评估事件原因和后果

(1)灾难医学救援人员应对灾难现场危险因素对人体、动植物和环境造成的现实的潜在危害有清醒的认识,迅速采取封闭、隔离、清洗、消毒等措施,标明危险区域和潜在危险区域,消除危害后果,防止次生或衍生伤害。

(2)灾难医学救援行动后,应及时查明人员伤亡情况,评估灾难事件危害范围和危险程度,总结经验与教训。为今后类似灾难医学救援行动提供可以借鉴的理论、技术与方法,也可以为灾区恢复重建工作提供重要依据。

6. 灾区医院重建和医疗培训　灾难发生后,加速灾区医疗卫生机构的恢复重建,尽快使灾区医疗卫生秩序恢复常态,直接关系到社会稳定和发展的大局。灾区医院重建及医疗卫生秩序恢复过程中应注意把握好以下事项。

(1)恢复重建工作的基本原则。坚持"以人为本、尊重自然、统筹兼顾、科学布局、协作共建、分步实施"的原则。面对地质灾难的潜在危险,坚持防御与避让相结合,降低社区的脆弱性,提高对未来灾难预防和紧急救援的能力。

(2)确定恢复重建目标。恢复重建目标的确定既要考虑恢复灾前医疗卫生水平,又要统筹考虑为灾后医疗卫生发展布局创造机遇。

(3)制定恢复方针与规划。加快灾区卫生系统在建和待建项目的规划设计,安排恢复的优先秩序,协调不同的部门机构,分配恢复所必需的资源,制定补偿政策和激励机制。

(4)实施恢复重建措施。

1)加强建筑施工监管。加快项目审批和建设资金筹措力度;加强建筑施工质量和施工进度的监督与管理。

2）整合各种资源，稳定医疗秩序，消除灾难事件的消极影响，并开展早期心理干预，消除灾难事件给灾区群众造成的负面心理影响。

（5）抓紧后期筹划，培训充实医疗队伍。积极联系城市各类医院进行对口帮扶，开展医疗卫生方面的专业培训，注重解决好社区和乡镇卫生院医务人员欠缺问题，制订鼓励政策，激励医药专业的毕业生和相关人才到社区与乡镇卫生院工作。

第三节 · 灾难现场的"优先原则"

一、灾难现场救援的特点

（一）灾难现场的特点

灾难具有形式多样性、发生突然性、危害严重性和处置任务的艰巨性等一系列特点，因此，开展灾难现场救援需要考虑的因素常有以下几点。

1. 环境卫生需要快速评估　快速掌握受灾地区环境卫生状况，评估其环境卫生风险，提出可操作的具体风险管理措施和建议，为救灾行政决策提供卫生技术支撑。

2. 临时生活饮用水及供水卫生需要保障　自然灾难造成的饮水卫生问题主要表现在致病微生物污染、水质感官性状恶化和有毒化学物质污染三个方面。

3. 临时生活垃圾收集与处理装置需要建立　清理灾区环境，确保干净整洁；组织修缮受损的垃圾收集装置和转运车辆，确保垃圾及时清运；科学开展环境消杀，确保灾后无疫。

4. 临时安置点卫生需要关注　居住环境遭到严重破坏的受灾群众需要快速安置，这对于迅速治疗救护、避免继发危害和恢复重建具有十分重要的意义。

（二）现场救援的原则

1. 人道主义救援　尊重生命，救人是第一位的。灾难救援应以抢救生命为首要与核心任务。包括：①人道主义需求优先；②援助不分种族、信仰或国籍，且无任何附带条件，援助仅凭需求优先；③援助不以特定政治或宗教观点为目的；④努力避免成为政府外交政策工具；⑤尊重文化与习俗；⑥努力以当地之力形成灾难响应能力；⑦设法使项目受益者参与援助的管理；⑧需尽力增强未来的抗灾能力以及满足基本需求；⑨对救援者和待援者双方负责；⑩在情报、宣传和广告活动中需尊重受灾者的尊严。

2. 快速反应　快速反应是灾难救援工作的出发点和归宿。灾难发生后应立即开始救援行动，及时、迅速是救援的基本原则，是达到最佳救治效果的保障性原则和工作方式。

3. 安全救援　任何灾难的救援工作都要保证救援者的安全，包括救援队伍整体安全、设备安全、器械安全等，尽量做到既实现救援目的，又不牺牲人员。在救援中正确的决策可以避免集体伤亡，保证救援力量能争取更大的抢救效果。

4. 自救互救与专业救援　大灾造成灾区自身的救援体系破坏甚至摧毁。特别是大型灾难时，灾区社会基础设施如道路、房屋、能源、通信设施等全被摧毁。外界的救援力量难以迅速进入；故灾后最初期的救援应鼓励灾区内自救互救。当然外部专业救援队伍必须想方设法尽快抵达灾区。

5. **区域救援**　灾难的发生具有地域特点,建设区域灾难救援体系非常重要。跨区域救援存在时效、人流、物流等多方面问题,中小型灾难发生区域救援力量能够良好运行时,救援应以灾区当地救援体系为主。如当地救援体系破坏,不能完成救援任务时,应立即启动外部救援力量。

6. **科学救援**　救援是专业技术,非鲁莽举动,要遵守科学原则。人为灾难的救援更需要专业救援力量和专业技术。在救援现场,首先要评估环境安全。评估次生灾难发生可能性,管控"危险源"和危险区域等。确定搜索路线与方法,对救援现场进行支撑加固,创造安全通道。充分分析搜救人员的安全、搜救难度、花费时间、幸运者生存可能。

7. **检伤分类与分级救治**　检伤分类与分级救治原则是指在批量伤员发生且救治环境不稳定时,将伤病员救治活动分工、分阶段、连续组织实施的组织形式与保障原则。通常分为三级救治体系。

8. **灾难准备**　灾后快速有效的救援行动以平时的充分准备和训练为基础。灾前贮备重于灾后行动。应更重视灾前准备,如救援预案的制订、救援队伍的训练、救援物资的储备、群众防灾知识的普及和演练等。

二、 现场救援的"优先原则"

(一)"优先原则"的意义和必要性

在我国,党和政府、各级应急指挥部门反复提出,要不惜一切代价开展应急救援、保护人民生命安全。这并不意味着可以忽视效率,而是针对有限的时间、艰难的情境下,最大限度实现救援效率提出的更高要求。

所谓"优先原则",它既是安全救援原则的延伸,又基于检伤分类与分级救治原则,更须遵循科学救援原则。在突发的灾难事故现场,医疗救援力量往往是有限的,尤其在事发初期,急救医疗资源可能十分匮乏,因此,必须将有限的急救资源用在刀刃上。灾区早期救援资源与需求严重不匹配,主要见于以下 2 个方面:①医疗资源相对于伤病员的需求不足;②危及生命或肢体的严重创伤需紧急救治,不允许长时间转运到大型医疗中心或创伤中心,只能就近在黄金时间内给予紧急救治。遵循"优先原则",合理利用有限资源,可及时救治危重者,提高救治效果,降低死亡率。

(二)"优先原则"的实施

1. **检伤分类**　面对伤员数量超过了救治能力或医疗资源时(救援人员数量、仪器、药品和血液等),救治的前提是迅速开展检伤分类。

救援人员按照国际统一标准对伤病员进行检伤分类,并用红、黄、绿、黑 4 种颜色标识轻、重、危重伤病员和死亡人员。灾区现场救援要求坚持救援现场的一般救治顺序,分为第一优先、第二优先、延迟处理、最后处理。

(1)红色代表第一优先:危重伤,即非常严重的创伤,但如果及时治疗就有生存机会。

(2)黄色代表第二优先:重伤,即有重大创伤,但仍然可以短暂等候而不会危及生命或导致机体残疾。

(3)绿色代表第三优先:轻伤,即可以自行走动,没有严重创伤,可以在现场完成治疗后送往医院。

（4）黑色意味死亡：即心脏停止跳动且没有呼吸。对于无生命危险的轻伤员延迟处理，最后处理死亡遗体。

2. 评估　实施简单分类、快速救治（simple triage and rapid treatment, START）。首先集中引导可以行走的伤员、标为绿色卡片（轻微伤），指挥他们到安全的区域；接下来检查 PRM。

（1）"P"代表呼吸，如果没有呼吸，需要开放气道，仍没有呼吸的挂黑色检伤卡，恢复呼吸的挂红色检伤卡（即需立即治疗），有呼吸的，大于 30 次/分，挂红色检伤卡，同样需要立即治疗；小于 30 次/分，检查 R（外周循环）。

（2）"R"代表外周循环，毛细血管再充盈时间＞2 秒，需立即治疗，挂红色检伤卡；摸不到桡动脉，挂红色检伤卡，需立即治疗；毛细血管再充盈时间＜2 秒，检查 M（意识状态）。

（3）"M"代表意识状态，能遵从简单指令，挂黄色检伤卡，可延迟治疗；如果不能的话，挂红色检伤卡，需立即治疗。

3. 处置方式

（1）弃"少"保"多"：将最好的医疗资源用于最大量的患者。坚持群体救治的高效性，以有限的人力、物力资源服务于最大多数的伤员，以尽可能多地救治伤员为目标，不宜在灾区现场采取不恰当的措施治疗少数伤员，而影响多数伤员的及时救治。

（2）弃"伤"保"命"：创造条件因地制宜，既不能因强调治疗而延误伤病员向后方综合性救治机构转运，也不能盲目后送而不采取必要的治疗措施，造成伤病员在后送途中伤病情恶化。尤其对危及生命或肢体的严重创伤需紧急救治，不允许长时间转运到大型医疗中心或创伤中心，需在黄金时间内尽可能给予紧急处置。

（3）弃"轻"保"重"：将最好的医疗资源用于最严重的伤员。把重伤员筛查出来，争取宝贵的时机，在第一时间拯救，从而避免重伤员因得不到及时救治而死于现场。轻伤员由于身体重要部位和脏器未受损伤，没有生命危险，可以在现场轮候，等待稍后的延期医疗处理。

（4）分级救治，有所为有所不为：灾区内医疗单位具体承担哪一级救治任务，须根据医疗单位受灾情况、单位时间内的伤员流量、救治技术和条件、与下一级医疗单位间交通状况及转运条件等确定，原则上应主要承担紧急和早期救治任务，特殊情况可兼顾紧急和早期救治、专科救治。

1）一级救治（现场急救）：主要是紧急处理危及生命的损伤和预防严重并发症发生，维持机体生命功能，保证伤员能安全后送转运。技术范围包括通气、止血、包扎、固定搬运、基础生命支持（如抗休克）等内容。

2）二级救治（灾区附近医院的早期治疗）：担任紧急救治和早期救治任务，主要是处理危及伤员生命的损伤和并发症，防止并发症发生。其技术范围主要是 3～6 小时内实施紧急手术，如截肢术、大血管修补、吻合或结扎术，对开放性气胸行伤口封闭及闭式引流术，张力性气胸行闭式引流术，实施剖胸、剖腹腹腔探查止血术，开颅减压术，或进行较完善的清创术等。二级救治需做好以下 2 点。①伤员分拣：灾区附近城市的医院是伤员救治的关键环节，因为大量伤员很快集中于此，特别是重伤员多，需要手术治疗的伤员多，良好的救治组织中最重要的一项是分拣工作,对中、重度伤员应合理安排手术顺序,确定治疗方案,及时实施早期治疗和专科治疗。②伤员分配:灾难发生时多数伤员被送到最近的医院,这样容易造成一个医院不仅接收最多的伤员,同时也接收最重的伤员,而到达其他医院的伤员则较少,导致资源的浪费,因此,应合理分配伤员到不同的医院。

3)三级救治(后方医院的专科治疗):主要进行专科治疗和确定性手术,对伤后并发症进行综合性治疗,并开展康复治疗。远离灾区的后方医院主要接受治疗时间较长的中、重度伤员。由于环境条件好,技术水平高,资源充足,因此,在伤员治疗上无更多特殊之处;但应及时空出床位,调整医疗力量,做好伤员入院的分类和治疗顺序、方案的制订,及时进行专科手术和综合治疗,并及时开展康复治疗。

值得关注的是,分级救治的根本是保障救治效果最大化,降低致残致死率。涉及能否转运以及转运方式的决策,应根据病情、到医疗单位的距离、现场情况、交通条件和气候等综合决定。同时还需特别注意转运禁忌证:①休克未纠正,血流动力学不稳定者;②颅脑伤疑有颅内高压,有可能发生脑疝者;③颈髓损伤有呼吸功能障碍者;④胸、腹部术后伤情不稳定,随时有生命危险者;⑤转运人员和设备缺乏与批量转运患者相应的急救能力、应变能力及处理能力等情况。

(刘　辉　周飞虎　贾群林　陈　莉　张　泓)

参考文献

[1] 王婉婷,晏会,董潇杨,等.中国国际应急医疗队(四川)参与联合国人道主义救援框架下全球应急演练的实践[J].中华灾害救援医学,2022,10(4):223-227.

[2] 王一镗.中华医学百科全书[M].北京:中国协和医科大学出版社,2017.

[3] 王一镗.灾难医学[M].北京:人民卫生出版社,2014.

[4] 罗飞,王序全,周强,等.汶川大地震中伤员阶梯救治原则探讨[J].中华创伤杂志,2008,24(8):583-586.

[5] 张连阳,王正国.灾难时批量伤员救治的损害控制策略[J].中国急救复苏与灾害医学杂志,2010,5(6):485-487.

[6] Kocak H, Kinik K, Caliskan C, et al. The science of disaster medicine: from response to risk reduction [J]. Medeni Med J, 2021,36(4):333-342.

[7] Chen X, Lu L, Shi J, et al. Application and prospect of a mobile hospital in disaster response [J]. Disaster Med Public Health Prep, 2020,14(3):377-383.

[8] Emami M J, Tavakoli A R, Alemzadeh H, et al. Strategies in evaluation and management of Bam earthquake victims [J]. Prehosp Disaster Med, 2005,20(5):327-330.

第七章·灾难医学救援的技术与策略

第一节·自然灾难

随着人类社会的发展,人类活动范围不断扩大,对自然界的改造也愈加多样化,从而产生了由人类活动引发的自然灾难(如水库诱发地震)。自然灾难的发生和发展往往超出人力所能控制的范围,其影响规模往往难以估量,对人类社会所造成的危害往往是触目惊心的,给生命财产造成的损失往往也是毁灭性的。

一、 自然灾难的致伤特点

1. 地震灾难致伤特点 地震导致的伤情常常复杂、严重且多样化,伤情的特点常与地震发生的环境条件、季节、时间等有密切的关系,具有明显的地域性差异,伤员的伤情与地震的烈度呈明显相关,伤害的严重程度则取决于伤员受到砸、压等外部作用力的大小及作用部位。由于地震环境的特殊性,地震有其不同于其他地质灾难的特点。

(1)地震发生后数十秒至数分钟内多为各种类型的创伤,其中骨折占第一位,软组织损伤占第二位。同时地震现场的伤员因为震后身体或口鼻被埋压,或是暴露于有毒气体环境均可造成窒息死亡。

(2)由于地震现场大量伤员同时需要救治,伤情复杂多变,现场混乱,工作条件艰苦,从而会在等待救援或转运过程中可能发生二次伤害。地震环境下,伤者长时间遭受重物挤压损伤后,受挤压部位的变化大体经历三个阶段:第一阶段主要为损伤所致的出血、疼痛、麻木、肿胀;第二阶段主要为神经、血管功能障碍;第三阶段为肌肉进行性坏死,可出现筋膜间隙综合征和横纹肌溶解,最终死亡。挤压综合征是指在人体肌肉丰富的部位受到打击、挤压等钝性外力作用下,软组织严重受损造成的一系列局部和全身症候群。主要表现为损伤局部组织广泛挫伤、出血、肿胀;局部感觉障碍及急性肾功能衰竭的相关症状和体征。挤压综合征是地震伤员最主要的死亡原因之一,可以引发多种严重的并发症,如急性肾损伤、急性呼吸窘迫综合征、弥漫性血管内凝血、出血、低血容量休克、心功能衰竭、心律失常、电解质平衡紊乱和心理创伤等。

(3)地震后幸存者在经历了强烈的惊吓和悲恸之后,被困于废墟之中的狭窄空间内等待救援,需要独自面对黑暗、恐惧、饥饿、周围生命逐渐消逝等一系列负面生活事件,对心理造成极大的负荷,被长时间埋压的幸存者在未来生活中更容易出现幽闭综合征。

2. 海啸灾难致伤特点　　海啸具有极大的破坏力且极具灾难性,海啸灾难一方面会对人和生物的生命造成威胁,另一方面使海洋生态圈也遭到毁坏。海啸灾难的伤病特点主要是即时损伤和继发疾病。

(1)当海啸来临的瞬间,会导致淹溺和全身多系统的损伤。在被巨浪吞没的瞬间,常会产生淹溺、窒息,甚至在淹溺、窒息的同时被其他杂物撞伤进而加速死亡。生存者往往会存在海水浸泡伤和缺氧性的脑病。在逃生过程中常会导致全身或多系统的损伤,比如被水中的杂物砸伤,甚至造成全身各部位骨折、颅内损伤等严重损伤。

(2)海啸灾难之后,有许多人和牲畜的尸体,如果不及时对尸体处理,加上高温天气以及水体的污染,容易引发各种瘟疫的暴发,比如常见的有细菌性痢疾、霍乱等。灾后易产生心理或精神创伤,比如创伤后应激障碍、恐惧症等。所以,在救援中不仅要注意身体健康,也要关注心理或精神的健康。

3. 洪水灾难致伤特点

(1)洪灾现场发生的危害多为淹溺,多指人淹没于某种液体(多指水)中,由于呼吸道被外物堵塞或喉咙发生反射性痉挛而造成的窒息和缺氧,以及液体进入肺部以后造成呼吸、循环系统及电解质紊乱,发生呼吸、心跳停止而死亡,其中窒息的分类包括创伤性窒息、中毒性窒息、病理性窒息。在发生洪灾时,洪水中可夹带树木、石块等坚硬物体,速度快、能量大,易导致创伤的发生。与此同时,因洪水可造成电力设施的损坏,也存在引起电击伤的可能。

(2)在等待救援的过程中,由于交通设施的损坏,影响了救援的进展,可因创伤未有效控制继发感染、休克或发生多器官功能衰竭。同时,洪涝灾难期间,食品污染的途径和来源非常广泛,常可导致较大范围的食物中毒事件和食源性疾病的暴发。

(3)灾难后期由于洪水退去后残留的积水坑洼增多,且人群聚居地各种粪便、垃圾无法及时清运,蚊蝇媒传染病及鼠源性疾病极易发生,常易发生急性血吸虫病、疟疾、眼结膜炎和皮肤病。同时由于居住环境恶劣,年老体弱、儿童及慢性病患者更易患病。

4. 台风灾难致伤特点

(1)在早期,台风灾难常会造成碰撞伤、跌伤和压伤,还有接近50%以上的受害者会造成骨折,在灾难发生后,会出现伤口感染和创伤应激障碍等。

(2)由于台风使各种树木、房屋、建筑物倒塌,人和牲畜被狂风卷起,广告牌、电缆被刮跑,因此,砸伤等机械性损伤多发。砸伤常见的有躯干骨折、软组织挫伤、颅脑外伤等,严重者常会有出血症状。受难者多表现为无意识、呼吸心跳骤停、无体表大量出血等。

(3)台风发生前会有频繁降雨,当地面水分趋于饱和,四通八达的沟壑累积成巨大洪流,冲刮着山体,会发生严重的泥石流或者山体大滑坡,则会使受难者掩埋于泥浆中,生命受到严重威胁,引起不同程度的窒息。

(4)在台风发生后,各种建筑物和房屋的倒塌会使受难者的肌肉遭受不同程度的挤压,严重者极易出现挤压综合征。一般来说,受挤压的时间越长,受压部位越广,则越为严重,也极易发生急性肾功能的衰竭。如果出现局部肿胀,有效循环量不足,则会发生严重休克。

二、自然灾难避险措施和救援策略

自然灾难发生时切忌惊慌,要沉着冷静,远离危险区,设法清除压在身上的物体,保证有效的通信手段,保护自己的生存空间。如果不幸被废墟埋压,无法脱险时,要保存体力,尽力寻找水和食物,创造生存条件,树立信心,耐心等待救援。用石块或铁器等敲击物体与外界联系,不要大声呼救,注意保存体力。在获救后,如果条件许可,积极加入灾后互救的队伍。

面对自然灾难,我们需要提前做好准备,包括加强防灾宣传教育、建立健全的灾难医学救援体系、储备必要的医疗物资和设备、培训医护人员应对紧急情况等。在灾难发生后,需要及时开展伤员救治和伤病员转移工作,防止疾病传播和次生灾难发生,同时对灾后心理干预和重建工作进行有效的组织和实施,以最大程度地减少灾难对人民生命财产的损失。

(一)地质类灾难避险措施和救援策略

1. 地震

(1)在发生地震时,切忌惊慌,要沉着冷静,根据所处的环境迅速做出保障安全的抉择。在工作场所活动时,应迅速选择坚固物品下面躲避,特别在高楼和人员密集场所中,就地躲避最现实。在避险过程中,除了一般的避险措施外,尤其注意保护头部,避开危险的物体,徒步避难,携带品控制在最少程度。

(2)地震发生后伤员量大、伤员集中,伤情复杂、严重,地震灾难伤员的现场急救是震区整个抢救工作的重要环节,也是人员脱险、伤员获救的基本保证,同时也是将伤者分级安全转移到后方医院进行进一步救治的基础。救治原则依然按照"先抢后救、抢中有救,先救命后治伤、先重伤后轻伤"的原则进行,主要包括自救和互救、组建专业救援队、合理的现场心理援助等,争取在"黄金72小时"内救治更多的伤员,确保震后72小时紧急医学救援全覆盖。紧急救援工作需要构建三级救治体系,其中二级救治是关键环节,包括检伤分类、气道控制、胸腔闭式引流、脊柱骨折妥善固定等。

由于地震灾区现场救援的条件、场地及抢救人员的数量、装备有限,必须把伤员尽快转运到其他地方,但要严格掌握后送指征,后送医疗队要严格把关,不符合条件者不后送。

剧烈的地震常常造成灾区生态环境的极大破坏、基础设施的严重损坏,使灾区产生了很多致病污染源。同时受灾人群经历了地震逃生的惊吓和恐慌,身心疲惫,抵抗力大幅下降,导致传染病发生的潜在因素大大增加,也可能由此导致死亡人数增加。因此,在震后救灾工作中,认真搞好卫生防疫非常重要。同时,灾后卫生应急救援体系的建立将是灾区长期的工作。

2. 海啸

(1)海啸灾难呈伤员多,任务重,卫生防疫难度大的特点,因此,在接到海啸的预警通报后,应组织群众立即远离海岸并向地势高处避难,同时告知群众及时切断全部电源和燃气。如果灾难已发生,相关部门应及时申请建立方舱医院并展开医疗救援。

(2)若不幸落水,需要尽力抓住漂浮物,避免与其他硬物碰撞,尽量保持浮在水面,不要挣扎,尽可能地向其他落水者靠拢,相互鼓励,等待救援。落水者被救后应及时去除其鼻腔和口腔的吸入物,如果发生呼吸、心跳停止,需立即进行口对口的人工呼吸救助及必要的胸外按压。

(3)在转运时,注意保持卫生,及时对尸体或者腐烂物进行消毒,以免孳生大量蚊虫导致瘟疫的流行。在灾区对伤员运用检伤分类的方式筛选危重伤员,快速处置并转运,这样也有效利用有限的医疗资源。

(4)海啸灾难后,应通过各种途径把握受灾的情况,并和当地气象部门保持紧密联系,各地方力量应集结,包括但不限于消防队,车辆装备和社会力量。报请政府集结卫生部门、供电供水供气部门、公安部门等各方力量,并启动应急预案,必要时请求武装部队的支援。

(二)气候、气象类灾难避险措施和救援策略

气候、气象类灾难避险原则主要是就地原则,收到气象部门发布的灾难预报,要及时尽快到安全的室内进行躲避,如果在室外,则要掌握正确的防灾避难方法。气象类灾难防御实施统一规划、突出重点、分步实施、整体推进的基本原则,按轻重缓急推进区域性防御。避险原则包括镇静原则、求助原则;救治原则首先要遵循安全转移的原则,根据伤情对伤病员进行分类抢救,注意遵循先重后轻、先急后缓、先近后远的原则,对于呼吸困难、窒息或心跳骤停的伤病员,必须秉承原地抢救的原则,待病情稳定后再进行转运。灾难后期对于饮用水、食品卫生、环境卫生均要加强管理,避免灾后肠道传染病、人畜共患病和自然疫源性疾病的流行。气候、气象类灾难现场救治策略是组织有序撤离,自救互救,减少伤亡,加强疫情监测与报告,检查饮食卫生,大力消灭传染病的传播媒介,改善生活条件,及时检查损伤情况,防休克,防感染,防窒息。

1. 洪灾

(1)遇到洪灾时,不要惊慌失措,保持镇静,设法维持现场秩序。在转移时,切不可心存侥幸或贪恋财物而耽误避灾时机,造成不应有的人员伤亡。被洪水围困,可利用通信工具寻求救援;无通信条件的,可制造烟火或来回挥动颜色鲜艳的衣物或集体同时呼救。同时,要寻找体积较大的漂浮物等,主动采取自救措施。当住宅遭受洪水淹没或围困时,应迅速安排家人向屋顶转移,并想办法发出呼救信号,条件允许时,可利用竹木等漂浮物转移到安全的地方。

(2)对因呛水或泥石流、房屋倒塌等导致的受伤人员,应立即清除其口、鼻腔内的泥土及痰、血等;对昏迷伤员应将其平卧,在保护颈椎的基础上,将头偏向一侧,尽量保持呼吸道畅通,必要时对溺水者进行心肺复苏术。如有外伤应采取止血、包扎、固定等方法处理,然后转运医院急救。

(3)洪灾地区的生态环境和生活条件受到极大破坏,卫生基础设施损坏,饮用水源可能受污染,是导致肠道传染病发生的潜在因素。因此,首先要预防肠道传染病,同时,水淹食物后,食物容易发生霉变、腐败变质,存在发生食物中毒等食源性疾病的危险。此外,鼠类大量迁徙,病媒生物大量孳生、繁衍,人与蚊、鼠等病媒生物接触感染的机会增加。因此,人畜共患病和自然疫源性疾病也易发生。灾难期间还易发生流脑、麻疹、流感等呼吸道传染病和湿疹、皮肤真菌感染等皮肤病及红眼病。

2. 台风

（1）台风的破坏力巨大，因此作为政府部门，应该加强台风的监测与预报，提高台风预报的准确性和及时性。

（2）台风来临时居民应避免出门，家中备好食物、水、移动电源、手电筒等基本物资，保障基本生活，同时要切断电源，检查电路和煤气设施的安全。渔民们需要及时回港避风，若不能及时回港及时发出求救信号，等待救援。

（3）在转运时，应及时开通救治通道，及时输送伤员，立即落实应急保障队伍和车辆，随时抢险，全力救援。

（4）台风灾难后，由于水和食物受到严重的污染，加上酷热的天气，要及时检查和控制食物卫生，避免食源性疾病的流行和暴发。其次，必须大力开展防灾害教育，增加防灾教育的宣传，提升群众的防灾意识。最后，要立即组织群众尽快恢复生产，把群众的损害降到最低。

第二节·事故灾难

事故灾难是具有灾难性后果的事故，具有突发性、群体性、影响面广、救援难度大的特点。随着工业化发展，事故灾难时有发生，仅 2013 年以来，就连续发生"6·3 宝源丰火灾事故"、"11·22 原油泄漏爆炸事故"、"8·2 工厂粉尘爆炸事故"等，对城市安全、社会稳定、经济发展、人民生活产生重大影响。为减少事故灾难引起的人员伤亡和经济损失，对事故发生的风险识别与发生后的现场救援同样重要。

一、 事故灾难的致伤特点

医学救援是事故灾难全生命周期应对中的重要一环，医疗人员需要了解导致事故灾难的风险类型（表 7-1），以便更好地掌握伤情特点。例如，按照伤亡事故类型（GB6441-86《企业职工伤亡事故分类标准》），生产安全事故风险可分为以下 20 类：物体打击、车辆伤害、机械伤害、起重伤害、触电、淹溺、灼烫、火灾、高处坠落、坍塌、冒顶片帮、透水、放炮、火药爆炸、瓦斯爆炸、锅炉爆炸、容器爆炸、其他爆炸、中毒和窒息、其他伤害。

尽管在不同风险类型对应着不同的事故灾难，也对应着不同类型的创伤。但总体而言，事故灾难的创伤与常见的外伤有所不同，多为多种致伤因素导致的群体伤、复合伤、多发伤，致伤机制复杂，需要多学科合作救治。比如天津港"8·12 危化品爆炸事故"，某医院统计其收治的 75 名伤者大多为多发伤，具有爆炸冲击伤、烧伤、化学中毒症状。而瓦斯爆炸伤是矿山最严重、破坏性最强的群体伤亡事故，常由两种以上致伤因素作用于人体引起多个部位和脏器的损伤，除了瓦斯爆炸产生的直接冲击伤，还多伴有继发性打击伤、创伤失血性休克、高温灼伤、一氧化碳中毒等，导致伤口污染严重、伤势加剧。

表 7-1　不同场所公共安全风险类型一览

事故场所	风险源	风险类型
危险化学品企业	危险化工工艺、危险化学品、储存烟花爆竹的仓库	火灾、其他爆炸
	涉及剧毒化学品的场所、设施	中毒和窒息
人员密集场所（商业零售、餐饮、体育运动场馆、文化娱乐场所）	大客流	拥挤踩踏
建筑施工企业建设项目（含轨道交通、市政工程、道路建设及养护）	深基坑工程、拆除作业、暗挖工程、模板工程及支撑体系、起重吊装及起重机械安装拆卸工程	坍塌、高处坠落、火灾、机械伤害、物体打击、坍塌、起重伤害
工业企业	存在粉尘的作业场所	其他爆炸
电力企业	燃料、液氨、制氢系统，架空线、地下电缆、变电站	火灾、其他爆炸、中毒和窒息、其他伤害（大面积停电）
轨道交通运营行业	大客流车站	拥挤踩踏
公园、风景名胜区	大型活动、人行玻璃悬索桥、人行玻璃栈道	拥挤踩踏、高处坠落
燃气行业	储罐、瓶库、气瓶车、调压站	火灾、其他爆炸、其他伤害（运营中断）
非煤矿山及尾矿库	水文地质条件复杂的矿井、边坡、排土场、炸药、起爆器材储存场所	透水、坍塌、火药爆炸、火灾

二、事故灾难的救援策略和技术

针对事故灾难的可能性与后果进行系统识别和科学分析，明确责任主体与防控对策，采取综合应对措施的全周期动态管理活动是实现防灾减灾目标的最好措施。

（一）事故灾难的救援策略

事故灾难发生后，现场救援是在指挥部统一领导下的多个行业、专业的联合救援。国家级卫生应急救援队伍分为传染病控制、医疗救援、中毒处置和核放射处置四大类，根据事故灾难性质派出专业医疗救援队伍，围绕专业防护、现场救治、重症抢救、卫生防疫等中心任务开展救援。而部署和实施科学有效的医学救援，其前提是严格遵循双安全原则，即保护自身和被救援人员的安全，避免在启动救援后发生二次损伤。现按照事故发生前后的时间轴，梳理医学救援策略如下。

1. 提前准备应急预案，医疗力量培训演练及物资储备常态化　事故灾难种类繁多、致伤因素差别大，导致伤情也有较大区别，救援难点在于尽早甄别掩盖在突发事件情形下的潜在危险。例如，在液化天然气罐车爆炸事故中，沸腾液体膨胀蒸汽爆炸产生的抛射物是主要危害，它们可以抛射到距离爆炸油罐 100 m 左右，此时的应急医学救援者应与被火焰吞没的油罐有一定的安全距离。因此，医疗机构应针对不同的事故灾难，完善应急医学救援预案，成立编组灵活、人员充足的医护队伍并定期组织演练是在紧急情况发生时的有力保障。同时,在平时有计划地对医学救援设备包括急救设备、化验检查设备以及通信、数据传输、图像传输等信息网络系统定期维护保养,规范储存、发放和使用的管理制度,始终保持较高的设备完好率。2004年2月15日吉林某商厦发生火灾造成54人死亡,调查发现该商厦虽然拥有灭火和紧急疏散的应急预案,但是缺少对从业人员的培训教育及应急疏散演练。所以,强化防灾意识并落实在平时工作中,保持预案完善、人员在位、专业齐全、设备良好,保证随时能拉动的机动能力和应急状态。

2. 动态掌握现场情况,快速研判事故原因及伤情特点 事故灾难发生后,事故性质、现场危险因素及伤员情况对医学救援的决策尤为重要。紧急指挥部在调动医疗队伍时,除了考虑路途远近、力量大小等因素,更重要的是区分特殊医疗救援队伍和常规医疗救援队伍的专业职责所在,并对事故灾难的动态演变保持高度警惕。如核辐射事故需要派出核放射处置医疗救援队伍,危化品事故相关的医疗救治需启动中毒处置医疗救援队伍,煤矿事故往往由煤矿医疗救援队伍承担救援任务,其他不涉及危险气体、物体等事故灾难的救援可以由常规的医疗单位担任紧急医疗救治工作。在危险化学品事故救援时,一定要采取必要的、正规的防护措施,其救治原则为迅速将伤员撤离现场,清除毒物以阻止进一步损伤,加速毒物排除,对症和支持治疗等。对于核与辐射事故,现场医疗救治主要由核设施的医疗卫生机构组织医务人员和安防人员实施,即有医护人员、辐射防护人员和剂量人员。本着快速有效、先重后轻、保护救护人员与被救护人员的原则,将救治对象分为非放射性损伤和放射性损伤人员,对伤员进行分类诊断,并积极治疗危重症伤员。对于非放射性损伤伤员,如创伤、烧伤的救治和常规医疗救护无差别,按通常急救原则进行。对于放射性损伤伤员,先处理危及生命的损伤,然后,再考虑伤员的受照情况,以便对辐射损伤做出合理的估计。对体表、伤口及体内有辐射污染者,应给予及时检查、诊断和必要的初期治疗。

3. 机动且独立保障,开展多专业、队伍间的现场联合救援 事故灾难医学救援的特点是救早、救急、救多,尤其是要具备快速到达现场的高机动性,并且可以满足自我生活保障、医疗工作独立开展的要求。急救手段前移是提高抢救成功率的保证,伤后1小时内医疗急救处理的及时与好坏,将影响到整个救治过程的成败。因此,在现场早期处理上,需要重视伤者生命体征的维护及危及生命伤情的快速救治,如气道梗阻、张力性气胸、心脏压塞等可导致伤员伤势迅速恶化的情况。医疗救援力量可以接收大批量的伤员,快速检伤并提供紧急救治。从救援队伍内部人员构成来说,除了医疗人员,还可能有结构专家、化学品专家、核专家、毒物专家、信息管理专家、心理学专家、疾病预防控制专家和卫生监督专家等,多专业合作能在具体的救援方案制订或实施过程中遇到重大技术问题时能够给出最佳解决方案,以保证整个灾难救援过程有序地开展。同时也需要打破纯专业、单支队伍的限制,与现场其他救援队进行紧密合作,将救援效力发挥到最大。例如,对隧道爆炸这一密闭空间内发生的事故进行救援时,解救隧道内伤员所用的通道通常不同(通往地面的阶梯、通道、沿另一方向行车的单独交通隧道的相连点、入口和出口点),因此,需设立多个检伤分类场地。医疗紧急救治区设置要醒目,并积极与现场其他专业救援队沟通,因为很多伤员可能都由救援人员送来,以便尽早给伤员提供现场急救。

4. 前后联动,以信息化提高事故灾难医疗救援效率 现代通信技术和手段在灾难救援中有着极为重要的作用,是决策、指挥、调度和施救得以有序进行的根本保障。事故态势的评估、及时捕捉并传输事故现场情况给决策者、救援力量调配的优化、救援效果的实时评估等多个环节通畅,才能形成灾难救援信息流的环路。

2007 年 8 月河南某煤矿发生透水事故,69 名矿工在井下被困 76 小时后全部生还,这次救援之所以成功,其中一点是因为有一部电话与外界保持着联系,这是安定人心、上情下达的救命热线,这充分说明信息、通信工具对灾难救援是非常重要的。同时,积极使用远程技术,将高级创伤救治技术送到救治现场,加强重症伤员的救治力度。更重要的是,医疗队伍要完成现场急救、紧急后送的任务,同时要和后方医院建立流畅的伤员输送路径和信息流,避免出现集中送至最近的医疗机构导致救治量过饱和,反而影响了伤员的救治时效。因此,不仅在现场救治中要应用优先原则,后送同样也需要迅速合理,一般情况下按照"先救后送、边救边送"实现无缝隙的救治链。随着信息化、智能化检伤分类工具的发展,在事故灾难现场给伤员配备手环、分类卡等伤员信息贮存介质,追踪并收集从现场救治、后送、院内救治到康复的所有信息,在救援和救治结束后进行救治效果反馈,用真实数据促进医疗救援能力的提升,并实现医疗救援全流程管理。

(二) 事故灾难的救援技术

任何一类事故灾难的发生发展都有阶段性特征,即从隐患发展为事故,进而发展为导致众多伤亡和巨额损失的灾难,最后逐渐恢复。各阶段形成破坏的速度、范围和程度有各自特点,以形成灾难事件为节点,发生前和发生后的应急处置重点有所不同。

1. **灾难发生前** 事故灾难发生前已存在某些征兆,此时破坏性能量正在积聚,如果及时干预,可能控制隐患;如果任其发展演化,最终导致灾难发生。在此阶段,应突出隐患排查、风险感知、预判预警等应急处置。

2. **事故发生后** 此时采取正确的应急响应措施,事故规模可以被控制,但如果在该阶段事故所释放的破坏性能量未能得到有效控制,周边公众并未得到有效防护(避难或者疏散),从而导致大规模的人员伤亡。在此阶段,应强化应急通知、疏散避难、紧急救治等应急处置,尽可能地提高救援效能。

3. **医学救援过程**

(1) 救治原则:事故灾难现场往往情况复杂充满危险,医疗救援人员应在确保脱离危险环境、防范事故演化风险的前提下,开展现场医学救援,包括分类场设置、检伤分类、现场稳定性治疗,坚持先抢后救、抢中有救、先救命后治伤、先重伤后轻伤、先分类、后运送的救护原则。

(2) 治伤原则:事故致伤因素有撞击、挤压、碾挫、烧伤、烫伤等原因,这些因素可单独发生在某个伤员身上,也可能几个因素叠加作用于同一个伤员。因此,现场救护需分清主次、轻重、缓急,以先救命、后救伤为原则,治疗应先于诊断、边治疗边诊断。首先判明危及生命的伤情,排除呼吸障碍和心搏骤停,其次判断休克程度,动态检伤分类以实现危重伤员救治和后送优先。

(3) 正确进行核、生物、化学毒剂事故的医疗救援:大部分救援人员及很多一线医务人员对核、生物、化学毒剂(nuclear, biological, and chemical weapons, NBC)不熟悉,对其洗消和救治的知识缺乏,因此当 NBC 和火灾、爆炸及其他灾难同时发生时,容易被忽视。因防护意识欠缺和防护设备不足导致二次污染,甚至危及救援人员生命。因此,现场医疗救援需遵循以下原则:①自我防护,医务人员在进行现场救治时,要根据实际情况佩戴适当的个体防护装置,在现场严格按照区域划分进行工作,不进入污染区域。②迅速脱离现场,迅速将污染区域内的所有人员转移至毒害源上风向的安全区域,以免毒物的进一步侵入。③快速分类,对 NBC 伤员的现场分类较困难,核污染及生物污染的伤员症状存在潜伏期,而化学毒剂中毒的伤员尽管早期就出现症状,但症状可能会逐渐加重,甚至在转运途中危及生命。④尽早去污,对 NBC 伤员的早期去污很重要,去除衣裤可减少 85% 的污染,减少毒物的再吸收并避免医护人员的二次污染,伤员脱下来的衣裤要合理放置,和伤员的标识物能一一对应。⑤专业洗消,消防及防化部门迅速在相应位置设立洗消站,没有洗消站的也可用水冲洗或湿布迅速擦洗暴露在衣服外的体表部位以及污染的毛发,冲洗时间不少于 10～15 分钟,湿布需妥善集中处理;吸入中毒患者,应立即送到空气新鲜处,安静休息,保持呼吸道通畅,必要时给予吸氧。大批人员暴露的化学紧急事故中,大多数受害者都可能暴露轻微,都可能自行到达医院。因此,医院应提前准备好淋浴洗消设备。

(4)心理救援:由事故灾难带来的创伤及压力会直接或间接影响灾难的幸存者、现场的救援人员、目睹灾难发生的普通民众。而且在抢救大批伤员的现场,预计精神心理受累的人数往往超过躯体受累的人数,比率范围约为(5～16)∶1,因此,伤员和救援人员都应能得到提供心理支持的资源。

第三节 · 公共卫生事件

突发公共卫生事件指的是突然发生,造成或可能造成社会公众健康严重损害的情况,具有突发性、公共性、严重性、紧迫性、复杂性及综合性特征。我国自 2003 年非典暴发以来,开始建立全国应急救援体系,2016 年开始进一步推进基层医疗机构能力,尽管我国已经建立起了相对完整的突发公共卫生事件应急救援体系,但在实践中仍存在着许多问题。在未来的发展中,我们需要继续加强我国突发公共卫生事件救援技术与策略的研究和应用。只有不断创新并适应各种复杂的突发情况,我们才能更好地保障人民群众的生命安全和身体健康。

一、 突发公共卫生事件特点

突发公共卫生事件常与自然灾难及社会安全事件等多种因素相关,在时间、空间及人群分布上具有差异性,传播比较广泛,主要有以下几个特点。

1. 突发性　突发性指事件是突然、紧迫、非预期发生的。突发公共卫生事件的发生往往比较突然,一般只能做一些模糊的预测。目前已有的检测手段还不能保证迅速查明所有类型突发公共卫生事件的原因,从而可能使有些突发公共卫生事件难以及时有效地得到处置。

2. 公共性　突发公共卫生事件是一种公共事件,在事件发生区域内或影响范围内的所有人,都有可能受到突发公共卫生事件的威胁和损害。如果所发生的突发公共卫生事件是传染病暴发,或引起突发公共卫生事件的原因或媒介具有一定普遍性(如食品、疫苗或药物),还可能威胁其他地区甚至其他国家。因此,突发公共卫生事件一旦发生,其影响绝不仅仅是突发公共卫生事件所在地,在很多种情况下,还很容易引起强烈的跨地区影响,由于广泛采取公共卫生措施,又易引起社会的广泛关注。

3. 严重性　突发公共卫生事件发生后,轻者可在短时间内造成人群的发病和死亡,使公共卫生和医疗体系面临巨大的压力,致使医疗力量相对短缺、抢救物资相对不足等,甚至冲击医疗卫生体系本身、威胁医务人员自身健康、破坏医疗基础设施;重者可对经济、贸易、金融等产生严重影响,甚至引起一定程度的经济衰退以及对社会稳定和国家安全造成威胁。

4. 紧迫性　突发公共卫生事件事发突然、情况紧急、危害严重,如不能采取迅速的处置措施,事件的危害将进一步加剧,造成更大范围的影响。所以,要求在尽可能短的时间内作出决策,采取具有针对性的措施,以将事件的危害控制在最低程度。许多原因不明或特别严重的突发事件发生时,由于事发突然,对所发生的事件认识不清、准备不足,使应对和处理工作更为艰难和迫切。因此,突发公共卫生事件发生后,全力以赴救治伤病员,迅速调查事件原因,及时采取针对性的处置措施,控制事件的进一步扩大,就成为十分紧迫的任务。调查处理突发公共卫生事件的人员,必须争分夺秒,迅速、全面地开展工作,以求在最短时间内控制事件。

5. 复杂性　突发公共卫生事件种类繁多,原因复杂。例如引起传染病暴发的微生物就有细菌、病毒等8大类,引起中毒事件的物质仅理化类,全球已登记的化学物种类超4 000万种,对其毒性认识较深刻的仅数千种;同样的毒物不同接触途径、剂量和个体差异,都会带来表现形式的差异。有的事件直接造成人体或财物损害,有的只是潜在的威胁,但可能持续较长时间。有的事件本身还可能是范围更大的突发事件的一部分。同类事件的表现形式千差万别,处理也难用同样的模式来框定,很难预测其蔓延范围、发展速度、趋势和结局。

6. 综合性　只有通过综合的治理,才能使公共事件得到很好的治理,治理需要四个方面的结合。一是技术层面和价值层面的结合,我们不但要有一定的先进技术,还要有一定的投入;二是直接的任务和间接的任务相结合,它既是直接的愿望,也是间接的社会任务;三是责任部门和其他部门结合起来;四是国际和国内结合起来。在解决治理公共卫生事件时,还要注意解决一些深层次的问题,比如社会体制、机制的问题;工作效能问题以及人群素质的问题,所以要通过综合性的治理来解决公共卫生事件。

二、 公共卫生事件救援策略

突发公共卫生事件应遵循预防为主、常备不懈的方针。按照"防治结合、以防为主,平战结合、应急为主,条块结合、以块为主,群专结合、以专为主"的原则,针对可能出现的突发公共卫生事件的严重程度、危害程度、涉及范围和社会反应程度,分别采取不同的控制措施和处置办法。平时的预防主要是做好对突发公共卫生事件的监测和预警;战时的处理,主要是做好对突发公共卫生事件的就地处理和控制蔓延。做好对突发公共卫生事件的科学监测,通过各种监测网络收集突发公共卫生事件的相关信息,并运用科学的方法进行分析处理,及时掌握突发公共卫生事件的动态,为预防与应急处理突发公共卫生事件提供科学依据。预警是根据监测网络提供的信息,运用科学预测的方法和技术,对突发公共卫生事件的发展趋势进行推测和判断。它对整个社会提高预防与应急处理突发公共卫生事件的能力,减少突发公共卫生事件造成的危害,最大限度地保护人民生命安全和社会经济生活的正常运行具有重要意义。虽然突发公共卫生事件是突发的,但是,在发生前一般总有迹象显现,只要我们不断积累经验,及时注意捕捉信息,并对此进行科学分析,就能够作出及时、准确的科学预警报告。

突发公共卫生事件应急措施主要包括以下几个方面。

1. 预防阶段　突发公共卫生事件应急工作应当遵循"预防为主、常备不懈、统一领导、分级负责、反应及时、措施果断、依靠科学、加强合作"的原则。

(1) 预防为主,常备不懈:提高全社会对突发公共卫生事件的防范意识,落实各项防范措施,做好人员、技术、物资和设备的应急储备工作。对各类可能引发突发公共卫生事件的情况要及时进行分析、预警,做到早发现、早报告、早处理。

(2) 统一领导,分级负责:根据突发公共卫生事件的性质、范围和危害程度,对突发公共卫生事件实行分级管理。各级人民政府负责突发公共卫生事件应急处理的统一领导和指挥,各有关部门按照预案规定,在各自的职责范围内做好突发公共卫生事件应急处理的有关工作。

(3) 依法规范,措施果断:地方各级人民政府和卫生行政部门要按照相关法律、法规和规章制度,完善突发公共卫生事件应急体系,建立健全系统、规范的突发公共卫生事件应急处理工作制度,对突发公共卫生事件和可能发生的公共卫生事件做出快速反应,及时、有效开展监测、报告和处理工作。

(4) 依靠科学,加强合作:突发公共卫生事件应急工作要充分尊重和依靠科学,要重视开展防范和处理突发公共卫生事件的科研和培训,为突发公共卫生事件应急处理提供科技保障。各有关部门和单位要通力合作、资源共享,有效应对突发公共卫生事件。要广泛组织、动员公众参与突发公共卫生事件的应急处理。

2. 应对阶段　突发公共卫生事件发生后,国务院设立全国突发事件应急处理指挥部,由国务院有关部门和军队有关部门组成,国务院主管领导人担任总指挥,负责对全国突发应急事件的统一领导、统一指挥,作出处理突发公共卫生事件的重大决策。同时各省级政府也要成立突发事件应急处理指挥部,负责对本行政区域内突发公共卫生事件应急处理的协调和指挥,作出处理本行政区域内突发公共卫生事件的决策,决定要采取的措施。因而从法律上明确突发事件应急工作是政府的职能,而不仅是卫生行政部门的事,进一步强调了在政府的领导下,各相关部门在各自的职责范围内做好突发事件应急处理的有关工作。政府的职能体现在突发事件应急工作的全过程。

3. 建立体系　突发公共卫生事件应急处理应坚持预防为主,平战结合,国务院有关部门、地方各级人民政府和卫生行政部门应加强应对突发公共卫生事件的组织建设,组织开展突发公共卫生事件的监测和预警工作,加强突发公共卫生事件应急处理队伍建设和技术研究,建立健全国家统一的突发公共卫生事件预防控制体系,保证突发公共卫生事件应急处理工作的顺利开展。建立突发应急反应体系,承担突发公共卫生事件及相关信息收集、处理、分析、发布和传递等工作,采取分级负责的方式进行实施。要在充分利用现有资源的基础上建设医疗救治信息网络,实现卫生行政部门、医疗救治机构与疾病预防控制机构之间的信息共享。

4. 锻炼队伍　各级人民政府卫生行政部门按照"平战结合、因地制宜,分类管理、分级负责,统一管理、协调运转"的原则建立突发公共卫生事件应急救援队伍,并加强管理和培训。采取定期和不定期相结合的形式,组织开展突发公共卫生事件的应急演练。提高疾病预防控制人员的业务素质,打造一支适应新形势下突发公共卫生事件应急救援的卫生队伍。

5. 信息畅通　开展对我国新发传染病流行状况的调查,建立有效的传染病实验室监测系统,及时快速地预警或发现新发传染病暴发或流行的先兆。加强疾病监测工作的管理,确保疫情报告网络畅通,在疫情或可疑病例出现时能够及时上报,为防治和决策提供准确信息,便于及时采取措施。

6. 国际合作　加强国际交流,充分利用国际先进的技术方法和手段,服务于我国的疾病防治工作。国家有计划地开展应对突发公共卫生事件相关的科学防治研究,包括现场流行病学调查方法、实验室病因检测技术、药物治疗、疫苗和应急反应装备、中医药及中西医结合防治等,尤其是开展新发、罕见传染病快速诊断方法、诊断试剂以及相关的疫苗研究,做到技术上有所储备。同时,开展应对突发公共卫生事件应急处理技术的国际交流与合作,引进国外的先进技术、装备和方法,提高我国应对突发公共卫生事件的整体水平。

7. 加强教育　开展群众性宣传教育工作,提高我国公众应对突发公共卫生事件的能力。县级以上人民政府要组织有关部门利用广播、影视、报刊、互联网、手册等多种形式对社会公众广泛开展突发公共卫生事件应急知识的普及教育,宣传卫生科普知识,指导群众以科学的行为和方式对待突发公共卫生事件。要充分发挥有关社会团体在普及卫生应急知识和卫生科普知识方面的作用,促进各项卫生措施的落实。

第四节 · 社会安全事件

社会安全事件又称社会安全类突发事件,是指发生在社会安全领域并打破社会基本运行架构的,由人为因素引起的,对社会主体自身物质、心理及其生存环境所需重要价值有威胁可能性或现实性伤害的,可能或已经造成人员伤亡、财产损失、秩序破坏的亟需政府采取应急处置措施解决的,在其产生发展过程中具有广泛地域和社会影响的突发事件。社会安全事件具有突发性、危害性、难以估测性等共性特点,但同时又具备自身独有的特征,包括事发领域的特定性、事发原因的人为性、事件爆发的预谋性、事件属性的政治性等特征,会给社会公众和国家造成极大地负面影响和动荡。

一、 社会安全事件的致伤特点

社会安全事件的致伤特点各有不同,诸如踩踏的群体性事件,其致伤因素有撞击、挤压、碾挫等,这些因素可单独发生在某个伤员身上,也可能几个因素叠加作用于同一个伤员。挤压伤、烧伤、烫伤是踩踏事件中最为其常见的类型。而爆炸恐怖袭击主要造成破片伤(弹片伤)、冲击伤(爆震伤)、烧伤、压砸伤、震动伤、有害气体伤及其多发伤、复合伤。核恐怖袭击时,主要造成直接或间接的冲击伤、烧伤、早期核辐射损伤、放射性沾染、电磁辐射伤等。化学恐怖袭击主要造成神经性毒剂伤、糜烂性毒剂伤、失能性毒剂伤、窒息性毒剂伤等。生物恐怖袭击主要造成细菌性战剂损伤、病毒战剂损伤、衣原体战剂损伤、立克次体战剂损伤、毒素战剂损伤、真菌战剂损伤等。人质劫持恐怖袭击主要造成枪弹伤、爆炸伤、震动伤、烧伤等。恐怖袭击后短时间内出现大批伤员,伤类复杂,复合伤多见,伤情危重,现场死亡率高,加之救援现场各种房屋建筑、交通照明设施及医疗系统被同时破坏,使现场应急救援更为困难。

二、 社会安全事件医学救援技术与策略

恐怖袭击事件具有突发性、群体性、隐匿性、快速性和高致命性的特点,在瞬间即可出现大批重伤员。因此,快速的应急处置与正确的医学救援十分重要。恐怖袭击事件发生后,警察和消防人员迅速出动,进入现场相互配合,协同作战,及时疏导交通,清理爆炸现场,开展抢救和消防工作,引导人员安全有序转移,所在国政府、军方、警方以及救护等部门迅速反应、临危不乱、果断处置,许多反恐应急措施值得我国借鉴。

1. 建立反恐应急指挥体系与机构　应急医学救援是反恐行动的重要组成部分,除了救治伤员,还要担负恐怖袭击后的卫生防疫和心理灾难的预防工作,任务异常艰巨,须动员大量卫生资源,涉及装备、通信、运输、防疫、医疗、民防、消防、环保等许多部门,必须建立高效和强有力的指挥机构,统一指挥、协调各单位和部门。指挥机构平时即应预编于卫生行政部门,依托现有的城市医疗急救系统、化学事故救援组织和军队的"三防"救援组织,组成联席会议,减少指挥环节,理顺关系,提高应急反应速度。平时应反复举行演练,发现问题及时解决,增强协同作战能力。

根据国外经验,我国应尽快完善预防和处置突发事件的相关配套法律,明确各级政府、各个部门在处置突发事件中的责任、义务,做到依法处置,建立和完善我国的反恐应急指挥体系和各种处置预案,重点是针对可能发生在城市公共场所的恐怖爆炸袭击做出详细预案,并尽可能地制度化、规范化。做到面对不同类型恐怖袭击事件的应对措施明确;反恐应急指挥领导小组的成员构成明确;武警、公安、交通、消防、卫生等部门的职责分工明确。一旦发生恐怖袭击事件,保证各部门能够迅速有序地开展反恐救援工作。

2. 完善反恐情报信息研判机制　加快情报沟通,提高情报预警性和前瞻性是防范、控制和打击恐怖活动的必经之路。要想挫败恐怖袭击行动,事先必须有情报人员打入恐怖组织内部,及时获取最核心的具有预警性的准确情报,例如:"何时、何地、以何种手段、针对何种目标进行恐怖袭击"。另外,在政府反恐职能部门之间建立顺畅、快捷的反恐情报信息流

通渠道,明确情报信息的通报渠道、程序和方法,及时报告可疑情况和发生恐怖袭击事件的信息也是非常重要的。虽然各国政府在情报获取上均无法做到面面俱到,但是如果从以往其他国家恐怖袭击事件中吸取教训和总结经验,加快情报的共享和沟通,及时对国际恐怖活动情报信息进行研判,并果断采取控制措施和预警机制,还是可以避免伤亡或将恐怖袭击造成的损失降至最低程度的。

3. 制订高效的医疗救援应急预案　由于恐怖袭击的发生具有突然性,事先几乎没有任何先兆,事件发生后,更无充分时间进行准备,因此,平时即应针对可能出现的各种恐怖袭击建立国家、省(市)相应的反恐救援预案和体制,制订各级医学应急防御计划,建立监测和预警系统,并建立反应迅速、技术精良的专业救援队伍,进行经常性的专业培训和模拟演练;贮备与人口密度相适应的反恐救援防护器材、急救和洗消药品,对公众开展反恐医学防护技能培训,提高全民的反恐意识、应急自救互救的能力;并建立信息情报中心。特别应加强核化生恐怖袭击的医疗救援预案;在救援人员的组成上要包含核化生的救援人员,要建立针对不同恐怖袭击方式组建规模不同的救援队伍,根据实际需要完善救援分队装备和药品配置。根据反恐救援中目标的不确定性和行动的动态性,建立集中和分散相结合的救援保障机制,做到救援工作既全面覆盖,又能重点突出;同时制定不同情况下医疗救援的行动指南,保证现场急救、伤员转运救治、卫生防疫等能快速、规范、有序地实施。

4. 加强应对恐怖袭击事件的教育和训练　加强对社会行业人员应对恐怖袭击事件的教育和训练,目的是做到群防群控,尽可能地避免恐怖袭击事件的发生或将其损失降到最低限度。一是对行业人员要进行反恐形势教育,强化反恐意识;二要组织行业人员学习反恐案例,吸取处置恐怖袭击事件的经验教训,掌握恐怖袭击活动的规律和反恐行动的基本常识,为及时发现和正确处置恐怖袭击事件创造条件;三要加强情况处置训练,特别是要加强控制现场、稳定民众情绪、实施应急救护、引导民众安全有序转移以及识别恐怖犯罪嫌疑人的训练。

第五节 · 极端环境下的灾难医学救援

"灾难医学救援"是以医学知识和技能为主要手段,最大限度地减轻自然灾难或人为灾难对人类生命和财产安全造成的损害。而极端环境下发生的灾难具有突发性、破坏性强、危害大、范围广、救援难度大等特点。例如"2008年中国雪灾""2010年青海玉树地震""2022年北半球多地极旱天气"等灾难,均对当地经济发展、社会稳定、人民生命财产安全、生态环境等造成巨大损失。随着生态环境及经济全球化的发展,极端环境的复杂性和不可预测性也日益增加,这也给灾难救援工作带来了诸多困难和挑战。

通常情况下,极端环境是指高温、寒冷、干燥、潮湿、海拔高、垂直落差大、缺氧以及强紫外辐射等恶劣多变的、难以让不同生命形式生存的自然环境。极端环境灾难发生时,除灾难本身引起的外伤、出血、骨折等危害外,极端恶劣的环境也会进一步加重对受害者生命及财产安全的损害。此外,在专业医学救援到达前,及时有效的灾难应急避险措施对避免二次损害、减少伤亡人数同样至关重要。因此,本节将重点介绍常见的极端环境,包括高原、寒地、狭窄空间、沙漠等环境下的致伤特点、灾难避险措施及专业医学救援技术。

一、 高原环境灾难

1. 致伤特点　高原环境的特点是海拔高、落差大、寒冷干燥、低压低氧、紫外辐射强且气候多变。高原地区自然灾难频繁,地震、暴雪、雪崩、山洪、泥石流、山体滑坡等灾难时有发生,以地震为例,2018 年 8 月至 2021 年 8 月的 3 年时间内,我国西藏、新疆、青海等高原地区共发生 3 级以上地震 677 次,严重危害当地居民的生命安全。高原地区发生的强烈地震,其破坏范围大,可达数千乃至数万平方公里,地震后还易引发山体滑坡、泥石流、雪崩、堰塞湖等次生灾难,可在短时间内造成大量人员伤亡。地震对灾民造成的伤情比较复杂,以压埋伤为主,多为复合性多发性损伤,骨折伤、颅脑外伤、脏器伤多见,开放伤口易继发感染。在低氧、高寒环境下,伤员对于失血耐受能力降低,易于发生休克,甚至出现急性呼吸窘迫综合征(ARDS)、多器官功能障碍综合征(MODS)。震后 48 小时进入伤病及死亡高峰,如延长至 72 小时,救治难度极大、预后差、死亡率极高。此外,高原地区地域广阔,地形复杂,交通通信不便,医疗卫生资源匮乏,且高原地区人员居住分散,一旦发生灾难,很难及时对伤员进行积极有效救治,同时,伤员的后送也面临极大的挑战,后送过程中也容易出现二次损伤。而且高原地区多为少数民族聚集区,特殊的文化信仰、语言沟通、风俗习惯等问题也会影响灾后救援。救援人员长时间疲劳作业,也极易引发高原反应甚至高原病,造成非战斗减员。灾后人畜尸体腐败发臭,粪便、垃圾、污水等不能及时清理,容易造成传染病流行。同时灾后伤员出现心理障碍,特别是创伤后应激障碍的情况也比较多见。

2. 高原环境的灾难避险措施　滑坡、崩塌、泥石流是高原环境下发生的主要地质灾害,也是山区常见、危害最大的三大地质灾害。例如,遇到滑坡发生时,如果处在滑坡体上,首先要保持冷静,不能慌乱,立刻向四周观看滑坡的滑动范围有多大,寻找可以逃生的安全地点并迅速逃离。一般应向滑坡边界两侧方向逃离比较安全,而迎着滑坡向上跑或者顺着滑坡前进的方向跑都是很危险的。如果滑坡滑动速度很快,来不及跑的情况下,最好原地不动或抱紧一棵大树不松手。面临滑坡时,处于房屋中的人员应立即撤离,不要贪恋财物。崩塌发生时,如果身处崩塌影响范围外,一定要绕行;如果处于崩塌体下方,只能迅速向两边逃生,越快越好;如果感觉地面震动,也应立即向两侧稳定地区逃离。遇到泥石流发生时,选择最短最安全的路径向沟谷两侧山坡或高地跑,切忌顺着泥石流前进的方向奔跑;不要停留在坡度上、土层厚的凹处;不要爬到沟谷中的树上躲避;避开河(沟)道弯曲的凹岸或地方狭小、位置又低的凹岸;不要躲在陡峭山体下;长时间降雨或暴雨渐小之后或雨刚停,不要马上返回危险区。

3. 专业医学救援技术　高原地区面积广阔、人烟稀少,医疗卫生条件差,一旦发生严重灾难,本地的医疗卫生资源远远无法满足救援的需要,外地特别是低海拔地区救援人员急进高原地区执行救援任务时,易产生不同程度的高原反应,如眩晕、头痛、恶心、呕吐、胸闷、气短、心悸等症状,严重时甚至会出现急性肺水肿、急性脑水肿等危急重症,导致非战斗性减员。同时,因为缺氧,救援人员的体能相对平原地区也会有较大的降低。因此,需配备适合高原救援的部分药品,保障从低海拔地区进入高原的救援人员发生高原反应的救治,如地塞米松、乙酰唑胺、氨茶碱、硝苯地平、红景天、复方丹参滴丸等高原用药。

高原地区伤员对液体承载能力低,救助时必须严格控制补液量及速度,密切关注病情变化,以免诱发高原肺水肿和脑水肿。同时,高原不同人群血液学适应存在明显差异,不同人群发生失血性休克时输血量也存在明显差异,急进高原的低海拔汉族输血量应为失血量的1/3;高原本地居民输血量应为失血量的1/5;高原移居者输血量应为失血量的1/4。四肢活动性出血使用止血带时需谨慎,应密切监测和观察,以免局部组织缺氧恶化。伤员病情基本平稳、生命体征基本稳定后紧急后送,重伤员后送应有医护人员陪同,配备氧气、心肺复苏急救药品、除颤器等抢救药品及设备,做好后送途中救治及护理工作。道路崎岖或距离遥远可由直升机转运至医院进行救治,现场急救及后送过程中应积极防治休克、急性呼吸窘迫综合征(ARDS)、多器官功能障碍综合征(MODS)。

高原地区灾后易发生传染病流行,应做好灾区疫情防控工作,必要时接种疫苗以防控传染病。同时还应做好灾区人民及救援人员的心理疏导工作。

二、 寒地环境灾难

1. 致伤特点 寒地即寒冷地区,我国寒地包括东北、西北、西南、华北部分高海拔、高纬度地区。寒地冬季环境恶劣,气候严寒,最低气温可达－40 ℃,冰雪灾害频发,暴风雪、雪崩、冰雪洪水、冰川泥石流等灾难严重威胁着当地居民的生命财产安全。雪崩、泥石流等灾害发生突然,波及范围大,短时间内可造成大量房屋、田地、人员被掩埋,被埋压的伤员可因窒息短时间内死亡,幸存的伤员多病情复杂,外伤、出血、骨折等多发伤、复合伤常见。同时,寒地的极端低温会明显增加人体的热量消耗,外周血管收缩,末梢循环不畅,四肢、耳朵、呼吸道等部位极易发生冻伤,伤员处于极端低温环境下,受伤组织短时间即可出现功能障碍,甚至可导致肢体坏死,严重时可导致低体温,多器官功能障碍,死亡率极高。对于患有基础疾病的老年人来说,长时间暴露于低温环境下会导致交感神经兴奋,外周血管及气管收缩,血压升高,心脏耗氧量增加,极易诱发心脑血管疾病及呼吸系统疾病,如急性心肌梗死、脑出血、支气管哮喘等危急重症,是导致死亡的重要原因之一。寒地冬季降水量少,空气干燥、风暴、大雪等极端气候条件容易导致伤员被困在缺水的环境中,可发生脱水、休克、昏迷甚至死亡。我国青藏高原、内蒙古高原等寒冷地区海拔高,空气中含氧量较低,容易产生高原反应甚至罹患高原病,严重的可因高原肺水肿、脑水肿而死亡。此外,在转运救援途中,伤员可因缺氧、缺水、冻伤等使病情加重,甚至导致二次致伤。

2. 寒地环境的灾难避险措施 寒地环境灾难发生时,应先脱离危险环境,注意保暖。有条件的应进入温暖安全的室内。若被困于室外,应添加防寒衣物,减少体表外露,注意保暖,避免久站或静止不动,适当活动促进血液循环。寻找干净水源,避免缺水。保持通信畅通,保持体力,耐心等待救援。在暴雪环境避险期间,应尽量穿防滑鞋子、身体重心放低,缓步慢行,减少摔倒可能。当降雪较大时,树木、广告牌等常因积雪过量而有坍塌的可能,避险时注意远离积雪、树木或广告牌等,以防被砸伤。雨雪覆盖了道路上许多"陷阱",如坑洼、井盖、建筑材料会被遮住,避险过程中应选择有脚印或车辙的地方行走。在大风天气里,物体打击事故和火灾多发、易发,大风可吹倒一些固定措施不完善的室外搭建物,应注意防砸,防止火灾。

3. 专业医学救援技术　寒地人烟稀少,卫生资源匮乏,医疗卫生人员、医疗器械、药品、床位供应很难满足救援的需要,一旦发生灾难,救援队伍机动不便,很难及时赶到灾难现场实施救援,且救援人员也易发生冻伤和高原反应,导致非战斗性减员,后勤补给保障难度大,通信联络时效差,工程作业效率低。寒地灾难救援前救援人员应学习高寒地区防冻、防寒知识,了解当地气候特点,提前做好防寒防冻物资准备。选择合适的保暖衣物,外层衣物应防水防风,戴好帽子、手套、耳罩,尽量减少体表外露。户外不宜将暴露部位直接接触金属物体。寒冷环境避免久站或静止不动。出现冻伤冻疮后应及时对症处理,避免病情进一步发展。保证充分的能量摄入,摄入碳水化合物含量高的热食,避免饮酒、咖啡,避免使用缩血管药物。积极做好冻伤预防救治工作。寒地一部分为高海拔地区,低海拔地区救援人员急进寒地可能出现高原反应甚至高原病,应做好相应防治措施。具体防治措施及技术可参考上文所述。

灾难发生后,应尽快将伤员救出,做好现场急救及初期处理。如有冻伤但无低体温迹象,应尽快使伤者脱离户外寒冷环境,进入温暖的室内,迅速脱去伤员紧缩的或寒冷潮湿的衣裤鞋袜,立即进行复温。将冻僵的肢体或全身浸入足量的温水中,轻轻按摩肢体直至肢体复温到 36 ℃,肢体红润为止。注意水温不应过高,不可用火炉烘烤。冻伤的局部创面应及时施行清创、处理水泡、创面用药等。可辅助使用改善循环的药物,有条件的还可用高压氧治疗。局部严重冻伤时,可酌情使用抗生素防治感染。寒地环境恶劣,人烟稀少,大雪、风暴等极端天气多发,交通不便,应选用机动能力强、具有一定保暖设施的后送工具。根据不同的地形、气候条件、灾难类型选用直升机、救护车、轿车等不同的后送工具。完成现场急救,待伤员生命体征稳定后,应尽快后送,同时要做好途中救治,保证后送安全。

三、 狭窄空间环境灾难

1. 致伤特点　狭窄空间的定义是与外界相对隔离,进出口受限,自然通风不良,只够容纳一人进入并从事非常规、非连续作业的有限空间。狭窄空间不仅包括密闭空间,也包括受限制的空间。常见的狭窄空间有储罐、管道、地窖、地下通道等。还有一部分是由突发事件或灾难造成的狭窄空间,例如地震或泥石流导致的建筑物坍塌、车祸后变形的车内空间等。狭窄空间通常为黑暗、狭窄、寒冷、炎热、干燥、潮湿、缺氧等恶劣的环境,还可能有有毒气体、有毒液体、漏电等危险情况存在,在这种环境下,不论是伤员还是救援人员均易导致各种继发性损害。比如长时间处于黑暗、狭窄环境,被困者容易出现高度的紧张感和恐惧感,易出现精神心理应激障碍;严寒、酷热、潮湿、干燥会引起脱水和体温异常;狭窄空间环境密闭,空气不流通,甚至还可能存在有毒的气体及液体,易引起中毒、缺氧、窒息,外伤出血的伤员极易出现休克,甚至多器官功能障碍;还须注意伤员伤口处易继发感染。此外,伤员在年龄、性别、有无基础疾病上存在较大差异,密闭空间场所的差异以及灾难类型的多样性导致了伤员伤情的多样性。最常见的损伤是外伤,如骨折、皮肤裂伤、头部外伤等,多为多发性复合性损伤。狭窄空间内的粉尘或有害气体由于空间限制容易蓄积,持续吸入对呼吸系统会造成严重的危害。由于狭窄空间的挤压可导致伤员发生挤压综合征,严重危害伤员生命安全。

2. 狭窄空间环境的灾难避险措施　狭窄空间最常见于地震、泥石流等自然灾难以及一些突发事故中,经常有人被迫藏身于狭窄空间中。灾难后的狭窄空间有很多潜在的危险因素,例如有限的氧气储量、二次崩塌的危险以及自身身体状况,如受伤、流血造成的持续性伤害。在狭窄空间发生灾难时,不要恐慌,尽量寻找出口,远离危险区,到达空旷安全的环境寻求救援。如果不幸被困在狭窄空间中,应沉着冷静,根据灾难类型的不同,做出相应的避险措施。如果狭窄空间内有大量烟尘或有害气体应尽量用湿毛巾或衣物捂住口鼻,保持呼吸道通畅。找到干净的水和食物,保持通信畅通,保存体力,耐心等待救援。如有出血,将衣物撕成布条,包扎住受伤出血的部位,对较严重的出血可用结扎止血法,注意每隔 1 小时放松止血带 5～10 分钟,防止发生组织坏死。肢体有开放性骨折时,用衣服小心包裹受伤肢体,以免骨折端受到进一步污染。若有明显出血,可以采用压迫止血法止血;大血管损伤出血时,要果断结扎近端肢体,以防止血液流失过多。受伤者如呼吸困难,并且胸部有开放性创伤,则有可能是开放性气胸,可采用塑料袋或不透气的物品贴住出气部位,并用衣服加压包扎。收集缝隙中流下的雨水、破裂水管中的积水、甚至排出的尿液都可以供人饮用。人体在完全饥饿的条件下,一般可生存 7 天。呼救的正确方法是用砖石有节奏地敲击水管、暖气管、石板或坚实的墙壁,通过震动传导通知外面的搜救者。敲击时不能用力太大,这样既节约体力,又能防止因震动引起的塌方。

3. 专业医学救援技术　发生灾难后的狭窄空间环境恶劣,为防止伤员及救援人员出现继发性损伤,在进行医疗救援行动前要制订合理的救援方案,做好救援前的各项准备工作,以确保救援活动的各个阶段均能有序进行。进入前应做好充分的准备,医疗小组与消防人员充分交流,团结协作,尽可能收集好现场的资料,根据狭窄空间内部状况、危险程度、被困人员情况等,制订合理的营救计划。同时救援人员应做好个人防护,戴好安全帽、防尘口罩、手套、护肘、护膝等防护用品。进入狭窄空间时,原则上允许 1～2 名人员进入,需特殊处理时可考虑加派人员,过多人员进入可导致继发性损害的风险增加。在狭窄空间内难以对伤员进行全面系统的体格检查,救援人员找到伤员后,首先应评估患者的生命体征,包括意识、循环、呼吸、体温等,应迅速进行必要的医疗处置,如骨折固定、开放气道、气管切开、紧急止血等操作,准确判断实施医疗行为的必要性和可行性。处置完成后尽快离开狭窄空间,救出伤员后应再次全面评估伤员的病情,必要时追加处置,确保其安全地转运至医院。伤员生命体征基本稳定后应紧急后送,加强后送途中救治及护理,及时将伤员转运至医院进一步治疗。创口早期清创处理,可预防性应用抗生素抗感染治疗,积极防治挤压综合征。此外,可短期快速给予大剂量山莨菪碱、地塞米松、维生素 B$_6$ 联合疗法,可起到抗炎、抗休克、解痉、保护神经系统功能、促进机体酶代谢、止血、利尿、解毒、改善肝功能等作用。灾后应做好伤员的心理疏导工作,防治创伤后应激障碍。

四、沙漠环境灾难

1. 致伤特点　沙漠地区日照强、云量少、降水稀少、空气湿度低、缺乏植被覆盖,地表在强太阳辐射下升温迅速。夜间天空无云,地面辐射强、散热快,昼夜温差大。根据近 3 年来消防救援部门数据资料分析,沙漠事故类型主要包括车辆在沙漠中侧翻、游客在沙漠中迷失方向被困、遭遇流沙被困、极端高温天气脱水被困、遭遇剧烈沙尘暴被困等。在沙漠高温环境中发生灾难时,由于高温、空气干燥,人体会通过出汗来进行散热,长时间处于高温环境下,大量出汗容易导致脱水,水、电解质大量丢失,如果未及时补充水分或外伤导致大量出血时,极易在短时间内发生休克、循环衰竭甚至死亡。此外,伤员还易出现热射病(中暑),皮肤长时间暴晒容易晒伤。沙漠地区风大,沙尘暴频发,长时间吸入粉尘会损害呼吸道黏膜,甚至诱发呼吸道疾病发作。严重的流沙、沙尘暴可将人掩埋,导致伤员受压窒息死亡。沙漠腹地人迹罕至,医疗卫生资源匮乏,没有公用通信基站,公网信号无法覆盖。一旦发生灾难,伤员难以通信请求救援,同时,救援人员也难以对被困人员进行联系和定位,导致伤员无法得到及时的救治。沙漠沙尘粒径小,沙子松散,沙层承载能力差,车辆通行受到严重影响,这也会严重影响对伤员的搜救及后送,搜救及后送过程中也易发生二次伤害。

2. 沙漠环境的灾难避险措施 在沙漠中,人生存的时间与气温、活动强度、携带水量、遮阴等4个因素密切相关。在沙漠地区遇险时,威胁最大的是急性脱水。在沙漠环境中遭遇灾难时,如果没有被困,应立即远离危险区,前往安全处避险。应尽量选择夜间避险出行,防止热射病(中暑)脱水。尽量避免暴晒,及时纳凉、休息,寻找并补充足够的水分。如果最近有过暴风雨,你可能会在岩石露头或平坦的石头表面找到大量的水。以下几种情况,可能可以帮助到你更快地找到水源:沿着走下坡路的动物轨迹,围绕着某物飞行的鸟类,甚至飞行的昆虫。走到你可以看到绿色的植被处,特别是大宽叶植物。沿着峡谷或干涸的河床逆流而上,寻找洼地,尤其是在弯道的外缘。寻找一个坚硬的、不透水的岩石的斜坡,那里雨水会流入土壤。在这个斜坡的底部挖沙子或泥土。

此外,沙漠夜间气温低,昼夜温差大,应注意保暖。如果遭遇流沙、沙尘暴等被埋压而无法脱困时,保存体力,用湿毛巾及衣物捂住口鼻,保持呼吸道通畅,耐心等待救援。制造火把是发出信号的好方法,白天产生烟雾,晚上产生光线。在运输过程中,保持信号反射镜到达,以反射通过的飞机或遥远的车辆的光线。如果打算留在一个地方,直到救援到来,应该把岩石或物体放在地上写SOS或类似的信息,这样可以更容易被飞机看到。

3. 专业医学救援技术 沙漠环境救援时,要选用专业沙漠救援车开展救援,至少2车组成车队,携带好车辆牵引装置,保证救援车辆行车安全。对于沙漠高热环境下的救援人员,应加强防热射病(中暑)措施,适当减轻劳动强度,缩短作业时间,补充足够的水分和营养,必要时补充电解质和水溶性维生素,发现中暑征兆时及时处理。应立即将伤员转移至阴凉通风处,有条件的可转移至有冷气设备的地方。轻症中暑者口服凉盐水和含盐饮料,可迅速好转。必要时可静脉补给生理盐水及葡萄糖,一般在数十分钟至数小时内即可恢复。出现高热时,应及时降温。可在患者头部、颈部、腋下、腹股沟大动脉附近放冰袋,同时用冰水擦洗全身,可辅以风扇散热。药物降温与物理降温同时进行效果更佳。肛温降至38℃左右时暂停降温。降温过程中密切关注生命体征及精神状态变化。保持呼吸道通畅,充分供氧。出现休克者应补液,纠正水、电解质、酸碱平衡紊乱,必要时应用血管活性药物。积极防治脑水肿,迅速降低颅内压。积极防治多器官功能障碍综合征(MODS)。外伤的伤员还应尽快完成伤口清创、包扎止血、骨折固定等救治工作,必要时使用抗生素预防感染。待伤员生命体征平稳后应尽快后送,应选用沙漠越野能力强的专业急救车辆进行后送,保证伤员及时送至医院进行救治,避免后送途中发生二次伤害。最后,灾后做好伤员心理疏导工作,防治创伤后应激障碍。

综上,极端环境下的灾难具有致伤程度重、救治难度大、容易产生二次伤害等特点。此外,应急救援队伍力量薄弱、交通条件差、人文环境特殊以及对救援器材要求高等均增加了救援难度。在给予专业医学救助时,应以"黄金1小时"为标准。救助人员应对现场进行快速评估分类,特异性选择应对方案,并持续动态评估,给予人文关怀及心理疏导等措施,多方面提高医学救援的及时性、准确性、科学性和有效性。除了及时有效的专业医学救援,国家还应普及全民灾难医学救援知识,强化社会力量,鼓励社会团体报名及个人参与极端环境下灾难应急救援,充分发挥社会力量在医疗救援和人员安置中的重大作用。

第六节 · 特殊人群的灾难医学救援

灾难医学救援视角下的"特殊人群",更多是指基于生理上的特殊状况以致身体机能易受损的人群,比如妇女、儿童、老年人、残障人士等群体。面对灾难时,特殊人群自救能力弱、沟通有困难,对其开展灾难医学救援需要面对更多的阻碍和困难,同时需要对他们提供特殊的保护。本章重点介绍现代灾难医学救援中针对特殊人群的救治策略和技术。

一、 特殊人群的特点和救援难点

为特殊人群的紧急救治开通医疗绿色通道,实施快速现场紧急救治,稳定患者病情,建立了灾区紧急救治医学识别、转运机制和组织抢救医疗应急救援机制。

(一) 特殊人群的特点

以灾难医学救援的视角看,特殊人群最显著的特点是难以依靠自己的力量抵挡伤害,包括灾前、灾中和灾后3个阶段。

1. 灾前,防灾能力弱 特殊群体往往具有行动不便,社会关系较为单一等特点,导致获取灾情信息的渠道相对较少,难以及时做出应灾准备。比如残疾人,因为他们生理上的缺陷和心理上的自卑,与外界沟通较少,在官方发布灾情信息时,不能及时作出反应。再比如,空巢老人和留守儿童,由于自身能力和经济实力不足,很难有机会通过互联网了解到灾情,极易增加在灾难中的易损性。

2. 灾中,应灾能力弱 特殊群体往往具有身体机能相对较差的特点,一旦灾难发生,行动不便、自救能力不足等情况往往会导致超出预计的身体损害。孕产妇一旦受灾,更是直接危及生命安全及新生儿生存质量。此外,特殊群体接受专业应灾技能培训机会较少,留守儿童和老人,很少有机会参与应急技能培训,这直接影响到其应灾能力。

3. 灾后,恢复能力弱 灾难带来的身心伤害是不可估量的,而特殊群体很难通过其自身能力重新恢复生产及生活。比如直面灾难现场的儿童,目击亲人、朋友和邻居玩伴等重要关系人死亡,这给他们带来无法磨灭的创伤,非常需要外界力量的干预,帮助其尽快完成灾后重建工作,而所需时间比成年人更长。

(二) 特殊人群的类型

特殊人群(special group),是指在一定的特殊环境下,具有特殊的生理、心理特征;或自我保护能力较差,易受各种有害因素的影响而出现高患病率的人群。典型的特殊人群,以儿童、老年人、孕产妇、肢体残障人士和心智障碍者为代表,各个人群分别具有以下特点。

1. 儿童　儿童在灾难中极易受伤,不仅是因为儿童各系统生理功能尚未发育成熟,还因为儿童对保暖、营养、药物、心肺监护以及生活保障等方面的特殊需要。对于不同类型的灾难,可能会以不同的方式受到灾难的影响。

2. 老年人　随着年龄的增长,身体的各项组织结构和器官功能都会逐渐衰退:内脏机能迅速下降,肌肉细胞迅速衰老萎缩,脑细胞含量亦开始出现迅速减少,脑组织容量因此开始急剧衰退萎缩,神经肌肉对传导能量、信息的接收与传递、反应速度等方面也都显著下降,表现为低视力、记忆力功能减退、味觉嗅觉反应迟钝、动作协调性降低等现象。不仅如此,老年人还具有状态相对不稳定、情绪调节能力明显减弱等特点。

3. 孕产妇　孕妇体内有胎儿及其附属物,病情评估应包括对胎儿的影响。即使在灾难救援的危急情况下,胎儿宫内的状况也需要同步监测和评估。妊娠期会出现呼吸频率加快、心率加快、血容量增多、血细胞比容减少、白细胞总数增加等生理性变化。孕产妇晚期的各种病情症状往往比较尖锐、复杂多样,如果没有对患者进行正确客观的科学判断和及时正确的抢救处理,就会对许多孕产妇自身和围产儿造成很严重的潜在意外伤害,涉及影响到母婴生命体征的健康安全。

4. 肢体残障人士　人体的运动组织系统发生的特殊结构破坏和生理功能紊乱损伤可导致各种肢体运动残缺或畸形肢体、躯干关节麻痹功能障碍(麻痹)缺失等。使得某些人体器官运动与功能受到不同程度上的能力丧失、活动机能受限。肢体残疾一般包括:①因重大伤病、疾病所致或胚胎发育异常导致严重上肢功能障碍或重度下肢残疾或下肢功能障碍;②因严重损伤、疾病继发或后天发育有异常等因素引起的各种脊柱畸形或其他功能障碍所致;③中枢、周围的神经肌肉因某些伤、病后或术后发育功能异常所造成的躯干四肢肌肉的运动功能障碍。

5. 心智障碍者　普遍存在语言沟通障碍、社交障碍、适应性行为功能障碍等困难。主要类型包括先天性智力异常或发育迟缓、孤独症谱系障碍、唐氏综合征、伴有重度脑瘫症状的儿童智力障碍症等群体。

(三) 特殊人群的医学救援难点

对特殊人群开展灾难医学救援时,需要更多的特殊准备和保护措施。按照救治阶段,大致有以下几方面的救援难点。

1. 救治前需要特殊准备　灾难救援需要满足医疗资源的即时需求,包括人员配备、医疗设备、补给、药物等,为灾难造成的大量危重患者提供及时有效的治疗和护理。一般救治准备通常可以应对大多数紧急情况,但并不完全覆盖特殊人群的需求。例如,老年人、残疾人、儿童、孕妇、患有慢性疾病的人等特殊人群在应急救援中需要特殊考虑。如果救援人员没有考虑到特殊人群的需求,则可能导致以下后果:①特殊人群面临更高的风险和困难,可能无法得到及时有效的救助。②特殊人群可能因为救援人员的不当操作而遭受更严重的伤害或损失。③针对特殊人群的救援和治疗缺乏,可能使得其病情恶化。

2. 救治过程需要非常规处理　针对特殊人群开展灾难医学救援的过程中,若不作特殊处理,具有造成二次伤害的隐患。

　　孕产妇:若不作特殊处理,孕产妇在灾难中可能会出现流产、胎位不正、窒息等一系列问题,甚至威胁到产妇甚至胎儿的生命安全。为孕产妇提供适当的生理和心理支持,查明孕产妇的健康状况和妊娠情况,根据需要给予相应的急救措施,并尽快转移至医疗机构进行进一步的治疗。

　　儿童:若不作特殊处理,儿童在灾难中易受到伤害,例如失踪、食品短缺、卫生条件恶劣等,这些都会对儿童的生命和健康造成威胁。采取适当的措施对儿童进行保护,包括及时寻找失踪的儿童,为儿童提供食品、水和卫生设施等基本生活条件,为孤儿和无家可归的儿童提供照顾,为儿童提供心理支持等。

　　老年人:若不作特殊处理,老年人在灾难中可能会面临疾病、营养不良、孤独、庇护所和医疗支援的匮乏等问题,这些问题可能会导致老年人的健康和生命安全受到威胁。提供特殊营养和医疗支援,为老年人提供心理支持,建立老年人社区和庇护所,协助老年人找到家庭或者其他机构等。

　　残障人士:若不作特殊处理,残障人士在灾难中可能会因为交通和道路上的障碍、卫生条件不良、匮乏的医疗支援等问题而受到更大的影响。建立特别的安置和医疗设施,提供必要的治疗和康复支援,为残障人士提供基本生活条件和心理支持等。

　　心理障碍者:若不作特殊处理,面临失去亲人、失去财产、常规治疗中断等问题,导致其情绪不稳、产生抑郁、焦虑等因素影响身体健康。需要为心理障碍者提供专业的心理支持和治疗,尽量保持治疗的连续性,稳定其情绪,提升其自救和自我照顾能力,避免发展成为精神疾患。同时也要加强家庭、社区支持与照顾,配合专业机构进行心理复苏等措施,保障其身心健康。

　　3. 救治过程中交流困难　特殊人群在接受救助的过程中,可能出现行为异常和沟通困难,比如儿童和老年人难以清楚表达身体不适之处,甚至有阻碍救助行为的问题。

　　4. 转运过程中需要特殊保护　在灾难救援转运过程中,孕产妇需要特别的保护和关注。以下是一些可能需要的特殊保护。

　　(1)避免颠簸:孕产妇在孕期和产期都非常脆弱,对颠簸和冲击的反应比较敏感。在救援转运中应尽可能减少震荡和颠簸的程度,如加强床或床垫的固定性,减慢车速,避免急刹车。

　　(2)空气压力管理:在飞行中,环境压力会发生变化,这对于孕妇的身体是有影响的。在航空救援中需要监测空气压力,并提供给孕妇合适的氧气浓度,以确保安全。

　　(3)温度控制:孕妇对温度变化敏感,在转运过程中需要控制好温度。过热会导致孕妇身体不适,过冷会导致孕妇体内氧气供应不足。

　　(4)专业护理人员的陪伴:在转运过程中,孕妇需要有专业的医疗人员陪伴。这些工作者能及时提供帮助,并为孕妇提供必要的护理和照顾。

二、 特殊人群灾难医学救援策略和技术

(一)特殊人群灾难医学救援策略

1. 灾前筛查与评估　在灾难发生前,应对特殊人群进行筛查和评估。了解他们的身体

状况、疾病史、用药情况、生活习惯等信息,以便在灾难发生后立即提供所需的医疗救援。建立清晰的救援预案,明确在灾难发生后具体的医学救援措施和行动计划。应该考虑到不同特殊人群的需求和情况,制订相应的应急措施。评估灾难风险,提前准备适合特殊人群的应急物资,如氧气瓶、抬床器等。

2. 灾中给予特殊照顾　　及时向特殊人群提供医疗救援和康复服务,为他们提供营养的食品、清洁的水源和安全的住所。为特殊人群建立独立的救援区,以便为他们提供更好的医疗救援和康复治疗。同时,对于需要通风、散热、隔离的特殊人群,也应提供特殊的救援措施。配备专门的医疗救援人员和志愿者,协助特殊人群保护和恢复身体健康。

3. 灾后开展针对性重建　　灾后要及时对特殊人群进行身体和心理的康复治疗。一方面,要加强医疗和康复服务资源的投入,加强专业医疗机构的配备和设施建设;另一方面,要开展精神心理救援和社交关爱工作,帮助特殊人群克服恐惧、焦虑等负面情绪。建立特殊人群访问系统和监测机制,随时关注他们的身体状况和需求,为他们提供定期的医疗救援和康复治疗。鼓励和支持特殊人群自我救援和自我保护能力的提升,如生存技巧培训、医疗常识宣传等。同时,要提高社区和公众对于特殊人群的关注和理解,营造关爱、支持和帮助特殊人群的良好社会氛围。

(二) 特殊人群灾难医学救援要点

1. 孕产妇救治要点　　实施快速现场紧急救治,稳定孕产妇患者病情,建立紧急救治重症孕产妇医学识别、转运机制和组织抢救医疗应急救援机制。

(1) 院前急救出车准备状态:常用器械物品和药品准备齐全,如输液器、输血器、氧气袋、气管插管等。为新生儿准备消毒待产包,以及会阴切开缝合包,包括无菌剪刀、20 mL 注射器 1 个、长穿刺针头 1 个、弯曲管钳 4 把、持针器 1 把、2 号圆针 1 枚、角针 1 枚、消毒垫巾 4 张、纱布 10 块等。像急救车必备药品一样,血浆、维生素 K_1、缩宫素、利多卡因等产科用药也要备齐。人员编制:医护人员、妇产科接生人员 24 小时严阵以待。

(2) 急救反应时间和现场救护:急救应答护士应具备丰富的经验,尽可能详细地掌握呼叫人员的情况,在院前迅速作出病情的初步判断,以最快的速度出车,为赢得时间而作出相应的反应。急救车辆到达现场后,医护人员要沉着冷静,迅速展开救护,并视环境条件,将孕产妇安置在床上或有良好光线、环境整洁的担架上,进行产科检查,如果孕产妇情况允许转运的,要尽快转运;如果来不及转运的,要在现场进行紧急处理。

(3) 处理产科出血:医务人员密切协作,对出血原因进行查找,与时间赛跑,全力抢救。如果是因为胎盘滞留、宫缩乏力等原因引起出血,要及时对产妇进行胎盘剥离术、子宫按摩、注射催产素等,这样才能及时控制出血。对其生命体征进行严密监测,及早发现早期的休克征兆。同时,维持足够的循环血量,高流量吸氧,迅速为患者建立多条静脉通路,对减少产后出血并发症,减少患者病死率有十分重要的作用。

(4) 产科合并症后的急症处理:为了及时减轻晚期妊娠中子宫脱垂对胎腹腔和大腹腔血管造成的轻度压迫,积极对症处理子痫、先兆子痫、孕妇要采取仰卧位或侧卧位观察等辅助措施,同时也要注意防止产妇误吸其妊娠呕吐物。医生携带必要的药物到场抢救,酌情给予解痉挛、镇静药物(如硫酸镁),在尽快转运回院的同时监控生命体征,并事先通知医院做好相关准备进行抢救,协调各方力量共同抢救。

(5)延长产程的处理:尽早了解产妇的全身状况,在返院后是否能系统处理,要有充分的估计。对随时能够安排回诊检查的住院孕产妇,在就诊途中必须密切随访观察其产程,随时要求做好消毒与接生工作的准备,给予住院一般医疗处理。对于情况比较紧急危险的危重孕产妇,要尽快按照胎儿所处环境的医疗条件,进行剖宫产消毒与接生,做好死亡胎儿头颅的处理措施和胎盘碎片的紧急娩出等急救准备工作。

(6)胎膜早破处理:如出现脐带脱垂,应及时给予吸氧,抑制宫缩,防止脐带感染,及早返回医院继续治疗。

(7)胎位异常:有子宫破裂先兆,应充分估计是否能在回院后系统处理,视孕产妇宫缩状况、胎儿状况、血压及脉搏状况等而定,否则应立即剖宫产,争取时间抢救成功,减少对孕产妇及新生儿的伤害。

2. 儿童救治要点　快速评估:对儿童的伤情进行快速、准确的评估,以确定应采取的救治方案。保持呼吸道通畅:在处理儿童伤情时,避免导致呼吸道阻塞,如清除口腔、鼻腔中的异物、翻转患者头部等。控制出血:出血是儿童伤口处理中的常见问题,应控制出血,避免失血过多,采取合适的止血措施。使用正确的急救设备:如使用正确的救护包、急救药品等,这可能对抢救儿童生命起到至关重要的作用。给予合适的药物治疗:如止痛药、抗生素、抗痉挛药等,但需要注意儿童的体重、年龄等因素,避免药物过度使用。良好的交流:与儿童及其家长进行良好的交流,让他们了解所采取的救治措施,并尽可能缓解紧张和恐惧情绪。儿童特有的救治技术:如采用小剂量药物,选择适合儿童的血管穿刺点等。总之,在救治儿童伤情时,需要有专业的医疗知识和技能,同时要注重儿童的心理需求,常常需要细心呵护和温馨安慰。

3. 老年人救治要点　快速评估伤情:在紧急情况下,需要快速评估老年人的伤情和治疗优先级。老年人可能存在多种慢性疾病,需要考虑这些疾病对于救治的影响。针对老年人的特点进行救助:老年人可能存在听力或视力上的问题,需要进行口头交流和目视暗示。鉴别老年人是否存在动脉硬化、心脏病、糖尿病等疾病。控制出血:老年人皮肤较薄,易出血,因此需要严密观察,快速控制出血并进行伤口处理。给予维持生命的支持:对于有生命危险的老年人,需要给予维持生命的支持,如口对口呼吸、心肺复苏等技术手段。疼痛管理:老年人可能因为各种原因而存在疼痛感,需要给予镇痛或止痛治疗。关注心理健康:老年人极易受到灾难的心理影响,可能面临着失去家人、财产和住所等问题,需要给予心理支持和安抚。移动或转运老年人时要注意安全:由于老年人骨骼比较脆弱,因此在进行移动或转运时需要格外小心,避免骨折等意外发生。倾听老人的意见和需求:老年人需要特殊的照顾,救援人员需要尽可能地倾听其需求和意见,尽力满足其生活和心理需求。

4. 肢体障碍残疾人士救治要点　遇到台风暴雨时,建议有肢体残疾人士最好尽量都不要开车外出,因为下雨天尤其是开车在遇到洪水的冲击力度特别大,洪水冲过来的瞬间也容易发生很多小意外,如果车子没有来得及稳住,就会再次发生很多的意外。如果有人收到需要使用电动轮椅帮助的肢体障碍者的来电求助,尽量设法协助,使他们尽可能保持相对安全正确的站立坐姿,将连接他们双脚的电频装置密封保护起来,将他们双手拉到上手刹时的位置,尽量保持站在一个相对较高的安全的位置。部分肢体障碍也可能仅仅是肢体脑瘫即下肢多重瘫痪障碍,伴有各种智力、言语、听力、视力发育等功能方面产生的交流障碍,在沟通交流障碍时,肢体可能会产生完全不同的需求表达,个别的无障碍交流也可能会产生不同以往的肢体交流方式。遇到坐轮椅或有肢体障碍的路人,请进行事先沟通,保障其优先、顺利、安全地向前行进。

5. 精神障碍者救治要点　精神障碍者除了提供一些基本生存物资支持(如住房、食品、衣物等),还需要在此的基础上综合考虑精神药物方面和社会情绪方面的需求。

(1)药物:精神障碍者在面临重大生活压力时,尤其需要保证有规律地服用药物。精神障碍者在面对重大灾难时可能会面临缺医少药的困扰,所以在救助精神障碍者时一定要询问服药事宜,如有缺医少药的情况,请与当地精神专科医院或综合医院精神心理科取得联系。如果当地社区已经有比较完备的精防队伍,也可以通过他们向上级心理卫生服务机构咨询所在社区的精防队伍人员。

(2)社会生活情感:长期的家庭生活压力是导致精神障碍群体疾病加重的最大因素,甚至诱发急性心脏病乃至死亡,因此,在我们积极组织并救助这些社会心理障碍者时,还需要我们全面系统地考虑到相关救治个人或组织,包括社会专职执业心理医生、心理咨询师、心理治疗师、心理服务与预防卫生管理专业的社工等,和各类具有长期灾难后社会心理援助专业及经验丰富的社会救助服务人员。需要工作人员更加注意自我检查,发现和自我甄别心理灾难救助中的援助对象目前是否存在情绪、行为举止等一些异常的反应行为,如情绪低落、易激惹、语无伦次、自我指责等,建议引导他们适当加强其个人的护理,并提请他们及时或者积极联系当地医疗、心理等卫生司法救助和服务,以及相关公益机构的转介。

(陈　锋　龚　峥　刘亚华　汪　茜　杨玉凤　李晓雪
吉巧丽　井　玲　王　红　肖利军　冯书芳)

参考文献

[1] 杨丽君. 我国突发公共卫生事件应急救援体系建设研究[J]. 中国工程科学,2021,23(5):9-17.
[2] 曹康泰. 突发公共卫生事件应急条例释义[M]. 北京:中国法制出版社,2003.
[3] 卫生部卫生监督中心卫生标准处. 传染病诊断标准及相关法规汇编[M]. 北京:中国标准出版社,2003.
[4] 姜伟. 突发公共卫生事件的预防与处理[J]. 中国现代药物应用,2011,5(1):246-247.
[5] 袁健. 突发公共卫生事件管理的政策保障——基于公共政策制定层面的分析[J]. 中共银川市委党校学报,2011,3(4):83-85.
[6] 中华人民共和国国务院. 国家突发公共事件总体应急预案[EB/OL]. (2006-01-08). http://www.gov.cn/jrzg/2006-01/08/content_150878.htm
[7] 冯毅. 社会安全突发事件概念的界定[J]. 法制与社会,2010(25):279-280.
[8] 武西峰,张玉亮. 社会安全事件应急管理概论[M]. 北京:清华大学出版社,2013.
[9] 田一鸣. 基于模糊贝叶斯网络的社会安全事件风险评估研究[D]. 北京:中国人民公安大学,2019.
[10] 胡啸峰,王卓明. 加强"韧性城市建设"降低公共安全风险[J]. 宏观经济管理,2017(2):35-37.
[11] 王任. 地铁化学恐怖袭击应急处置探究[J]. 铁道警察学院学报,2021,31(4):25-28.
[12] 陈振锋,张磊,王心,等. 化学恐怖袭击的医学救援策略[J]. 中国急救复苏与灾害医学杂志,2008(10):620-622.
[13] 孙先伟,孔繁燕. 国外处置恐怖袭击事件的经验和启示[J]. 中国人民公安大学学报(社会科学版),2009,25(3):139-143.

[14] 王诚聪,刘亚静,刘明月. 全球恐怖袭击事件时空演变与态势分析[J]. 地球信息科学学报,2019,21(11):1710 - 1720.

[15] 王德文,刘耀. 反恐应急救援[M]. 北京:人民军医出版社,2011.

[16] Coates S J, Weymouth W. Emergency medical services response to earthquakes: A review [J]. Am J Disaster Med, 2011,6(6):367 - 380.

[17] Bissonnette D, Scarfone R, Foltin G, et al. Pediatric disaster triage: multiple-casualty incident triage tools in pediatric patients [J]. Pediatrics, 2016,137(4):e20154273.

[18] Hirose T, Watanabe M, Nishida T, et al. Lessons learned from a medical response to the Great East Japan earthquake: toward sustainable medical disaster support [J]. Disaster Med Public Health Prep, 2018,12(1):99 - 106.

[19] Lai P C, Mak K L, Ho W Y, et al. An analysis of medical relief teams after the 2018 Taiwan Hualien earthquake [J]. Int J Environ Res Public Health, 2019,16(4):569.

[20] Djalali A, Ingrassia P L, Della Corte F, et al. Identifying deficiencies in national and foreign medical team responses through expert opinion surveys: implications for education and training [J]. Disaster Med Public Health Prep, 2019,13(1):87 - 94.

[21] Doocy S, Maher C, Martinez S, et al. Health service utilization among Syrian refugees with chronic health conditions in Jordan [J]. PLoS One, 2019,14(3):e0212500.

第八章 · 灾难逃生与自救的基本方法

第一节 · 紧 急 呼 救

我国地域辽阔、人口众多,是世界上灾难发生最严重的国家之一,不但灾难类型多、强度大、频度高,而且灾后环境恶劣复杂,对社会功能、生活秩序、环境资源等造成巨大的破坏,严重威胁人民群众生命和财产安全。灾难发生后,受灾受困群众除了积极开展自救和互救外,往往需要灾难现场外的专业救援机构的帮助和救助,因此,紧急呼救显得尤为重要,及时、高效的呼救有助于救援人员了解灾情,合理分配救援力量,有助于制订周详的救援方案。

一、 紧急呼救的方法

在我国,紧急呼救最常用的方法是电话呼救。医疗急救电话为120,报警为110,火警为119,交通事故为122。呼救时必须要用最精练、准确、清楚的语言说明以下几点:①现场联系电话与姓名(包括报告人与伤病员),以及伤病员性别、年龄;②现场确切地点,尽可能指出附近街道的交汇处、其他显著标志或高速公路距某服务区距离;③伤病员目前最危重的情况,如昏倒、呼吸困难、大出血、骨折等;④简述发生急症的情况或突发事件等;⑤灾难事故时,说明伤害性质、严重程度、伤病员的人数;⑥现场所采取的救护措施。

注意:报警后不要先放下话筒,要等应急医疗服务体系(Emergency Medical Service System, EMSS)调度人员挂断电话。

二、 灾难现场通信存在的问题

灾难救援第一时间的通信至关重要,然而严重灾难现场通信公众网络(固定电话、移动电话、移动网络等)通常遭受不同程度破坏,短期内难以修复,不仅影响受灾群众的紧急呼救,同时制约着紧急救援行动的开展。其主要存在以下几个问题。

1. 通信线路中断 严重自然灾难发生时,通信基站、地下光缆等基础设施遭受破坏,维修难度大、时间长,导致灾区群众紧急求救信号无法及时传递,救援人员亦无法向外界汇报救援现场信息。

2. 信号传递堵塞 灾难发生后,在生命财产安全受到威胁时,人民群众首先会拨打"110""119""120"等求助电话,短时间内通信流量急遽蹿升,造成通信通道阻塞,甚至"瘫痪",导致求救信息无法及时传输。

3. 电力中断 洪涝、地震、台风等灾难往往会出现电力设施破坏,造成供电中断,导致通信设施无法正常供电,引起通信网络瘫痪,从而影响救援信息的传递。

三、 应急通信网络的建立

灾难发生后,各级救灾指挥机构应当组织邮电、交通、建设以及其他有关部门和单位采取措施,抢修、抢通遭受破坏的生命线系统,包括通信传播系统、交通运输系统、供排水系统、能源供应系统等。其中,通信传播系统是其重要的一环,在通信公众网络遭受破坏或不堪重负的情况下,必需尽快建立高效、可靠的应急通信网络系统。目前我国常用的应急通信网络有以下几种。

1. 卫星通信系统 卫星通信技术在我国发展得已经相对成熟,属于天基应急通信手段。卫星通信有突出的应用优势,支持远距离交流、覆盖范围广,并且效率高、线路可靠、通信质量优、灵活度高,能够在较短的时间内恢复通信状态,是灾难救援中不可或缺的通信方式。

2. 短波电台通信 在构建应急通信网络时,短波电台通信可以作为备用通信方法。通过架设中继台的方式,全面覆盖救援现场。这种通信方式运行机制相对简单,在重大、特大灾难现场不易受到干扰,而且能够保障通信质量,使用成本低。

3. 宽带网络 如果灾难现场发现地面有线网络尚未被破坏,也可以使用宽带网络进行应急通信。这种通信方式具有信号传输速度快、传输能力强、稳定性高等突出优势,能够实现对文字、语音、影像等的传输。

4. 其他的应急通信 包括应急通信车、系留无人机、系留气球等陆基应急通信手段,以及无人机、高空气球等空基应急通信手段,这些手段都在灾难现场的应急通信中发挥了重要的作用。

四、 灾难现场的紧急呼救

面对突如其来的灾难,受灾受困时务必保持清醒头脑,注意观察自身所处的环境,根据灾难发生的类型和程度在最佳的时机,选择最合适的方法向外界发出紧急求救信号。

1. 呼救前自救互救 首先,要树立"三分救援,七分自救"意识,在救援力量到来之前,争分夺秒展开自救行动。迅速脱离危险环境,转移至相对安全区域。灾难发生后的自救和互救能够为抢救伤员赢得有效时间,节约救援时间,降低死亡率。切忌一味等待外援而贻误自救时机。

2. 紧急呼救 在转移至相对安全环境后,立即想方设法使用有效的通信工具进行紧急呼救,包括固定电话、移动电话、移动网络、宽带网络、卫星电话、短波电台等。迅速向公安机关、消防系统、急救中心、应急救援队等部门求助。紧急呼救时,需说明灾难发生的类型、时间、详细地址、险情程度、伤亡情况、被困人数等内容,同时留下联系方式方便救援人员后续联系。

3. 特殊呼救 当被困灾难现场又缺乏有效通信工具时,应当及时施放简易求救信号进行紧急呼救。

（1）SOS求救信号：英文字母SOS组合是国际通用的呼救标志，在野外空旷地带或大型船只海上遇险时，可以用树枝、石块、衣物等物品在空地上堆出"SOS"或其他求救字样，每字至少长6 m，向高空飞行器发出求救信号。

（2）声响求救信号：地震、塌方、矿难发生后，如果被压或被困在倒塌的废墟内，但又无法脱险时，应注意保持体力，不要盲目大声呼救，在确定救援人员就在附近时方可大声求救。可以采取大声呼喊、间断吹响应急哨，击打墙壁、管道、金属、脸盆等物品，通过声音向外发出求救信号。

（3）闪光求救信号：白天可以用镜子反射太阳光或用手电筒闪光。6次/分，停顿1分钟后，重复同样信号，向前方发出求救信号。在火灾受困无法脱离现场时，切忌高声呼救，避免吸入有毒气体导致中毒、窒息，应用多层湿毛巾捂住口鼻，做好个人防护，同时可以向外打手电、镜子反射太阳光等方法，向外发出光线求救信号。

（4）烟火求救信号：在野外遭遇灾难时，白天可燃烧新鲜树枝、青草等植物发出烟雾；晚上可点燃干柴，发出明亮闪耀的红色火光，向周围发出求救信号。

（5）抛掷软物求救信号：在高楼遇到危难时，可以抛掷软物，如枕头、塑料空瓶等，向地面施放求救信号。

（6）其他：不断地挥舞衣物、旗帜、布单等，发出求救信号。

在紧急呼救信号发出后，需要引导灾难现场受困人员坚定信心、保持冷静，消除恐惧心理，耐心等待救援人员到来，继续积极避险、努力求生。

随着卫星定位系统、通信工程、无人机、智能机器人、大数据等先进技术不断发展，未来的灾难救援、灾区通信将更加高效和便捷，随着紧急医学救援基地与医学救援队的建设与健全，呼救、接警工作会不断趋于完善。当然，专业人员的培训、防灾救灾的演练、灾难自救知识的科普也是今后一段时间内政府、医疗机构和医学院校重要的工作之一。

第二节 · 逃 生 与 撤 离

逃生避险知识与技术的普及，对于提高灾难发生时有效逃生的比例，降低人员伤亡率有着至关重要的意义和作用。下面结合灾难事件的突发性特点，谈一谈逃生与撤离的基本原则和典型灾难事件的逃生技巧和撤离注意事项。

一、 灾难事件的突发性特点

灾难事件最明显、最致命的特点就是突发性。灾难一旦突发，往往措手不及，来不及调动所需的物资、装备和人员，从而延迟抢险和救援的行动，甚至错失时机，造成巨大的财产损失和人员伤亡。应急准备虽不能阻止灾难发生，但可增强应对灾难的能力，帮助政府、企业和家庭减轻灾难导致的损失，最大限度地保护人们的生命、财产、基础设置和环境。

1. 应急准备　在我国自然灾难领域也被称为"备灾"，在英文文献中有时也被称为"灾难准备"。其定义和内涵经历了较为复杂的演化过程，并且还在进一步发展之中。通常是指通过领导能力、政策、资金和技术援助、培训、预备和演练等一系列灾难减除措施,对可能发生的各类危险做好充分的准备,预防和有效减少各种灾难造成的损失。《突发事件应对法》中将应急管理划分为预防与应急准备、监测与预警、应急处置与救援、恢复与重建4个阶段,其中预防与应急准备作为应急管理全过程中的前置部分,对减缓灾难影响和损失有着重要的作用。预防主要是尽量减少突发事件的发生及其造成的损失,应急准备是针对那些一定要发生的突发事件必须做的准备,因此应急管理的关键是做好应急准备。

2. 应急准备的目标 应急准备的最终目标是降低突发事件的风险,从而减少各类事件对生命、财产和环境的损害和破坏。应急准备既包括以政府为主体的公共部门的准备工作,也包括家庭和个人层面的应急准备活动。

二、 逃生与撤离的基本原则

逃生与撤离是每个人身处灾难环境时必须面对的问题,如何能够在危急关头顺利、安全逃离现场,有以下一些原则可以借鉴。

1. 服从指挥、有序撤离 遇到灾难时,若有事先预报(如洪水、滑坡等),这时一定要听从政府及工作人员的统一指挥,有序撤离到安全地带。

2. 沉着冷静、伏而待定 遇突发灾难性事件,首先要保持冷静、注意观察,伏而待定(机)。一定要记住"避险逃生"的逻辑关系,即只有有效的规避风险,才有全身而退的可能。因此,撤离的过程中一定要注意逃生路线的判定与选择。

3. 挣脱险境、莫贪财物 身处险境,应尽快撤离,不要因害羞或顾及贵重物品和财物,而把宝贵的逃生时间浪费在穿衣或寻找、搬拿贵重物品上;同样,已脱离险境的人员,切记要命不要财,切莫重返险境。

4. 保护自己、再顾别人 保护好自己,再去帮助别人。这不是自私,更不能理解为没有人道主义精神。在灾难现场,第一时间只有保全好自己的生命,才可能去救助他人。

5. 不盲从、防踩踏 特别是大地震或人员密集区火灾发生时,不能盲目追从人流而慌乱逃窜。因为,盲目逃生中有可能发生踩踏事件和其他危及自身和他人的生命安全事件,导致更加严重的后果。

三、 典型灾难事件的逃生技巧和撤离注意事项

1. 家庭火灾逃生与撤离

(1) 在家中若刚起火冒烟,保持镇静。如电器火灾,应拔下电源插头或拉下总闸,如只发现电打火冒烟,断电后,火即自行熄灭。

(2) 若火势蔓延,大声向四周邻居求救,并拨打火警电话119或者110,同时积极灭火。家庭备有干粉灭火器,可使用干粉或二氧化碳灭火器灭火。没有灭火器时,应立即将干燥的棉衣、棉被盖住火焰,隔绝空气流通。电源尚未切断时,不可直接泼水或其他液体灭火,避免触电。家用电器处于高温状态下,突然浇水冷却,会使电器爆炸伤人。火灭后,应立即打开门窗,排除有毒烟雾,防止中毒。

(3) 若火势太大,要及时离开,千万不可贪恋财物,生命最重要。立刻披上浸湿的衣物、

被褥等,向安全出口方向冲出去。遇火灾不可乘坐电梯,要向安全出口方向逃生。穿过浓烟逃生时,要尽量使身体贴近地面,并用折叠8层的湿毛巾捂住口鼻,弯腰低头,避开处于空气上方的毒烟。若身上着火,千万不要奔跑,可就地打滚或用厚重衣服压灭火苗。

（4）若被困火场,要立即退回室内,可在窗口、阳台等处向外呼喊、挥动醒目布条等发出求救信号,等待救援。千万不要盲目跳楼,可利用绳子或床单、被罩等结成绳子,一端拴在门、窗、暖气管上,沿绳子爬下。如有雨水管、电线杆等,可顺着下滑,或下到未着火的楼层脱离险境。

2. 洪水灾害逃生与撤离

（1）及时转移:受到洪水威胁,如果时间充裕,应按照预定路线,有组织地向上坡、高地等处转移;在措手不及、已经受到洪水包围时,在条件允许的情况下,可利用船只、木排,或者利用门板、木床制作木筏,拖把、扫把用作划桨等,从水上转移(务必先检查木筏能否漂浮)。

（2）来不及撤离时的应急处理:洪水来得太快,已经来不及转移时,要立即爬上屋顶、楼房高层、大树、高墙,做暂时避险,等待援救。可用绳子将身体与固定物相连,以防被洪水卷走。仔细检查暂避处是否有经过洪水浸泡而坍塌、破坏的可能。如可能出现危险,应尽快向安全处转移。利用通信工具,及时报告救援部门自己的位置和险情。利用燃火、放烟、呼喊及挥动鲜艳衣物等求救方法,获得援助。切忌不可孤身游水转移。

（3）不幸落水时的应急处理:当许多人同时落水,可以手拉手,用牵制力共同抵御洪水(注意:1人落水,岸上的人不可手牵手下水救人)。落入水中时,要及时脱掉鞋子,减小阻力,将头露出水面,调整呼吸。当离岸较远,浪高水急时,不要盲目游动,尽可能节省体力。及时躲避漩涡及水中夹带的石块等可能危及身体的重物。发现并抓住漂浮的木板、桌椅、木床、塑料盆和大件泡沫塑料等作为自救物品。发现树木、坝坎、岸沿等高地要想方设法靠上去。

（4）在山区,如果连降大雨,会容易暴发山洪。溪、河洪水迅速上涨时,避免涉水,不要沿着河谷跑,应向河谷两岸高处跑。注意防止被山洪冲走,还要注意防止山体滑坡、滚石、泥石流的伤害。

（5）在城市,如果连降大雨,应当注意防止城市内涝所造成的车库等低洼地带积水。行人行走或车辆出行时,应避开危墙、危险区域,注意人身、车辆安全。发现附近有高压线铁塔倾倒、电线低垂或断折,要远离避险,不可触摸或接近,防止触电。

3. 地震灾害逃生与撤离

（1）正确躲/跑:地震发生时,不应慌张,平房或者底层住户,尽量离开建筑物,用软物(如枕头、坐垫等)护头,跑到空旷的地方,小心坠物。高层住户,不要急于跳窗逃生,应当立即采取低位抱头姿势,躲避在由坚固不易倾倒的家具(如大床、桌子、沙发、衣柜)构成的安全三角区,或者开间小、有支撑的地方。

（2）创造逃生条件:有手机者,拨打"110""120"等呼叫求救。观察周边环境,条件允许时,寻找通道,或试着排除障碍,开辟通道,向着有光亮、更安全宽敞的地方移动,尽量设法脱离险境。如果找不到脱离险境的通道,尽量保存体力,仔细听周围是否有人,听到人声时,用石块敲击能发出声响的物体(如铁管、墙壁),或者适当大声呼叫,向外界发出求救信号。在夜晚,可利用手电筒或手机灯光向废墟外发射一闪一亮的求救信号;如有阳光或月光射进,可利用镜片、玻璃片或能反射光线的金属饰品,制造光亮,引起营救者注意。

4. 滑坡灾害逃生与撤离

(1) 遭遇山体滑坡时,首先要沉着冷静,不要慌乱。迅速环顾四周,向较为安全的避灾场地撤离,避灾场地应选择在易滑坡两侧边界外围,远离滑坡体的位置。

(2) 处于滑坡体上部,感到地面有变动时,要用最快的速度向山坡两侧稳定地区逃离,向滑坡体上方或下方跑都是危险的。

(3) 处于滑坡体中部无法逃离时,可迅速抱住身边的树木等固定物体。可躲避在结实的障碍物下,或蹲在地坎、地沟里。也可找一块坡度较缓的开阔地停留,但一定不要和房屋、围墙、电线杆等靠太近。应注意保护好头部,可利用身边的衣物裹住头部。

(4) 处于滑坡体坡脚时,只能迅速向两边逃生,别无选择。

(5) 滑坡停止后,不应立刻回家检查情况。因为滑坡会连续发生,贸然回家,容易遭到第二次滑坡的侵害。只有当滑坡已经过去,并且自家的房屋远离滑坡体,确认安全后,方可进入。

5. 泥石流灾害逃生与撤离

(1) 遭遇泥石流时,要保持冷静。立即观察好地形和泥石流走向,选择与泥石流垂直的方向,向沟谷两侧山坡或高地跑。切记不要顺泥石流前进的方向跑,或者往坡下跑。

(2) 不要在泥石流流经的建筑物内躲避,不要在树上躲避,不要停留在低洼处,不要在土质松软、土体不稳定的斜坡停留,不要躲在有巨石和大量堆积物的陡峭山坡下面,应避开河沟弯曲的凹岸或地方狭小、高度不足的凸地,因泥石流具有很强的掏蚀冲刷作用。应待在基底稳固的高处。

(3) 有时泥石流会间歇发生,所以即使泥石流停止,也一定要远离现场,避免遭到二次泥石流的伤害。

(4) 当处于非泥石流区时,应立刻通过"110"等联系并警告泥石流下游受影响区域。

6. 雷电灾害逃生与撤离

(1) 遭遇雷电时,应尽量远离山顶、高大的树木和四周没有任何东西的砾石,远离孤立的大树、高塔、电线杆、广告牌。立即停止室外游泳、划船、钓鱼等水上活动。可向干燥的洞穴、低处、车内移动。在低处,当感到雷电的击打在迫近,应马上蹲下,先用手触地,再弯腰抱膝抵胸,双手抱头并按住耳朵,双脚并拢,摘除金属材质的发卡、眼镜等物品,减少遭雷击的危险。

(2) 被雷电击中后,如果衣服着火,要立刻躺下,就地打滚,或者爬到有水的洼地和水池中,切不可惊慌奔跑,奔跑只会使火焰越烧越旺。迅速躺下滚动灭火,同时伤者必须用手护住脸部,以免火焰袭面,导致呼吸道烧伤而窒息死亡。灭火后,烧伤部位要利用冷疗法处理,即可用冷水冲洗,然后用洁净的布包扎。

7. 危险化学品事故逃生与撤离

危险化学品泄漏后,不仅污染环境,对人体造成伤害,如遇可燃物质,还有引发火灾爆炸的可能,因此,对泄漏事故应及时、正确处理,防止事故扩大。

(1) 有风环境下,优选上风方向逃生。当发生有毒气体泄漏时,应避开泄漏源,沿着与风向垂直的方向,或者朝着上风方向疏散、撤离;若有毒气体密度大于空气时,不要滞留在低洼处或避开低洼处;若有毒气体密度小于空气时,考虑到有毒气体主要在高位,尽量采取弯腰或者爬行等低姿势逃离。尽量用防毒面具或者湿毛巾掩住口鼻,尽快离开现场。

　　(2)无风环境下,如果是甲烷、一氧化碳、乙烯、乙炔等比空气轻的气体,选择下坡方向逃生。如果是苯、氯气、光气等比空气重的气体,选择上坡方向逃生。

　　(3)不少危险品遇水后会发生反应,产生其他危险。在雨天或路面湿滑的情况下,应向高处转移,不要接触地面水体。

　　(4)不要在事发地点周围逗留,不开灯,不要动电器,以免产生火花导致爆炸;熄灭火种,关阀断气,以防发生火灾或爆炸。

　　(5)在逃离至安全地带后,应立即拨打"110""120"及"119"报警并联系救援。

　　(6)如果不幸遇到爆炸,应采取正确躲避方式并及时撤离。

　　1)爆炸时,应迅速背对冲击波传来的方向卧倒,脸朝下,头放低,用手臂隔开胸腔和地面距离,避免身体直贴地面,以减轻沿地面传导的冲击。

　　2)如果爆炸的位置在上风口,尤其要注意:爆炸后,人一般会下意识背对爆炸点的方向跑,如果爆炸后的气体有毒,这样始终会在毒气的前进线路上。所以,正确的方式应该是绕开爆炸点,快速向上风口撤离。

　　3)如果距离爆炸地点很近或来不及逃跑,不要停留在窗户、玻璃门前或其他有潜在危害的区域,可钻到结实的掩体底下迅速趴下,保持身体伏低,注意保护头部,避免被爆炸震落物品砸伤。

　　4)如遇身上着火,撕掉着火衣服,远离火源;若衣服无法脱下,就地打滚灭火。注意切勿奔跑,这会让火烧得更旺。

　　5)在确认二次爆炸不会发生后,背向爆炸中心迅速向上风向转移,避免吸入过多有毒烟雾。

　　6)如果不幸接触到化学物质,应迅速脱去衣服,立即用大量清水冲洗创伤部位。完成冲洗后,应根据受伤情况及时就医,由医生进行适当处理。如果更严重,就要及时清创止血后去医院接受进一步治疗。如果条件允许,尽量去远一点的医院,因为就近的医院往往人满为患。

第三节·止血与包扎

　　急性创伤性大出血是灾难发生后伤员早期死亡的主要原因之一。从创伤失血性休克发病到死亡的中位时间仅为 2 小时,因此,及时、有效的止血在灾难现场急救中极其重要,尤其是对于危及生命的出血需要立即进行干预。目前,常用的止血方法有很多,本章节仅对灾难现场常用的止血和包扎方法进行阐述。

一、止　血

　　止血(hemostasis)是灾难现场急救的最重要的救命措施之一。在止血之前,应该首先确定损伤的位置和出血的类型：动脉出血通常呈鲜红色，血液会从伤口喷出或泵出，大动脉出血在 3 分钟内就可能危及生命；静脉出血通常呈暗红色，血液从伤口流出速度较慢，但大静脉受损出血也可能危及生命；第三种类型的出血是毛细血管出血，损伤部位可以看到暗红色血液渗出。

灾难现场最常用的止血方法包括物理止血和药物止血。

（一）物理止血

创伤发生后，通常最先采用物理止血方法止血，常用的物理止血方法有：①指压止血；②加压包扎止血；③加垫屈肢止血；④止血带止血；⑤钳夹止血；⑥交界止血带。

1. 指压止血　该方法是一种短暂应急的止血方法，适用于头面部及四肢浅表部位的动脉出血。其中，头面部皮肤组织菲薄且血运丰富，容易发生损伤且伤后出血量大，抢救不及时或院前急救处理不当可导致失血性休克，甚至死亡。用手指压迫在出血处近心端，将出血部位的主要动脉按压至骨面或附近的骨骼即可阻断血流，达到迅速止血的目的。

根据不同的出血部位，选择相应的按压位置：①于耳屏前（耳前 1 cm 处）压迫颞动脉，可止住头部及颞部的出血；②于咬肌前缘（双侧下颌角前 1 cm 凹陷处）压迫面动脉可止住颜面部的出血；③于手腕掌面同时压迫桡动脉和尺动脉可止住腕部及手部出血；④于上臂中段内侧压迫肱动脉可止住单侧手、前臂及上臂下部的出血；⑤于锁骨上窝处胸锁乳突肌锁骨头外侧向第 1 肋压迫锁骨下动脉，可止住肩或上臂的出血；⑥于腹股沟韧带中点向耻骨上支压迫股动脉，可止住大腿或小腿处的出血；⑦压迫足背动脉和胫后动脉可止住足部的出血。

2. 加压包扎止血　该方法是目前院前急救最常用的止血方法，该止血办法简单易行，且不会对周围血管神经造成二次损伤，适用于头颈、四肢及躯干体表血管损伤出血。

具体操作方法为：使用无菌纱布或洁净敷料覆盖伤口，对于较深部位或较大的出血伤口则需要用无菌纱布填塞伤口直至出血停止，随后再用绷带进行加压包扎，伤口包扎的力度以能止血而肢体远端仍有血液循环为宜。

3. 加垫屈肢止血　该方法适用于四肢非骨折性创伤，是一种临时止血的自体压迫止血方法。

当发生前臂、手或小腿、足出血且不伴有骨折时，可用纱布或毛巾、棉花等物卷起塞在肘窝或腘窝，屈肘或屈膝，并用三角巾或绷带紧紧固定屈曲的肢体。存在骨折或怀疑骨折、存在关节损伤时禁用此法，避免引起剧烈疼痛或造成医源性损伤。使用该方法时，需注意肢体远端血液循环情况，如血液循环被完全阻断需要每隔 1 小时左右放松包扎部位一次，放松时采取指压止血法止血，观察 3～5 分钟，防止肢端缺血坏死。

4. 止血带止血　该方法适用于肱动脉或腘动脉损伤引起的大出血。

在灾难现场急救中，可选用卡带式止血带，具有快速自动锁紧和解脱的卡带式设计操作方便，但同时具有压力较弱、对皮肤的保护不足等缺点；而在急诊室和院内急救中，多选用充气式止血带，其压迫面积广、压力均匀，并且可以通过连接的压力表随时调节压力，安全性更高；在紧急情况下，也可以使用橡皮管、三角巾或绷带代替，但应在此类止血带下放好衬垫物，以避免皮肤的损伤和坏死；禁止应用细绳索或电线等充当止血带。

出血部位不同,止血带压迫部位也不相同:上臂大出血的伤员应扎在上臂上 1/3;前臂或手外伤大出血应扎在上臂下 1/3;上臂中下 1/3 处有桡神经紧贴骨面,不宜扎止血带;膝以下部位大出血应扎在股骨中下 1/3 交界处。

当需要进行截肢术时,在做好下肢动脉多普勒超声和血管造影的基础上决定安全的截肢平面,控制气囊止血带的压力在 60 kPa,在止血带下行截肢术可明显缩短手术时间,并且术中术野清晰,创缘出血少,减少了患者失血性休克的风险。

止血带止血可以有效地控制肢体出血,能够挽救伤员的同时又存在一定的风险,如缠绕时间过长、止血带压力过大等引起的肢端缺血坏死、肾衰竭等。因此,在止血过程中要注意:①在患者伤口近端留有足够的空间包扎止血带;②止血带下应该垫纱布或者是棉垫,避免勒伤皮肤造成损伤或坏死;③注意止血带包扎的松紧,以刚达到远端动脉搏动消失、阻断动脉出血为宜,上肢应用充气式止血带的压力为 250～300 mmHg,下肢为 400～500 mmHg;④对于所有进行止血带止血的患者均要做出显著标志并准确记录扎止血带的时间,在采取替代止血方法的前提下,每 1 小时左右放松一次,观察 3～5 分钟,以避免扎止血带过紧导致患者出现肢体坏死等医源性损伤等;⑤如无替代止血方法或无法到医院救治,则在得到正规救援前不建议解除止血带,以避免因大出血导致死亡。

5. 钳夹止血　如在伤口内可见活动性出血的损伤血管,则可以直接应用止血钳夹住出血的血管断端,并连止血钳一起包扎在伤口内,直至进一步处理。需要注意的是,不可盲目钳夹,避免损伤邻近血管或神经,影响后续的治疗修复。在口腔颌面部的损伤中,一般选用蚊式血管钳对出血点进行迅速和准确的钳夹;对于微小血管的出血,简单钳夹即可止血;对于较大的出血点,则需要后续用丝线进行结扎或缝扎。

6. 交界止血带　交界部位指的是腹股沟、臀部、腋窝、颈等肢体与躯干交界部位,交界部位出血属于可压迫性出血,但常规的加压包扎、止血带通常无法有效止血,因此推荐使用"交界止血带",包括 SJT 止血带(SAM junctional tourniquet, SJT)、JETT 交界止血带(junctional emergency treatment tool, JETT)、CRoC 交界止血钳(combat ready clamp; CRoC)以及腹主动脉和交界部位止血带(abdominal aortic and junctional tourniquet, AAJT)。

(二) 药物止血

在急救过程中,止血药物的使用也是必不可少的,药物的应用能够加速止血、缩短病程、降低死亡率和并发症的发生。受灾难现场条件的限制,急救中使用的止血药物多为局部应用,具体包括可吸收型和不可吸收型药物。

1. 可吸收型止血药物　该类药物种类繁多,其中常用的是巴曲酶类和抗纤维蛋白溶解药物。

巴曲酶类药物的作用原理是促进血浆中的纤维蛋白原转化为纤维蛋白从而使血液凝固,具有凝血和止血的双重作用。局部使用可以直接作用于血管破损处,缩短其起效时间,促进止血效应。目前该类药物常用剂型为冻干粉剂,使用时将药物直接洒在出血创面上即可,为避免被流动性出血冲掉,可与其他止血剂合用。

抗纤维蛋白溶解药物如氨甲环酸,局部喷洒应用或浸润棉球压迫创面均有良好的止血效果;同时,胫骨高位截骨术或膝关节创伤后可能伴随髓腔破坏,出现隐性失血。局部注射氨甲环酸可有效减少伤者隐性失血量,有研究表明,关节腔局部注射止血药物的止血效果较全身应用效果更佳,对全身抗凝系统的干扰更小。另外,合用低分子肝素钠可预防严重血栓并发症的发生。

2. 不可吸收型止血药物 目前,临床上最常用的不可吸收型止血药物有纤维蛋白胶、可吸收型明胶海绵等。纤维蛋白胶干敷料和纤维蛋白胶止血绷带在动脉出血中有较好的止血效果;明胶海绵的作用机制主要依靠其多孔结构,在吸收血液后破坏血小板,促进凝血块的形成,与凝血酶合用效果更佳。

近年来,天然活性物质在院前止血急救中也有出色的表现,常用的有沸石类矿物质、壳聚糖类、海藻酸类等。沸石类材料常被用于止血敷料的制备,其止血机制在于可以短时间内吸干出血伤口中的水分,同时吸水产热增强血小板的凝血能力,从而实现快速止血。壳聚糖类物质不仅能够通过活化凝血因子和血小板促进凝血过程,还具有一定的抗菌抑菌能力。在止血绷带中加入壳聚糖可以极大程度地提升其止血能力。另外,将聚丙烯酸钠接枝到壳聚糖上制成的新型材料,具有很强的局部凝血功能和吸水能力,对动静脉大出血的止血效果显著。海藻酸盐则可通过与血液中的钠发生反应形成海藻酸钠凝胶覆盖于伤口表面,同时其中的钙离子又可以激活内源性凝血途径,从而在创面处凝结成血块封堵破损血管,完成止血过程。

二、包 扎

包扎也是灾难现场最常用的急救措施之一,除可与止血技术联合用于创伤止血外,还可用于保护伤口不受二次伤害,防止损伤扩大,减少污染,固定骨折等。

(一)灾难现场包扎注意事项

(1)包扎前需评估损伤肢体的远端功能、离断程度及骨折情况,确定包扎和固定时以正确的体位进行,避免包扎或搬运过程中伤情加重。

(2)在包扎前应除去包扎部位的物品,包括眼镜、饰品等,粘在伤口上的衣物不能强行撕下,可用剪刀剪去。充分暴露伤口,并寻找比较隐蔽的损伤,避免遗漏。

(3)评估伤口内部情况,包括异物、坏死、出血等,判断是否进一步探查伤口再行包扎。灾难现场通常比较混乱、情况复杂,伤口容易存留沙土、木屑、玻璃、金属等异物;伤者自救时也可能没有医用敷料,而用卫生纸、污染布料等进行临时包扎,导致异物残留。包扎前应仔细将残留异物去除,再用无菌敷料或清洁布料进行包扎;如果异物数量多或与组织粘连,清除十分困难的,可允许有少量残留。如果是锋利物体存留的伤口,如刀具、钉子、弹珠等,不可盲目将其去除,需要专业医护人员在有急救设备的前提下进行异物取出,除非异物的继续存在会立即造成生命危险,或影响了其他必要的抢救措施;如果异物是固定在受伤现场,或异物过长、过大,无法随患者一起搬运的,如建筑工地的钢筋,应用木锯或气焊将异物切断,切断过程中注意将其固定,并将切割器械与患者用衣物或木板等隔离开,用湿毛巾包裹异物,洒冷水降温,切割过程中时刻注意防止电击伤、热烧伤,并防止震动加重损伤。

(4)如果在现场有清水,应先对伤口进行冲洗,清除凝血块、异物、坏死组织,尤其是对烧烫伤、化学伤等,可以预防损伤的进一步扩大、加深。应避免在受伤现场直接使用消毒剂,以免加重刺激,损害重要组织、外露骨骼,影响伤口、骨折愈合。不要在创面上涂抹带有颜色的外用药物,以免在正式治疗时影响医护人员对创面的评估,影响创面清创,还可能导致创面愈合后局部色素沉积。

(5)包扎时用敷料覆盖及保护伤口,敷料应超出伤口边缘 5~10 cm,包扎不能过紧或过松,不能将结打在骨折或伤口处。在敷料上标记地点、日期、时间、主要操作、实施者和下一步计划。

(6)包扎完成后每 10 分钟检查一次远端脉搏的搏动情况,触摸手脚有否发凉;四肢末端的包扎也可观察指/趾尖的血液循环情况。提示血液循环不通畅的现象包括:①远端脉搏微弱或消失;②患肢末端皮肤温度降低,肤色变白、变灰,或皮温升高,皮肤充血变红甚至黑红色;③患肢刺痛感或麻痹;④患肢活动困难;⑤毛细血管再充血时间会延长。

(二)常用包扎材料及方法

最常用的材料有绷带、三角巾,如果没有上述物品,则可就地取材,选用干净的毛巾、手绢、衣物等。依据包扎材料的不同,可分为以下几种包扎方法。

1. **绷带** 包括弹性绷带和纱布绷带。弹性绷带用于关节部位的损伤,或须加压包扎的部位。绷带应避免在伤口或肿胀畸形处打结或固定。紧急情况下没有绷带可用时,可使用布条作为临时绷带。包扎完成后均需检查肢体的血运情况。

(1)螺旋形包扎:最常见,多用于手腕、肢体、胸、腹等部位的包扎。将绷带从内向外、由下至上,从远至近作环形重叠缠绕,每圈缠绕的绷带须遮盖前一圈绷带的 1/2~2/3,开始和结束时均要重复缠绕一圈以固定。最后用胶带、固定针固定,或直接打结。打结、扣针固定应在肢体的近端、外侧。

(2)"人"字形包扎:适用于关节伤口的止血包扎,如肘关节、膝关节。包扎时肘部、膝关节屈曲成 90°,先在关节中央由内向外缠绕 2 圈以固定敷料,将绷带往上绕 1 圈,再向下绕 1 圈,每一圈都遮盖同方向前一圈的 1/2~2/3。最后在肢体的近端、外侧缠绕两圈后固定或打结。

(3)"8"字形包扎:"8"字形包扎法常用于需要跨关节部位的包扎,少量的关节处出血可以使用棉垫和普通绷带简单包扎,活动性失血则需要使用弹力绷带进行加压包扎。以手背受伤为例,需同时包住腕关节和掌指关节,先将绷带在掌指关节位置缠绕两圈(不包住拇指),斜向上方、对侧绕腕关节,再转向斜下。如此反复在腕关节和掌指关节进行包绕,每圈都在手背形成交叉,并压住同方向前一圈的 1/2~2/3,最后在近端缠绕两圈再进行固定。

2. **三角巾** 三角巾主要用于固定敷料,或固定、悬吊受伤肢体,尤其是肘关节、肩关节等关节的脱位或骨折,紧急情况下没有三角巾时,也可用领巾、大手帕来代替。三角巾包扎时可有以下几种形式:①三角巾全巾:三角巾全幅打开;②三角巾宽带:将三角巾顶角折向底边,然后再对折一次;③三角巾窄带:将三角巾宽带再对折一次。

(三)特殊创面的包扎要点

1. **烧伤** 脱去烧伤部位的衣物,要注意动作轻柔,避免因衣物粘连皮肤导致疱皮撕破,可用冷水冲淋后剪去衣物。用大量流动清水冲洗创面,也可到附近干净的河流或池塘浸泡创面进行降温，还可稀释化学烧伤创面残留的物质。包扎前不要在创面涂抹药物，以免转运到医院进行治疗前影响对伤口深度的判断，并为正式清创增加了难度。用无菌敷料或清洁衣物、床单等简单保护创面，松弛包裹即可，贴附创面的力度要小，以免加重创面疼痛、擦落疱皮。

2. 截肢创面　身体断面需使用无菌敷料、绷带或者是干净布料行包扎，减少创面污染并止血。如果伴有大血管出血，应用止血带或宽布条等在患肢近端捆扎止血。将离断肢体用干净布料或塑料袋包好，低温保存，随伤者一齐送至医院。注意肢体不能直接接触冰袋/冰块，避免冻伤。

3. 腹腔脏器脱出　如果伤者有腹腔脏器脱出，不得将其还纳回腹腔，应用干净的碗或者干净的湿纱布予以保护，并避免脱出的内脏受到挤压。

第四节 · 骨折的临时固定

一、骨 折 概 论

（一）骨折的概念

所谓骨折，是指骨或软骨组织遭受暴力作用时，发生的骨组织或软骨组织的完整性或连续性部分或全部中断，畸形、功能障碍、反常活动是本病的典型症状。在我们的日常生活中，骨折的分类有很多，其中最常见的就是创伤性骨折，它是外力通过震动、传导、杠杆等作用，使受伤的部位发生直接或间接的骨破坏。而我们今天所要学习的骨折临时固定技术，都是基于创伤性骨折的基础上。

（二）骨折的分类

依据骨折是否和外界相通可分为：开放性骨折和闭合性骨折。

依据骨折稳定程度可分为：稳定性骨折和不稳定性骨折。

依据骨折的程度可分为：完全性骨折和不完全性骨折。

依据骨折断端的形态可分为：线性骨折、粉碎性骨折、压缩性骨折/星状骨折、凹陷性骨折、嵌入骨折、裂纹骨折、骨骺分离、"T/Y"形骨折、青枝骨折。

二、骨 折 的 诊 断

（一）骨折的临床表现

大多数骨折一般只引起疼痛、肿胀、功能障碍等局部症状，严重的骨折或多发性骨折也有可能导致休克、发热等全身反应。部分患者有畸形、异常活动、骨擦音或骨擦感等骨折特有的体征。

（二）灾难事故中骨折的初步诊断

一般情况下，判断骨折需要 4 个要点，分别是外伤史、临床表现、体征和影像学检查。而灾难事故要求我们必须掌握快速判断的能力，快速准确地判断有无骨折的存在，再进一步明确骨折的部位、类型和移位情况，从而做出切合实际的处理。

1. **骨折特有的临床表现** 首先,我们要学会利用一些骨折特有的临床表现和体征,可以快速对伤员的病情进行大致评估。如果有以下几种情况,我们就可以高度怀疑伤者发生了骨折。

(1)畸形:骨折段移位可使患肢外形发生改变,主要表现为缩短、成角或旋转畸形。

(2)异常活动:正常情况下肢体不能活动的部位,骨折的骨干部位会呈现非常明显的假关节活动。骨折后出现不正常的活动。由于骨的连续性和完整性产生中断,丧失了骨的支撑作用,所以在骨折部位自然会出现假关节活动,也就是反常活动。

(3)骨擦音或骨擦感:骨折后两骨折端相互摩擦,可产生骨擦音或骨擦感。

其中要注意的是,未见上述3种体征时,也可能有骨折。比如青枝骨折、嵌插骨折、裂缝骨折,骨折端间有软组织嵌入时,可以没有骨擦音或骨擦感。

其中异常活动及骨擦音、骨擦感的检查有可能加重骨折的继发损伤,检查时需要慎重,动作不能过大。

2. **骨折部位的定位** 我们可以通过一些特殊的临床表现来帮助我们更好地定位骨折的部位。

(1)颅骨

1)颅盖骨骨折:如果凹陷深度超过1 cm,有可能会引起癫痫或出血。

2)颅底骨折:①颅前窝骨折会引起眼睑肿胀青紫,眼结膜充血,被称为"熊猫眼";②颅中窝骨折会引起脑脊液经鼻孔或耳朵流出,被称为鼻漏、耳漏;③颅后窝骨折会引起耳后、颈部及枕下皮肤出现瘀斑。

(2)脊柱:脊柱骨折主要表现是以局部、活动受限等症状为主,但严重的脊柱骨折会造成神经损伤,从而导致一些特殊的症状,比如:①感觉障碍:损伤节段以下的痛觉、温度觉、触觉及本体觉减弱或消失。②运动障碍:损伤节段以下的反射减弱或消失。③括约肌功能障碍:主要表现为尿潴留和尿失禁,也可以出现便秘和大便失禁的情况。

(3)肋骨:肋骨骨折主要表现为疼痛,但如果骨折比较严重,影响到胸廓,患者会出现呼吸困难,甚至会形成连枷胸(连枷胸是指多根多处肋骨骨折后,局部胸壁因失去肋骨的支撑而软化,出现吸气时软化区的胸壁内陷而不随同其余胸廓向外扩展,呼气时软化区向外鼓出的反常呼吸模式)。

(4)骨盆:骨盆骨折主要表现为瘀斑及骨盆分离试验阳性。骨盆骨折出血较多,常合并出血性休克,严重的骨盆骨折可以合并其他盆腔脏器损伤,会出现相应临床表现,例如骨盆骨折合并直肠损伤,进行直肠指诊时可能会出现染血表现,合并膀胱或尿道损伤,可能会出现血尿等临床表现。

(5)四肢:四肢骨折主要表现为畸形、异常活动、骨擦音或骨擦感,而严重的四肢骨折可以出现肢体短缩或旋转,如果损伤到相应的神经,则会出现相对应的肢体运动感觉障碍。例如肱骨骨折可损伤桡神经,造成手腕抬不起来、拇指不能上翘、手背发生麻木等症状,股骨骨折可损伤坐骨神经,造成下肢,特别是小腿以下的感觉和运动完全性丧失。

三、 骨折的临时固定

(一) 临时固定的目的

骨折的临时固定分为包扎和固定两个部分,尽管它们的操作方法不同,但它们的目的是相同的,主要是为了以下几个方面。

(1) 因为骨折端附近有重要的神经血管通过,如果不固定骨折端,在活动患肢后,骨折端可能会损伤到周围的神经或血管。如果损伤到神经,可能会导致肢体日后的感觉或功能障碍。如果损伤到血管,可能会造成活动性出血甚至出现失血性休克。

(2) 临时固定可以扶托受伤的肢体,固定敷料和夹板的位置,可以维持骨折的复位,预防骨折移位进一步加重,减少痛苦。创造了一个相对稳定的环境,便于移动患者和后期救治工作的顺利进行。

(3) 伤口包扎的目的是保护创口免受污染,同时对伤口施加压力,以起到止血作用,从而为骨折的进一步救治创造有利的条件。

(二) 临时固定需要遵循的原则

临时固定并不等同于我们正常的骨折处理,其中最大的差别是,临时固定时,如疑有骨折,均应按骨折处理。一些无菌观念、爱伤观念等原则,也是需要注意的。

(1) 凡是骨与关节损伤,广泛的软组织损伤,大血管、神经损伤和骨髓损伤,均需在处理休克、预防感染的同时,先止血,再包扎伤口,然后固定。

(2) 固定只是为了制动而不是整复,因此,对变形的肢体只进行大体复位,以便于固定。无需对骨折断端试行反复的准确复位。

(3) 固定必须牢固可靠,夹板长度要超过骨折部的上下两个关节。除固定骨折上下两端外,必须把上下两个关节固定住,患肢应固定在功能位置。

(4) 固定松紧要适宜,夹板与皮肤之间应加衬垫,尤其是夹板两端,骨的突出部位,以防局部受压而引起组织缺血坏死。固定四肢时,要暴露出指(趾)端,以便观察血液循环情况。如发现指(趾)端苍白、麻木、疼痛、肿胀和青紫等情况时,则应松开重新固定。

(5) 固定绷带的方法,可用缚结、安全别针或胶布,但不可将缚结或安全别针固定在伤口外、发炎部位、骨隆凸上、四肢的内侧面或伤员坐卧时容易受压及摩擦的部位。

(6) 对于大腿、小腿及脊柱等骨折的固定,在固定前不要无故移动伤肢和伤员。为了暴露伤口可以剪开衣服,以免增加伤员痛苦和加重病情。如果发现有异物刺入伤者体内,需要将外露异物加以包扎固定,避免移动时对伤者造成的二次伤害。

(7) 包扎开放性伤口时,不要把外露的骨折断端送回伤口内,以免增加污染,应直接将敷料盖在伤口上,不可由旁边滑动到伤口处。

(8) 在包扎的过程中,如果发现绷带或敷料掉落,要重新更换;如果发现敷料渗血,不可拆掉原来的敷料,须在原来敷料的外面盖上新的敷料,以免引起更多的出血。

(9) 包扎时,每圈的压力须均匀,不能包得太紧,但也不要太松,开始和终了必须环形固定两圈,以免脱落。固定后,给以标记,迅速送往医院,并注意防暑和保暖。

（三）常见的骨折临时固定材料

由于创伤骨折固定均属临时固定的性质，因此，必须根据当时的条件，灵活机动地选择一切就便器材，来充当固定和包扎的材料。

1. 临时固定的材料　在紧急条件下，除应用制式夹板外，还可以灵活地采用木板、铁棍、粗树枝、竹竿、消防铁锹、十字镐等器材，在无就便器材可以利用时，伤员的躯干、健肢，也能起固定伤肢的作用。

2. 临时包扎的材料　在紧急条件下，除应用三角巾外，还可以采用绷带、手帕、腰带、鞋带，电线等进行临时包扎，也可以用衣服、袋子、毛巾等物品卷成条带状使用。

3. 临时用作衬垫的材料　在紧急条件下，除应用无菌敷料外，还可以用棉花、纱布、衣裤、毛巾等物品，将夹板与伤肢之间的皮肤突出部分垫好。

（四）常见的临时处理方法

可能因为灾难事故的突发性和地域的限制，救援力量可能没有那么快就到达，所以这就需要在场人员要对伤者进行一些紧急的处理。下面介绍几种比较简单而有效的包扎和固定的方法。

1. 包扎　基础的包扎大致分为6种方法。而身体各部分的包扎，大多是由以下6种基础包扎法结合变化而成的。

（1）环形包扎法：此法多用在额部、颈部及腕部。方法：将卷轴带在身体的某一部分环形缠绕数圈，每圈盖住前一圈。

（2）蛇形包扎法：此法用于固定敷料，扶托夹板。方法：用卷轴带斜形缠绕，每圈之间保持一定距离而不相重叠。

（3）螺旋形包扎法：用于上下周径近似一致的部位，如上臂、大腿、指或躯干等。绷带呈螺旋状缠绕，每圈遮盖前圈的 1/3 或 1/2。

（4）螺旋折转包扎法：用于肢体周径悬殊不均的部分，如前臂，小腿等。方法与螺旋包扎法相同，但每圈必须反折，反折时，以左手拇指压住绷带上的折转处，右手将卷带反折向下，然后围绕肢体拉紧，每圈盖过前圈的 1/2 或 1/3；每一圈的反折必须整齐地排列成一直线，折转处不可在伤口或骨突起处。

（5）"8"字形包扎法：多用于固定关节，如肘、腕、膝、踝等关节。方法：用绷带斜形缠绕，向上、向下相互交叉作"8"字形包扎依次缠绕。每圈在正面与前圈交叉，并叠盖前圈 1/3 或 1/2。

（6）回返包扎法：多用于指端、头部或截肢部。方法：在包扎部位先作环形固定；然后从中线开始，作一系列的前后、左右来回返折包扎；每次回到出发点，直至全部被包完为止。

2. 固定

（1）脊柱骨折的临时固定及搬运：脊柱是人体的关键部位，如果颈椎发生严重损伤或者损伤后搬运不当，可能会引起患者出现呼吸或心跳停止；如果伴随有胸、腰椎的损伤，患者可能会出现腿部疼痛、麻木、无力的情况，甚至可能会出现损伤节段以下完全性瘫痪。所以若发生脊柱损伤，临时固定时要记住脊柱损伤搬运的原则，即整个脊柱不能弯曲、旋转，保持脊柱的轴线。

（2）锁骨骨折的临时固定。

"T"形夹板固定:取木板两块,制作成"T"字形夹板加垫,用绷带缠好;然后放在伤员背部用三角巾或绷带固定。

三角巾固定:用两条三角巾,分别折成 5 横指宽的条带。固定时腋窝加棉垫垫好,用三角巾条带环绕腋部一周,在腋后打结;然后把左右打结的三角巾一角拉紧在背后打结,使左右肩关节后伸,则锁骨骨折得到固定。

（3）肱骨骨折的临时固定。

夹板固定:可用 1～3 块夹板固定。用 1 块夹板时,夹板放上臂外侧;用 2 块夹板时,则放在上臂的内外两侧;用 3 块时,则在上臂的前、后和外侧各放一块。然后用 2 条折叠成带状的三角巾或绷带,在骨折上下端扎紧,肘关节屈曲 90°,前臂用腰带或三角巾悬吊于胸前。必要时,再以绷带将上臂固定于躯干上,以加强固定。

三角巾固定:将三角巾折叠成 10～15 cm 宽的条带,将肱骨固定在躯干上。屈肘 90°,再用三角巾将前臂悬吊于胸前。

（4）前臂骨折的临时固定。

夹板固定:在前臂掌背侧各放夹板一块,用绷带或三角巾固定前臂于中立位,屈肘 90°,用三角巾悬吊于胸前。

三角巾固定:先用三角巾将伤臂悬吊后;再用 1 条三角巾折成条带或 1 条绷带将伤臂固定于胸前。

衣襟躯干固定:将伤肢的衣襟反折兜起伤臂,将患侧衣襟下角的纽扣扣于对侧衣服上角的第一个纽扣上,然后拴紧腰带或三角巾打结固定。

（5）股骨骨折的临时固定。

夹板固定:用一块长木板,放在伤肢的外侧,木板的长度必须上至腋下,下至足跟。在骨突出部、关节处和空隙部位须加衬垫,然后用三角巾或绷带、腰带、胶带等分别在骨折上下端、腋下、腰部、髋部和踝部等处打结固定。

三角巾健肢固定:在两腿间的骨突出部(如膝、踝关节部)和空隙部位加垫,然后用 5～6 条三角巾条带(或用绷带、胶带和腰带等用品),将伤肢固定在对侧健肢上,在踝关节和足部作"8"字形固定。

（6）小腿骨折的临时固定。

夹板固定:用 2 块相当于大腿中部到足跟长的木板;分别在小腿的内、外侧(如只有 1 块木板,放在小腿外侧),骨突出部加垫,用三角巾分别在骨折的上、下端,大腿中部膝下和踝关节打结固定。足部用三角巾条带作"8"字形固定,使足尖与小腿成直角。

三角巾固定:将三角巾折成条带,在骨折上下端、膝关节、踝关节和足部,分别将伤肢与健肢固定在一起。

第五节 · 传染病自我隔离与防护

"大灾之后易有大疫",但是既往的文献和报道没有足够的证据表明传染性疾病的流行与自然灾难直接相关,一些不会引起大量人口转移和安置的自然灾难罕见疫情报道,例如山崩、雪崩、火山爆发等。

灾难本身并不会带来传染病,但是,灾难可导致很多的后续效应,有利于传染性疾病的出现和传播,包括人口移动(含灾区内和灾区内、外之间的人口移动)、无计划和过于拥挤的安置点、水源污染、卫生条件差、传播媒介(蝇、蚊、鼠等)繁殖增多、免疫接种率低、治疗中断和不规范医疗措施等这些后续效应改变了传染病原、传播媒介和环境,以及易感人群。只要上述后续效应存在,传染性疾病就可能流行或暴发。灾后传染病传播的危险性主要与人群流动的规模和特点,尤其是附近的安全水和使用的厕所、流动人群的营养状况,对疫苗可预防疾病(如麻疹等)的免疫水平和卫生保健服务的可及性等有关。

一、 自然灾难后传染病流行的危险因素

1. 环境污染　灾民多居住在帐篷或简陋的窝棚中,大部分灾民帐篷面积为 $12\ m^2$/个,帐篷间距最小仅 $1\ m$ 左右。人口集中、拥挤,通风差,人员之间接触频繁;周围大量建筑倒塌,垃圾成堆,还有来不及清运的腐烂尸体,夏季气温升高,蚊蝇孳生,极易引发传染病的流行。

2. 水源污染　灾后饮用水系统严重破坏,供水中断:灾后粪便、垃圾、污物大量堆积、尸体腐烂等污染水源,生活用水感染机会增加。

3. 食品污染　地震、洪涝等破坏性大,涉及面广,灾区卫生设施有限,食品不便保存,易被苍蝇、鼠、污水等污染,而洪涝过后常伴随阴雨天气,食品更易腐败、霉变。

4. 人员免疫力下降　由于过度惊吓、悲伤、精神紧张、心理压抑和失去亲人的痛苦,灾民很容易出现心理疾病,甚至创伤后应激障碍,导致免疫水平下降。救援人员来自全国各地,长途跋涉,居住及饮食条件相对较差,部分人员可能对灾区流行的传染病无免疫力或出现水土不服.加之经常性的高负荷救援工作使体力严重透支,抵抗力下降.对传染病易感性增强。

5. 媒介生物孳生　灾后环境卫生破坏,人畜尸体、垃圾、粪便等来不及清理及掩埋,高温气候下很快腐败;地面滞留的生活污水、多雨天气形成大量的积水坑。灾后废墟中遗留的大量食物等,为蚊蝇、鼠等媒介生物提供了繁殖的适宜环境。

6. 接触传播　自然灾难发生后可导致房屋倒塌、地面裂缝、山体坍塌、江河污染等,对于有外伤的人员.易引起破伤风、钩端螺旋体病和经土壤传播的疾病发生。

7. 公共卫生服务中断　灾后当地医疗卫生、疾病控制专业机构遭到破坏。专业人员伤亡或失散,对传染病失去早期发现和控制的能力。传染病报告和监测网络处于瘫痪状态;防治传染病及消毒杀虫的药品、器材、疫苗短缺,计划免疫工作难以正常进行,人群的无序流动也使部分儿童漏种疫苗。

其中灾后出现的大量人口流动最易于传播传染病。流动人口的危险因素包括拥挤和营养不良等。

二、 自然灾难后不同阶段与传染病的关系

自然灾难后通常分为 3 个阶段:冲击期(0~4 天)、冲击后期(4 天至 4 周)和恢复期(>4

周）。冲击期通常没有传染性疾病流行或暴发（可见伤口感染），冲击后期容易发生空气、食物、水传播的传染性疾病，恢复期时一些潜伏期长的或潜伏性感染可出现临床症状。

灾后流行的传染性疾病主要分为四大类：肠道感染、呼吸道感染、虫媒传播性疾病、人畜共患病、皮肤破损相关的感染性疾病，表8-1对1998年至2004年全球范围内自然灾难与继发流行的传染性疾病进行了汇总。

表8-1　1998—2004年间全球范围内自然灾难与继发流行的传染性疾病

自然灾难类型	国家	年份	疾病名称
洪灾	中国	1998	血吸虫病，钩端螺旋体病
	印度	2000	钩端螺旋体病
	莫桑比克	2000	疟疾，伤寒，霍乱
	泰国	2000	钩端螺旋体病
	印度尼西亚	2001—2003	腹泻
	孟加拉国	2004	腹泻
	多米尼加共和国	2004	疟疾
	巴西	2008	登革热
	科特迪瓦	2010	登革热
热带旋风（台风、飓风）、龙卷风等	中国	2001	钩端螺旋体病
	美国	2001	腹泻
	美国	2005	腹泻，结核病
	美国	2011	皮肤毛霉菌感染
地震	萨尔瓦多	2001	腹泻，急性呼吸道感染
	伊朗	2003	腹泻，急性呼吸道感染
	巴基斯坦	2005	腹泻，戊肝，急性呼吸道感染，麻疹，脑膜炎，破伤风
	海地	2010	霍乱，疟疾，登革热
	日本	2011	腹泻（诺如病毒），流感
海啸	泰国	2004	腹泻
	印度尼西亚 2004	2004	腹泻，甲肝，戊肝，急性呼吸道感染，麻疹，脑膜炎，破伤风

三、 自我隔离与防护

突发性自然灾难发生后可能导致大量人员和牲畜死亡。不仅导致生态环境和自然环境的严重破坏，产生环境污染，还可引起传染病暴发、流行，对人类健康乃至社会经济发展产生重大影响。因此，灾后的自我隔离与防护工作十分重要。

（一）自我隔离

将传染病患者或病原携带者妥善地安排在指定的隔离单位，暂时与人群隔离，积极进行治疗、护理，同时对其具有传染性的分泌物、排泄物和用具等进行必要的消毒处理，以防止病原体向外扩散。常见的传染病自我隔离方法有以下 7 种。

1. **严密隔离** 对传染性强、病死率高的传染病，应将自己安排在单人房间，实施严密隔离。

2. **呼吸道隔离** 对经患者的飞沫和鼻咽分泌物（经呼吸道）传播的疾病，自己应该利用口罩、防护服、负压病房、空气消毒等进行呼吸道隔离。

3. **消化道隔离** 对经患者的排泄物直接或间接污染食物、餐具而传播的疾病，最好在 1 个房间收治 1 个病种，对可疑食物、餐具消毒，并对患者实施床边隔离。

4. **血液-体液隔离** 对于直接或间接接触感染的血及体液而发生的传染病，在一个病房中只安排入住由同种病原体感染的患者，护理患者时，全过程防止皮肤、黏膜破损。

5. **接触隔离** 对病原体体表或感染部位排出的分泌物，经他人直接或间接与破损皮肤或黏膜接触感染引起的传染病，自己要戴好医用手套，应该进行接触隔离。

6. **昆虫隔离** 对以昆虫作为媒介传播的传染病，应进行昆虫隔离，病房和自己居住地应有纱窗、纱门，做到防蚊、防蝇、防螨、防虱和防蚤等。

7. **保护性隔离** 对抵抗力特别低的易感者（如长期大量应用免疫制剂者、严重烧伤患者等），应该进行保护性隔离。在诊断、治疗和护理中，尤其要注意避免医源性感染。

（二）消毒防护

1. **饮水消毒防护**

（1）集中式供水的处理：饮用水消毒一般使用含氯消毒剂，使用方法和用量根据产品说明书，接触时间≥30 分钟。

（2）分散式供水的处理

1）井水。先将水井清淘干净，再加 25～50 mg/L 的含氯消毒剂，浸泡 12～24 小时后，抽出井水，待自然渗出水到正常水位时，按正常消毒方法进行消毒。一般每天 2～3 次。为避免频繁加氯，可采取持续消毒法。使用竹筒、无毒塑料袋等，钻 4～6 个直径为 0.2～0.5 cm 的小孔；将漂白粉倒入竹筒或塑料袋中（一般竹筒装 250～300 g，塑料袋装 250～500 g），封口后用浮筒悬在井水中。一次加药后可维持 1 周左右，定期测定水中余氯。

2）缸水（桶水）。当水的浊度高于 3 度时，应先经洁净处理（混凝沉淀、过滤）后再进行消毒。消毒时，可使用含氯消毒剂，其用量随水污染程度而定，一般为 4～8 mg/L，作用 30 分钟。消毒后，测量余氯，不低于 0.5 mg/L。

（3）被尸体污染水的处理：为防止饮水的尸碱中毒，应尽快对水源周围的尸体进行清除，同时使用含氯消毒剂对局部环境进行彻底消毒处理。另外，用砂滤或炭末、明矾混凝过滤、吸附等，可除去水中的尸碱和细菌毒素。

2. **饮食卫生防护** 注重营养搭配，保证蔬菜、水果的摄入，防止营养缺乏，保持个人卫生。

不吃腐败变质的食品，不吃死亡的家禽家畜；不生食动物性食品，严禁食用未经煮熟的肉类。食用方便食品、饮用瓶装水前，要先查看是否是合格产品，开瓶的水尽快喝完，食品应当加工后当餐食用，不得存放，尽量不留剩菜剩饭。过夜的开瓶水尽量不要喝，在尽可能按时就餐的同时，特别注意做好"三先"，即先洗手、先检查食物是否变质、先吃热食。

3. 环境卫生防护

（1）临时安置场所卫生要求

1）受灾群众安置点、救灾人员居住点等临时居住场所，应远离加油站（＞50 m）、河岸下游、地势低洼、易发生山体滑坡等次生灾难的地点。尽可能选择地势高、平缓、通风好的地段安置。

2）居住帐篷或活动板房应有窗、有照明，住区周围设置排水沟。

3）设置垃圾收集点和临时厕所，禁止随地大、小便，禁止饲养畜禽。

4）帐篷、板房等住室，每天通风应不少于 2 小时；天气晴朗时，每天晒被褥不少于 2 小时。

5）临时厕所及粪污处理：厕所应远离水源，至少 30 m；粪便必须及时清除；传染病患者的粪便应单独收集，按等量比例加入生石灰或其他消毒剂，搅拌处理 30 分钟后集中掩埋。对垃圾收容场所，每天至少喷洒 1 次杀虫剂；对于传染性垃圾、废弃衣服等，喷洒有效氯 1 000 mg/L 的含氯消毒剂等作用 30 分钟后，掩埋或焚烧处理。

6）加强对居住地病媒生物的防治，加强对居住区蚊、蝇、蚤的处理。

（2）环境消毒

1）室内空气消毒。每天 1 次，使用气溶胶喷雾器，喷洒 1.5％过氧化氢，20 mL/m³，作用 30～60 分钟；室内无人时，也可喷洒 0.05％过氧乙酸，20 mL/m³，作用 30 分钟，或使用 15％过氧乙酸溶液置于瓷或玻璃器皿中加热蒸发，7 mL/m³，熏蒸 2 小时。

2）室内物体表面消毒。可喷洒 500 mg/L 浓度的含氯消毒剂或 0.2％过氧乙酸溶液，至表面湿润；对垃圾桶及垃圾，可喷洒 2 000 mg/L 浓度的含氯消毒剂；对厕所，可喷洒 1 000～2 000 mg/L 浓度的含氯消毒剂，主要喷洒门把手、门框、路面、蹲坑等处，至表面湿润；对有明显尸臭的倒塌废墟，在确定下面没有生还者的情况下，可喷洒 500 mg/L 浓度的含氯消毒剂。

4. 保护措施　特异性保护措施包括改善营养、锻炼身体和提高生活质量等，在灾区传染病流行期间应该保护好易感人群，避免与患者接触。对有职业性感染可能的高危人群（如医护人员、军警人员等），可采取预防性保护措施，一旦发生职业暴露，立即进行有效预防接种或服药。

特异性保护措施是指采取有重点有计划的预防接种，提高灾区人群的特异性免疫水平。人工自动免疫是有计划地对易感者进行疫苗、菌苗、类毒素的接种，使人体在 1～4 周内主动发生免疫力，维持数月至数年，免疫次数 1～3 次，主要用于预防传染病。

5. 灾区防疫注意事项　科学防疫，避免盲目恐慌和防疫过度。对于传染病接触者、病原携带者，采取医学观察，必要时进行药物预防或预防接种，但是灾区不是疫区，对防疫需要理性对待、尊重科学。灾难发生后，尤其是初期，人们对来自灾区特别是重灾区的人或物品，存在"畏惧"心理，担心其携带病原体传播疾病，可能在很多地区实施大面积过度消毒，不但对过往的车辆及受灾群众、现场施救人员和卫生防疫人员的人体进行消毒，也对花草、广场、公路进行大面积、高频率喷洒消毒药物，这样不仅影响人体健康和植物生长，破坏生态平衡，还可能对周边环境和水源构成威胁，造成二次污染。对于普通尸体的处置，可按平时的方法进行。腐败的尸体,不要避如瘟疫,不要夸大尸碱的危害,那样会造成处置人员的心理恐慌,按要求做好防护即可。

(陈 锋 贾群林 贾思萱 姜笃银 赵 洁 贾珊珊 汪 茜 邹圣强)

参考文献

[1] 林才经,黄毅敏.现场救护[M].福州:福建省科学技术出版社,2008.

[2] 程史靓.灾害救援应急通信系统方案设计[D].西安:西安电子科技大学,2014.

[3] 孟晖,宋俊海.卫星通信在应急通信中的应用及发展[J].科技导报,2018,36(6):40-46.

[4] 张以健.关于重特大灾害消防应急通信技术的研究[J].消防技术,2022,8(16):69-71.

[5] 沈洪,刘中民.急诊与灾难医学[M].3版.北京:人民卫生出版社,2018.

[6] 沈洪.急诊医学[M].北京:人民卫生出版社,2008.

[7] 贾群林.图说灾难逃生自救丛书《地震》[M].北京:人民卫生出版社,2013.

[8] 高建国,贾群林,李文君.中国家庭应急手册[M].北京:人民卫生出版社,2010.

[9] 贾群林.突发公共事件的应急指挥与协调[M].北京:当代世界出版社,2010.

[10] 中国医师协会急诊医师分会,中国人民解放军急救医学专业委员会,中国医师协会急诊医师分会急诊外科专业委员会.止血带的急诊应用专家共识[J].中华急诊医学杂志,2020,29(6):773-779.

[11] 姚晓,杨庭义.美军2021版战术战伤救治指南更新要点解读及启示[J].中华灾害救援医学,2022,10(5):268-272,297.

[12] 柴家科,郭希民,沈显贵.一种适用于战创伤致命性大出血止血材料的研发[J].中华损伤与修复杂志(电子版),2019,14(6):479-480.

[13] 赵一璠,赵京禹,付小兵.战创伤局部快速止血材料的研究进展[J].中华创伤杂志,2018,34(6):534-539.

[14] 张连阳,郭庆山.重视灾害中创伤紧急救治技术的规范性[J].灾害医学与救援(电子版),2015,4(1):2-4.

[15] 周伟梁,苏磊,钱洪津,等.四肢开放性大血管损伤的院前急救[J].中国急救医学,2002,22(8):486-487.

第九章·危重伤员的诊断与处置

第一节·危重伤员现场急救处置

随着社会的发展及科技的进步,人们对健康的要求越来越高,这极大地促进了医学事业的发展。伴随着社会的快速、全面发展,各种突发事件也越来越多,尤其是交通事故、自然灾难、突发疾病、空难等,严重危害人类的健康。本章阐述灾难中危重伤员的急救处置、损害控制、心肺复苏和主要护理技术。

一、急救处置

现场急救处置是指对受害者就地进行救护的应急措施,是灾难医学救援中各级救治机构的主要急救手段,急救人员应当根据现场环境和条件灵活组织与运用。正确掌握急救技术,对降低伤死率、伤残率,为后续治疗争取时间,提供确定性治疗机会,具有重要意义。

(一)现场急救处置原则与特点

当有大量伤员时,应优先抢救危重者,后处理轻者。对危重伤病员要先在现场抢救,待病情稳定后再送到医院进一步救治,切忌未经任何处理,抬起伤病员就跑的救护方法。在遇到有大量伤病员的现场,在对呼吸、心脏骤停和大出血等伤员进行救护的同时,要及时呼救周围的人来协助。使伤病员尽快脱离事故现场,医护人员以救为主,其他人员以抢为主。具体原则如下。

1. **先复后固原则** 这是灾难事故现场抢救工作中的一条最基本的原则。当伤病员心跳、呼吸骤停,同时又伴有骨折时,应首先施行心肺复苏术,直至心跳、呼吸恢复后,再固定骨折。

2. **先止后包原则** 在出血又有伤口的情况下,首先止血,然后对伤口进行包扎。

(二)现场伤情评估与分类

1. **现场伤情评估** 对严重受伤或患病的人,最危险的威胁之一是不必要的搬动或活动,除非有紧急危险,如火灾、洪水或有毒气体。随意移动伤员可能造成额外的伤害、疼痛,使伤员的康复复杂化,甚至引起直接死亡。所以,正确快速判断病情、评估病情才能使现场救护有的放矢。在灾难现场应分清伤情、病情的轻重缓急,迅速判断致命伤,评估并优先处理对伤病员有生命威胁的情况,迅速有效地实行现场救护。

如果创伤现场是单个伤病员,则经快速现场环境评估和处置后直接进行伤情评估;但如果是多个伤病员,则首先应进行检伤分类,然后先对重伤员进行伤情评估与处置,强调只进行必要的基本检查,只对可能立即危及生命的情况给予最简单有效的处置,旨在保证伤员的基本生命安全。这一流程简单归纳为DRCAB评估流程:①danger,现场评估:确保周围环境的安全;②response,意识状态的评估:迅速判断伤员是否清醒,是否有所反应;③circulation,循环状态的评估:主要包括脉搏、末梢循环,以判断伤员出血情况,同时也应迅速观察伤员全身有无可见的活动性出血;④airway,气道的评估;⑤breathing,呼吸的评估:包括呼吸频率、节律以及双侧的呼吸。

2. **现场伤情分类** 检伤分类,也称现场分拣,是为了有效地对伤员实施救治和后送转运,基于生理体征、明显的解剖损伤、致伤机制及伤员一般情况等,对伤员伤情做出判断,是开展应急医疗救援的首要环节。

现场需要确定伤员救治的顺序,区分需紧急救治、需要限期手术、暂时不需要手术和已死亡的伤员。在分拣后必须确定处理优先次序,确定不同阶段的优先方案,即第一优先(红色)、第二优先(黄色)、第三优先(绿色)和零优先(黑色)。其中零优先指放弃救治伴有明显致命或者无法挽救的伤员,以最大效率地利用有限的急救资源。按"先救命、后治病、先重后轻、先急后缓"的原则,进行快速检伤分类并做好标记。

通常需要设立分拣室(帐篷)或分类场。在收治大批量伤员的各级救治机构入口附近,设立专门的场地来接收到达的伤员。应尽量安置在具备通信、转运、水电供应及物资供应的场所。一般分为下车区、分类区和车辆调整区,伤员应单向流动。要防止轻伤员擅自进入抢救区,必须让他们集中在周围较宽阔的区域中。另外,为避免无效分拣或较高的二次分拣率,为后继的救治工作带来困难,分拣不应由低年资医师承担。

除伤前状态、医疗和环境资源等因素外,分拣时应考虑以下因素评估伤情。

(1)生理体征:幸存者需立即明确有无威胁生命的损伤,生理体征异常提示需快速治疗和转运,包括:脉搏、呼吸、收缩压、修正创伤。

(2)解剖损伤:明显的解剖损伤提示需紧急手术,包括:头、颈、躯干、四肢近端穿透伤;浮动胸壁;两处以上近侧长骨骨折;>15%体表面积、面部和呼吸道的烧伤;骨盆骨折;瘫痪;肢体毁损。

(3)致伤机制:现场分析致伤机制有助于准确分拣,以下致伤机制提示重伤或需进一步检诊:救出时间>20分钟的高能量交通伤;从机动车中抛出,同车乘客中有死亡者;翻滚事故,高速撞击,机动车撞击行人>5 km/h,摩托车撞击>20 km/h或从自行车上摔下等。

(4)伤前状态:以下伤前状态提示需到医院进一步检诊:年龄<5岁,或>55岁;心脏或呼吸系统疾病;糖尿病(特别是使用胰岛素者)、肝硬化或肝病、肥胖、出血病史等。

(5)其他因素:存在导致伤员生理机能衰弱,需要到医院进一步救治的因素,包括因长时间掩埋、封闭、饥饿等。

(三) 现场急救处置与后送

分级救治(medical treatment in echelons)是分阶段、分层次救治伤病员的组织形式和工作制度,又称阶梯治疗。目的是充分利用有限资源,及时救治危重者,使绝大多数伤员获益,降低死亡率,提高救治效果。主要用于两种情况:①医疗资源相对于伤病员的需求不足,需要将有限的资源首先用于最需要救治和救治效果最显著的伤员;②危及生命或肢体的严重创伤需紧急救治,不允许长时间转运到大型医疗中心或创伤中心,只能就近在黄金时间内给予紧急救治。

1. **现场急救处置** 对短时间内发生大批伤员的救治,最主要的不是技术,而是高效的组织。

(1)救援模式:一般分为二级和三级模式。①二级救援模式,即"灾区内基层医院-灾区内三级医院(建制完整、运行良好)"。②三级救援模式,更大的灾难发生时,则需启动灾区外的医疗资源,形成三级救援模式,即"灾区内基层医院-灾区内三级医院(建制完整、运行良好)-灾区外医院"。

(2)救援任务:指各级救治机构担负伤病员救治工作的责任,是实施分级救治的基本条件。救治范围是按照统一的救治体制和救治原则,对各级救治机构所规定的伤病员救治技术措施的项目、内容和程度要求,是分级救治不间断、不重复的保证。救治形式是根据灾难环境、伤员的病理发展过程和救治范围,对救治措施所做的区分。

灾区内医疗单位具体承担哪一级救治任务,应根据医疗单位受灾情况、单位时间内的伤员数量、救治技术和条件、与下一级医疗单位间交通状况及转运条件等确定,原则上应主要承担紧急和早期救治任务,特殊情况可兼顾紧急和早期救治、专科救治。

2. **危重伤员后送**

(1)院前转运:院前转运指创伤伤员从现场到医院的转运。是院前急救的重要组成部分,是现场急救与院内救治之间的桥梁,旨在最大限度地缩短运送时间,转运的原则是"安全、快速"。专业转运组一旦现场稳定伤员后,即根据优先级别决定伤员转运至最近、最合适的创伤中心救治。转运途中与医院保持联系,需紧急检查、手术者,应通知医院相关人员并请他们做好设备准备。

(2)院间转运:当短时间接收大量伤员,超过医院救治能力,或将要到达更多伤员时,灾区内医院应充当后送医院,将所有需要进一步治疗的伤员转运至上一级医院救治。应该强调的是院间转运应以院前接应为主,避免占用前方已经相当紧缺的医疗资源。当伤员数量少,医院救治能力能够满足伤员需求时,只选择性地后送严重的、需专科治疗的伤员,此时,医院成为"选择性后送医院"。尽快实施院间转运是节约宝贵的二级救治医疗资源的关键。适应证应考虑:①伤情需要,基层医院不能提供确定治疗或处理后出现并发症的伤员;②伤员及家属要求,应该仔细评估伤员伤情后做出判断。禁忌证包括:①休克未纠正,血流动力学不稳定者;②颅脑伤疑有颅内高压,有可能发生脑疝者;③颈髓损伤有呼吸功能障碍者;④胸、腹部术后伤情不稳定,随时有生命危险者;⑤被转运人或家属依从性差;⑥转运人缺乏相应的急救能力、应变能力及处理能力等情况。

二、损害控制

(一)损害控制概念

损害控制(damage control, DC)的原则是优先考虑生理和内环境的平衡,而不是确定性的解剖修复。DC 理念采取以快捷、简单的操作，维护伤员的生理机制，控制伤情的进一步恶化，使遭受严重创伤的伤员获得复苏的时间和机会后，再进行完整、合理的手术或分期手术。损害控制外科一般分为 3 个阶段：①用于控制损伤的最初手术（如控制出血、控制污染、控制气胸）；②生理恢复；③确定性的修复手术。

（二）损害控制目的和指征

1. 损害控制目的　院前实施 DC 的主要目的是预防出血和止血。

失血性休克伴出血不止与组织灌注不足，两者以恶性循环形式自我强化，造成体温过低、代谢性酸中毒和凝血障碍，与 100% 的死亡率相关，因此被称为"致命三联征"。止血同时保持有效凝血是失血性休克治疗的主要目的。

2. 损害控制指征　DC 围绕可立即致命的损伤进行，包括：①现场治疗（止血等）；②快速转运到医院；③早期考虑入院后损害控制手术的适应证。

损害控制性复苏包括 5 个方面：①院前目标导向的有效复苏。外部止血，预防体温过低，基于允许低血压概念的低容量循环复苏以及早期使用升压药；②进行特定的血流动力学复苏直至止血；③通过外科手术和（或）放射学技术控制出血；④输血复苏；⑤出血后持续的血流动力学复苏直至循环稳定。

（三）灾难医学救援现场的损害控制手术

实施损害控制手术（damage control surgery, DCS）最初目的是止血。如在活动性出血持续的情况下，强调继续复苏于伤员结局无益。具体来说，DCS 在 3 个不同阶段程序化实施的方案各有侧重点。

1. 第一阶段　仅限于控制损伤的手术。DCS 的第一阶段旨在获得快速（理想情况下，不超过 60 分钟）止血，防止污染和气肿，并以临时而迅速的创口闭合结束该阶段。

（1）止血：通过简单有效的手段控制出血。腹部止血可以是直接止血，也可以是间接止血；血管损伤的控制可用于动脉和静脉损伤，可以为根治性（结扎）或保守性（即分流）。血管分流术常作为骨科 DC（ODC）的补充，目标是通过对软组织损伤进行快速清创，切除失活组织，以及使用外固定器或石膏固定器快速暂时稳定四肢骨折，以减少出血，保护软组织，从而将感染风险降至最低，并确保适当维持可能的血管分流，以限制感染风险，方便伤病员的运输，并降低脂肪栓塞的风险。

（2）控制空腔脏器损伤：通过简单快速的手术方式控制腹膜污染或粪染。包括简单的侧缝缝合肠漏，吻合或使用线性吻合器快速进行简易肠切除或使用非切割线性吻合器对直肠或十二指肠进行简单的消化旷置。

（3）控制气胸：包括封闭支气管肺的空气泄漏，以提供更好的通气。通常采用间断缝合或连续缝合，或用吻合器切除受伤部位。

（4）暂时性关腹：简化剖腹手术后，必须迅速关闭腹壁且无张力，以限制急性冠脉综合征（acute coronary syndrome, ACS）的风险。

2. 第二阶段　重症监护室复苏，此阶段的目标是恢复正常的生理参数并纠正体温过低、酸中毒和凝血功能障碍。

3. 第三阶段　手术再干预，主要包括以下 2 个部分。

（1）计划内确定性修复再干预：再干预是预先计划的手术，只是时机仍存在争议。最佳手术再干预的先决条件是重建正常生理参数。DC 后程序性再干预的典型时间间隔为 24～48 小时。延迟手术再干预会增加发病率和死亡率，与感染风险（腹腔内脓肿、腹壁、软组织损伤）和器官衰竭，特别是呼吸衰竭有关。

（2）非计划性早期返回手术室：即持续出血或 ACS。ACS 通常与腹部创伤伴有内脏渗出，腹腔内血肿和腹腔填塞有关，因此，应系统地通过测量膀胱内压（intravesical pressure, IVP）筛查 ACS。如果经过适当治疗的伤员出现少尿和通气困难，应怀疑 ACS 并需要紧急再次干预。

灾难应急救援中的 DC 理念是广义的损害控制，主张生理恢复优于解剖修复。即改变以往在早期就进行复杂、完整的手术策略，而采取以快捷、简单的操作，维持伤员基本生理机制，控制伤情进一步恶化，使遭受严重创伤的伤员获得复苏的时间和机会后，再进行完整、合理的手术或分期手术。目前 DC 理念在灾难现场救援中逐步得到应用和拓展，显著改善因灾难遭受严重创伤伤员的生存率。

三、心 肺 复 苏

创伤性心脏骤停（traumatic cardiac arrest），通常是指外部暴力作用于人体，产生机械性损伤和失血缺氧，引发的心搏、呼吸停止的临床心脏骤停综合征。创伤性心脏骤停的死亡率达 93%，但是如果经过积极抢救能够恢复自主循环，伤员的神经系统功能预后优于其他原因导致的心脏骤停。创伤性心脏骤停中的快速反应是救治的关键，伤员恢复自主循环和存活出院依靠生存链各个环节的高质量实施。创伤性心脏骤停的现场救治是在高质量心肺复苏的同时，积极寻找并治疗可逆性病因。

濒临心脏骤停是一种即将发生心脏骤停的状态，伤员常常表现为血流动力学不稳定、低血压、外周动脉搏动无法触及，在无明确神经系统创伤的情况下出现意识水平下降。在这一阶段如果积极进行治疗，尤其是纠正可逆性病因，能够避免心脏骤停的发生，否则伤员将出现心脏骤停。

（一）创伤性心脏骤停识别和心肺复苏

1. 心脏骤停识别　　通过判断有无意识、有无呼吸和有无脉搏来识别心脏骤停。①判断有无意识：通过大声呼喊和拍打肩膀判断有无意识。出现下列 3 种反应中的任意 1 种应判断为有意识：睁眼反应（睁眼）、言语反应（能够对答或发出声音）、动作反应（能够按指令完成动作、肢体出现躲避动作、屈曲或伸直的反应）。如果上述 3 种反应均未出现，应判断为无意识。②判断有无呼吸：通过观察胸廓有无起伏判断有无呼吸，观察时间为 5～10 秒。如果在观察时间内伤员始终无呼吸动作，应判断为无呼吸。需要注意的是如果伤员出现濒死叹息样呼吸时，也应判断为无呼吸。濒死叹息样呼吸是一种节律不规程、间隔时间长的呼吸动作，此时无有效通气，很快出现呼吸停止。③判断有无脉搏：通过触诊颈动脉搏动来判断有无脉搏，检查时间为 5～10 秒。如果在检查时间内始终未触及明确的动脉搏动，应判断为无脉搏。

灾难现场的伤员常常存在不同部位的创伤，可能给心脏骤停的识别带来困难。如眼部创伤可能造成局部肿胀或损伤导致无法睁眼、颈部和胸部的损伤可能导致无法发声、肢体受压或骨折等损伤可能导致肢体活动障碍等。这种情况下应该根据伤员的情况进行综合判断,有无脉搏是识别心脏骤停最重要的标准。

2. 心脏骤停伤员现场救治

(1)胸外按压:一旦识别心脏骤停,应该立即开始胸外按压。高质量的胸外按压要求:按压部位正确,按压频率100～120次/分,按压深度应使胸廓下陷5～6 cm,两次按压之间保证胸廓重复回弹,尽可能减少胸外按压的中断(胸外按压分数应至少达到60%,最好能够达到80%以上)。

(2)开放气道和人工通气:由于窒息是导致伤员心脏骤停的重要原因之一,因此需要尽快开放气道并开始人工通气。首先查看并清理伤员口腔(如呕吐物、血凝块、呼吸道分泌物等)。对于不能排除颈椎损伤的伤员,应采用托下颌的方法开放气道。可以考虑使用口咽通气道或者鼻咽通气道协助开放气道。

以球囊面罩进行人工通气,通气量以能够见到胸廓起伏为准,通气频率10次/分。如果通气时感觉阻力大,提示可能存在气道梗阻,应再次尝试清理口腔内的可见异物,并开放气道。同时可以尝试关闭球囊面罩的安全阀/泄压阀后进行通气。如果仍然无法实现有效的通气,则应该考虑建立高级气道,置入气管插管或喉罩。

救治存在胸部损伤的伤员时,在开始人工通气的同时应尽快评估伤情。对于合并气胸,尤其是张力性气胸的伤员,应该尽快行胸腔穿刺或胸腔闭式引流。

(3)电除颤:现场有自动体外除颤器(automated external defibrillator, AED)或手动除颤器时,应该尽快连接并使用。如果救援人员不具备分析心电波形的能力时,应该优先使用AED或手动除颤器的AED功能。按照提示粘贴电极片并与设备进行连接。如果AED或使用AED功能的手动除颤器发出除颤的指令,应按照提示确保无人与伤员接触后按下放电按钮进行电除颤。如果救援人员具备分析心电波形的能力,可直接通过心电波形进行分析,如果心电波形为心室颤动或室性心动过速(脉搏未触及)时,选择除颤器制造商的推荐能量(通常手动除颤器开机后的初始能量或能量选择面板上突出显示的数值为制造商的推荐能量)或最大能量,充电完成后确保无人与伤员接触,按下放电按钮进行电除颤。除颤完成后立即恢复胸外按压。持续心肺复苏2分钟后重新检查心律,如果仍为可除颤心律,应该再次进行除颤。使用手动除颤器时除颤能量可以递增或与前一次相同。

与传统的院外心脏骤停不同,创伤性心脏骤停的伤员中可除颤心律的比例很低。因此高质量的胸外按压和人工通气是基础生命支持的关键环节。

(4)其他心肺复苏方式:腹部提压心肺复苏(active abdominal compression-decompression CPR, AACD-CPR):AACD-CPR是通过对心脏骤停伤员的腹部交替进行提拉与按压,改变腹腔压力和胸腔压力,同时发挥"腹泵"和"胸泵"的多泵效应,从而达到建立人工循环与呼吸的目的。

AACD-CPR的适应证包括:开放性胸外伤或心脏贯通伤、胸部挤压伤伴心脏骤停且无开胸手术条件;胸部重度烧伤及严重剥脱性皮肤损伤伴心脏骤停;大面积胸壁不稳定(连枷胸)、胸壁肿瘤、胸廓畸形伴肿瘤;大量胸腔积液及严重胸膜病变伴心脏骤停;张力性及交通性气胸、严重肺大疱和重度肺实变伴心脏骤停；复杂先天性心脏病、严重心包积液、心脏压塞以及某些人工瓣膜置换术者（胸外按压加压于置换瓣环可导致心脏创伤）；主动脉缩窄、主动脉夹层、主动脉瘤破裂继发心脏骤停；纵隔感染或纵隔肿瘤伴心脏骤停；食管破裂、气管破裂伴心脏骤停；胸椎、胸廓畸形，颈椎、胸椎损伤伴心脏骤停；标准胸外按压过程中出现胸肋骨骨折者。

AACD‐CPR禁忌证包括腹部外伤、腹主动脉瘤、膈肌破裂、腹腔器官出血、腹腔巨大肿物；婴幼儿、儿童及体重＜40 kg或＞150 kg的成人伤员。

3. 给药通道建立　快速建立给药通道是心肺复苏中的重要环节。外周静脉是首选的给药通路。对于预计外周静脉穿刺困难或尝试外周静脉穿刺失败的伤员（如低血容量休克），可考虑建立骨内通路。骨内通路的建立通常选择胫骨近端。选择穿刺点时，首选确定胫骨粗隆的位置，然后向内侧移动2 cm，再向近端移动1 cm。骨髓腔输液的绝对禁忌证包括穿刺部位骨折、穿刺部位感染、假肢等。相对禁忌证包括成骨不全、严重骨质疏松、缺少足够解剖标志、穿刺点48小时之内接受过骨髓腔输液等。

对于无法建立外周静脉和骨内通路的伤员，可考虑置入深静脉导管。但是通常技术难度较大且耗时较长，在心脏骤停的救治过程中不作为常规推荐。

4. 液体复苏　通常情况下对于心脏骤停伤员不建议常规进行液体复苏。但是由于低血容量是创伤导致心脏骤停的最主要原因，因此如果判断伤员存在血容量不足应该积极进行液体复苏。具体的液体复苏策略请参考相关章节。

5. 复苏药物使用　创伤导致心脏骤停的伤员，初始心律常常为不可除颤心律。因此如果连接心电监护、AED或手动除颤器后，AED不建议除颤或心电波形显示为不可除颤心律，在胸外按压和人工通气的同时，应该尽早给予肾上腺素。

如果连接心电监护、AED或手动除颤器后，AED建议除颤或心电波形显示为可除颤心律，应该优先进行除颤。如果首次除颤失败，再考虑开始给予肾上腺素。如果进行2次除颤后仍为可除颤心律时，可给予胺碘酮。

6. 其他复苏辅助设备

（1）机械按压辅助装置：按压辅助装置是一种能够持续进行胸外按压的机械装置，能够严格按照固定的按压频率和按压深度，持续进行胸外按压，从而避免人工按压时由于疲劳或其他因素导致的按压质量下降。目前常用的机械按压辅助装置包括活塞式、压力分散带式和混合式，不同的机械按压辅助装置其安装和使用的步骤不同，需要参照相关说明进行使用。

（2）便携式心肺复苏质量反馈装置：便携式心肺复苏质量反馈装置通常为手掌大小，直接放置在胸外按压部位，在按压过程中可以通过内部的传感器对于按压的速度、幅度和回弹情况进行监测，当上述指标未达到预设的标准时会发出声光提示，提醒施救者改善按压质量。部分与除颤电极片一体化的反馈装置，还能够通过传感器感知胸廓起伏的情况，对人工通气的质量（通气时是否可见胸廓起伏）进行监测和反馈。

（3）复苏性主动脉腔内球囊阻断术（resuscitative endovascular ballon occlusion of the aorta，REBOA）：将球囊导管经股动脉穿刺置入降主动脉内，通过充盈球囊增加阻断部位以上脏器的血流灌注水平,从而改善心脏骤停伤员的复苏效果。REBOA 的优势包括:①可以在复苏期间增加冠状动脉灌注压,提高心脏骤停伤员的自主循环恢复率;②增加复苏期间脑组织的灌注,改善神经功能预后;③临时阻断骨盆和下肢部位的大出血。但是该技术应用难度大,操作并发症多,需要由经验丰富的团队重复评估预期获益和可能的风险后再实施。

7. 自主循环恢复识别 在无心电监护的情况下进行心肺复苏,每 2 分钟需要暂停胸外按压,重新检查有无反应、呼吸和大动脉搏动,检查时间为 5～10 秒。在持续心电监护的情况下进行心肺复苏,每 2 分钟需要暂停胸外按压,观察心电监护波形。如果心电图为心脏骤停、心室扑动/心室颤动时,无需再检查动脉搏动,立即恢复心肺复苏。如果心电图出现其他波形(如窦性心律、房性心律或室性心律)时,需要立即检查动脉搏动,检查时间为 5～10 秒。如无法触及动脉搏动,应判定为无脉电活动,立即恢复心肺复苏。如果能够触及大动脉搏动,应判断为自主循环恢复,开始复苏后综合治疗。

(二) 灾难现场不复苏和终止复苏的标准

灾难现场的伤员数量众多,必须合理利用有限的医疗资源以挽救更多伤员的生命。因此需要仔细甄别,对于无生还机会的心脏骤停伤员不进行心肺复苏或在初始复苏无效时终止复苏。

1. 灾难现场不复苏标准 不复苏的明确标准包括:①现场不安全,开始心肺复苏可能导致救援人员暴露于病原体、受伤或死亡。②伤员出现明确的致命性伤情或死亡不可逆转的征象,如肢体僵硬、肢体重力区域出现花斑、断头、躯干离断、腐烂。③有明确的不复苏(do not attempt resuscitation, DNAR)要求者。

2. 灾难现场终止复苏标准 救援人员在进行初始评估时,只要不符合上述标准,就应该立即开始心肺复苏。但是在持续心肺复苏的过程中,随着获取的伤员相关信息不断增多,可以根据具体情况调整心肺复苏的决定。

(1) 终止心肺复苏标准:包括①未发现导致心脏骤停的可逆性病因,持续进行高级生命支持超过 20 分钟,心律持续为心脏停搏;②无目击者的心脏骤停且初始心律为非可除颤心律,继续进行心肺复苏可能造成伤害的风险大于获益,例如始终未恢复自主循环,伤员患有严重的慢性合并症,心脏骤停发生前生活质量极差;③有明确的证据提示,继续进行心肺复苏不符合伤员的意愿或伤员的最佳利益。

(2) 不能作为终止心肺复苏标准:包括①瞳孔的形状和大小;②心肺复苏持续的时间;③单一的呼气末二氧化碳读数;④初始的动脉血乳酸水平;⑤自杀行为。一旦救援人员在现场做出不复苏或终止复苏的决定,应该在病历或其他医疗文件内(如分诊卡或检伤卡等)明确记录不复苏或终止复苏的理由。

(三) 有限空间内心肺复苏

有限空间(confined space),也称为狭窄空间,通常是指一个封闭的、其形状、大小和构造足够使人员身体进入的空间,进入和离开受限,存在潜在或已知的危害。常见的有限空间包括管道、容器、隧道、洞穴、煤矿坍塌事故的受灾现场、地震等引起建筑物倒塌后形成的空间等。

有限空间内的医疗行为与普通的创伤急救有很大差别,救援人员需要穿戴复杂的防护装备独自进入狭窄空间内,现场危险物较多,确认伤员的伤情困难、现场操作复杂且所需时间长,难以对受伤部位(如脊柱)进行有限保护。

1. 有限空间内伤员病情特点　在有限空间内,由于环境因素影响,会导致伤员出现不同的病情。除日常急救常见病情外,还有属于有限空间内所特有的疾病:①呼吸道疾病:吸入含有有害物质(如细菌)的粉尘,可以引发气道炎症,甚至窒息;②挤压综合征:以肌红蛋白尿、高血钾、高血磷、酸中毒及氮质血症等为特点的急性肾功能衰竭为主的症候群;③危险物污染:包括可见危险物(如玻璃、破碎物品等锋利物品)和难以察觉危险物(如一氧化碳、挥发性物质等)的污染。

在伤员脱离有限空间后要对可能暴露的危险物质进行去污处理。

2. 有限空间内心肺复苏实施

(1) 进入前准备:确认现场情况和危险程度,确认伤员的位置和病情,指导救援计划,准备救援物品的器材,确认自身所需的防护用品和装备。进入前的准备和计划,对于有限空间伤员的救治至关重要。

(2) 进入原则:原则上只允许1名人员进入,特殊情况下可考虑2名人员进入。确认个人防护用品和装备后,开始进入。进入过程中牢记退路,必要时做好符号标记。到达伤员旁边后,对全身伤情进行评估。

(3) 医疗活动:对于狭窄空间内的心脏骤停伤员,首先开始胸外按压和人工通气。有条件时,优先使用机械按压辅助装置,推荐使用压力分散带式和混合式按压辅助装置。没有机械按压辅助装置时,救援人员需要根据现场的空间情况决定自身的位置(如跪跨于伤员头部或跪骑于伤员的髋部等)。尽早连接AED或手动除颤器,对心脏骤停伤员的心律进行评估,如为可除颤心律应该立即实施除颤。积极心肺复苏的同时,积极寻找导致心脏骤停的可逆性病因并尽快给予针对性治疗。

(4) 处置完成和救出:由于狭窄空间内难以实施持续的高质量心肺复苏,因此需要尽快将伤员救出。救出完成和搬送救出后继续进行心肺复苏治疗,根据伤员对治疗的反应,决定后续的救治策略。

四、危重伤员护理

灾难事故常突然发生,需要医护人员迅速进入灾区现场,争分夺秒实施救护,但现场条件艰苦、任务繁重,需要以挽救伤员生命、提高抢救成功率、减少伤残率、提高生命质量为目的,本节简要介绍危重伤员的气道管理、输液通道建立、血流动力学监测、低体温防治和镇痛镇静技术。

(一) 气道管理

1. 徒手开放气道　如伤员无颈椎损伤,可首选此仰头抬颏法;如已发生或怀疑颈椎损伤,选用托下颌法可避免加重颈椎损伤,但不便于口对口吹气。

2. 置入口咽通气管　口咽通气管置入术(oropharyngeal airway insertion)是将口咽通气管插入到口咽部,使其维持气道通畅的技术。适用伤员包括:①有自主呼吸的昏迷伤员;②舌后坠致呼吸道梗阻,气道分泌物多需吸引,抽搐时防止舌咬伤;③同时有气管插管时,取代牙垫作用。

口咽通气管不可用于清醒伤员,因其可引起恶心、呕吐、呛咳、喉痉挛和支气管痉挛等反射,导管移位时还会使气道梗阻,此外,当伤员有下列情况时应慎用:①口腔及上、下颌骨创伤;②咽部气道占位性病变;③喉头水肿、气管内异物、哮喘、咽反射亢进的伤员;④门齿有折断或脱落危险的伤员;⑤呕吐频繁者。

3. 置入鼻咽通气管 鼻咽通气管置入术(nasopharyngeal airway insertion)是将鼻咽通气管插入鼻咽部,使其维持气道通畅的技术。适用伤员包括:①各种原因引起的不完全呼吸道梗阻,不能使用或耐受口咽通气管或使用口咽通气管效果不佳者;②牙关紧闭,不能经口吸痰,防止反复经鼻腔吸引,引起鼻腔黏膜损伤者。

鼻咽通气管不可用于下列情况:①颅底骨折、脑脊液耳鼻漏者;②鼻腔各种疾患,如鼻息肉、鼻腔畸形、鼻损伤、鼻腔炎症等;③鼻腔出血或有出血倾向者。

4. 喉罩应用 喉罩气道置入术(laryngeal mask airway insertion)是指将喉罩经口插入,使其勺状套囊口覆盖于喉的入口,一般行短时机械通气的技术。适用伤员包括:①短时的外科手术;②困难气道,估计难以气管内插管的伤员;③颈椎活动度差等原因引起气道异常,不宜用喉镜和气管内插管伤员;④紧急情况下人工气道的建立和维持。

不可用于下列情况:①张口度<2.5~3.0 cm;②咽部病变,如血管瘤,组织损伤等;③喉部或喉以下气道梗阻者;④肺顺应性下降或气道阻力增高者;⑤存在增加胃内容物反流和呼吸道误吸危险者,如未禁食、饱胃、肥胖,怀孕超过 14 周等。

5. 环甲膜穿刺术 环甲膜穿刺术(cricothyroid membrane puncture)是施救者通过用刀、穿刺针或其他任何锐器,从环甲膜处刺入,建立新的呼吸通道,快速解除气道阻塞和(或)窒息的急救方法。适用伤员包括:①急性上呼吸道完全或不完全阻塞,尤其是声门区阻塞,严重呼吸困难不能及时气管切开建立人工气道者;②牙关紧闭经鼻插管失败,为喉、气管内其他操作准备。

不能用于已明确呼吸道梗阻发生于环甲膜水平以下时。

6. 气管插管 气管插管术(tracheal intubation)是指将合适的气管导管经口或经鼻通过声门直接插入气管内的技术,其目的是清除呼吸道分泌物或异物,解除上呼吸通路阻塞,进行有效人工呼吸。适用伤员包括:①呼吸、心搏骤停行心肺脑复苏者;②呼吸功能衰竭需有创机械通气者;③呼吸道分泌物不能自行咳出,而需直接清除或吸出气管内痰液者;④误吸伤员插管吸引,必要时做肺泡冲洗术者。

气管插管没有绝对的禁忌证,然而,当伤员有下列情况时操作应慎重:①喉头水肿或黏膜下血肿、急性喉炎、插管创伤引起的严重出血等;②颈椎骨折或脱位;③肿瘤压迫或侵犯气管壁,插管可导致肿瘤破裂者;④面部骨折;⑤会厌炎。

(二)输液通道建立

灾难现场的大多数伤员都伴有不同的脱水症状,而创伤伤员可能出现不同程度的失血甚至休克,快速、有效地建立输液通道是伤员救治的重要护理技术。

1. 外周静脉通道 适用于一般或急救时输液、给药等。

2. 中心静脉通道 适用伤员包括:①监测中心静脉压;②快速补液、输血或给予血管活性药物;③外周静脉穿刺困难。不可用于以下 2 种情况:①出血倾向(禁忌行锁骨下静脉穿刺);②穿刺常用部位局部皮肤损伤或感染。

3. 骨内输液　任何疾病急需经血管通路补液治疗或药物治疗但无法建立常规静脉通路,均可采用骨髓腔内输液技术进行治疗。包括心脏骤停、休克、创伤、大面积烧伤、严重脱水、持续性癫痫、呼吸骤停、恶性心律失常等。

绝对禁忌证包括穿刺部位骨折、穿刺部位感染、假肢等。相对禁忌证包括成骨不全、严重骨质疏松、缺少足够解剖标志、穿刺点 48 小时之内接受过骨髓腔输液等。

(三) 血流动力学监测

血流动力学监测(hemodynamic monitoring)是反映心脏、血管、血液、组织氧供、氧耗及器官功能状态等方面的重要指标。包括无创血流动力学监测、无创血压、脉率、脉搏、氧饱和度和心电监护。

(四) 有创血流动力学监测

经体表插入各种导管或探头到心腔或血管腔内,从而直接测定心血管功能参数的方法。包括有创动脉血压测定和中心静脉压监测。

有创动脉血压监测是通过在脑动脉、肱动脉或股动脉等行动脉置管,通过压力传导连接心电监护仪后显示与 ECG 同步的动脉压曲线。

经皮穿刺监测中心静脉压(central venous pressure, CVP),主要经颈内静脉或锁骨下静脉,将导管插至上腔静脉,也可经股静脉用较长导管插至下腔静脉。中心静脉压是代表右心房或胸腔内上、下腔静脉近右心房处的压力,是右心室前负荷与右心功能状态的指标,在休克、复苏等需血流动力学监测的伤员应用价值高。CVP 结合其他血流动力学参数综合分析,具有很高的参考价值。持续监测其动态变化,比单次监测更具有指导意义。CVP 易受胸腔内压力、机械通气、体位等多种因素的影响,且当伤员出现左心功能不全时,单纯监测CVP 失去意义。

(五) 低体温防治

低体温通常指核心体温低于 35 ℃。灾难现场受困人员、创伤伤员等常发生低体温,救治时需及时实施保温、复温措施。

低体温伤员的院前急救包括防止进一步的热损失,迅速转移至温暖的场地。剪掉伤员身上湿的衣物,用毯子或睡袋遮住伤员的头部和身体,其外层防风层可以防止对流和蒸发的热损失。

如果伤员是有意识且清醒的,应避免饮用含有酒精和咖啡因的饮料。要测定血糖,预估低血糖可能性。对于血糖水平正常的轻度低体温伤员,可提供温热、高热量的液体或葡萄糖液。低体温伤员需要高流量吸氧,随着核心温度降低,应使用非循环吸氧面罩或气囊面罩装置来传输高流量吸氧。如果条件许可,应吸入加热和加湿(42~46 ℃)的氧气更好。

对于反应迟钝的低体温伤员,被动复温不足以增加其核心温度。静脉输注生理盐水时可加入 5% 的葡萄糖,加热到 43 ℃。当生理盐水和葡萄糖溶液均无法获取时,任何加温的晶体溶液均可使用,输注 500~1 000 mL。可将输液袋放置在伤员之下,以体重压力将加温的液体注入伤员体内,防止液体冻结或变冷。现场救治时应谨慎决定口服或输注,注意避免误吸、咳嗽和疼痛刺激的风险，不建议热敷或按摩伤员的四肢。

通常情况下，外部主动复温用于胸部，不用于四肢是因为其可能增加外周循环血量，导致在中央核心复温前增量的冷血从四肢回到胸部，从而加重酸中毒和高钾血症，甚至降低核心温度，使复苏复杂化，并可能诱发心室纤维性颤动。

（六）镇痛、镇静

镇痛是将疼痛控制到可以忍受的水平，让伤员不再意识到痛苦的操作或手术，同时能够保护伤员的气道和精神状态。适用于创伤后疼痛、焦虑、躁动或谵妄伤员。

对于遭受严重创伤的伤员，为了伤员的安全或救治的成功，或者需要进行侵入性操作时，需要进行分离麻醉；必须做好保护气道的准备，以达到分离麻醉。

在使用阿片类药物或氯胺酮之前，应注意观察患者的精神状态并记录。对于使用阿片类药物、氯胺酮或苯二氮䓬类药物的伤员，密切监测其气道、呼吸和循环。使用阿片类镇痛药时，应准备好纳洛酮。

第二节 · 危重伤员创伤处置

创伤在灾难现场最为常见，危重伤员是灾难救援医护人员面对的最主要挑战之一。灾难现场创伤急救的任务主要包括救命、保肢、预防感染和安全后送。灾难（尤其是地震）发生时，灾区及邻近地区的医疗资源被严重摧毁，同时面对大量伤员，医疗资源（医疗物资、医务人员和医疗场所）无法满足伤员救治的需要，决定了地震等大型灾难中的危重伤员的创伤救治必须遵循分级救治策略。本节介绍颅脑损伤、胸部创伤、腹部创伤、脊柱损伤、骨盆损伤、四肢创伤等危重伤员处置。

一、颅 脑 损 伤

不论是在何种灾难中，颅脑损伤均是造成死亡的首要原因。灾难中严重的颅脑损伤伤员可能当场死亡，严重者除 24 小时内获得急救外，余下的基本都会死亡，幸存下来的主要是以头皮裂伤和开放伤多见。

（一）颅脑损伤伤情特点

1. 灾难中颅脑损伤致伤机制　灾难所致颅脑损伤多是由于建筑物倒塌或山体落石砸落、挤压、掩埋或摔伤所致，撞击伤、挤压伤及重物坠落砸伤是主要的致伤原因，具有较高的早期死亡率。随着工业化的发展，灾难所致颅脑损伤致伤原因变得更加复杂，伤亡人群也呈多元化分布，少儿和老年人自身体力弱、反应力差，自救能力和避险意识不足而容易受伤。颅脑损伤高死亡率是因为现场解救不及时。在救援的紧急状态下，因高龄造成的反应迟缓和沉默会掩盖其神经科等病情而被忽视。

灾难所致颅脑损伤的病因和致伤机制有别于普通颅脑损伤，每次灾难所致颅脑损伤由于影响因素不同而存在差异。如 2008 年中国汶川地震与 2011 年日本地震致伤机制等方面有很大差异。海啸是日本地震的首要致死原因，而汶川地震所致颅脑损伤的致伤原因以建筑物砸伤等钝物伤、掩埋或挤压伤、摔伤或坠落伤为主，救治伤员以轻中度颅脑损伤伤员为主。

灾难后灾区药品严重短缺、一线医疗机构瘫痪、甚至丧失基本手术清创条件，以及食品短缺，伤员营养支持不足，导致颅脑损伤感染率的增加。因此，防治灾难后颅脑损伤的感染至关重要。

2. 灾难中颅脑损伤特点　灾难所致颅脑损伤合并挤压综合征的发生率较高，若救治不及时，预后不良，应予特别关注。灾难所致颅脑损伤致伤机制复杂、广泛脑损伤较普通颅脑损伤多见，因此，灾难所致颅脑损伤后外伤性癫痫的发生率可能偏高。癫痫可在颅脑损伤后较长时期内发生，具有较高的致残性，加强晚发性癫痫的监测与综合防治依然十分必要。严重灾难容易诱发颅脑损伤伤员的创伤后应激障碍，甚至抑郁症、焦虑症、精神分裂症；引起急性高血压、脑卒中、高血糖、凝血功能障碍，导致慢性疾病病情加重或治疗中断，应给予积极关注。

（二）颅脑损伤现场救治

发生灾难造成意外伤害后，现场情况危急，要求争分夺秒抢救伤员。先处理颅脑伤、胸部创伤、肝脾破裂等危及生命的内脏伤，然后处理肢体出血、骨折等。

1. 颅脑损伤急救　颅脑损伤是灾难伤亡中死亡率最高的损伤类型，早期的正确救治对挽救伤员的生命至关重要。脑损伤可局限于一处或多处，也可为广泛性损伤；可单纯发生在头皮、颅骨或脑组织，严重时三者可同时有不同程度损伤。面对颅脑损伤者，首先要视伤员为一个整体，进行全面的观察，不要单纯注意局部，而忽略了其他部位损伤。

迅速建立三通，即气道、尿道和输液通道 3 个通道通畅。

脑损伤早期救治中呼吸道梗阻与无呼吸道梗阻有明显差异。因此为使呼吸道畅通保证有效呼吸，在条件有限时，可使用大注射器（50 mL）或简易脚踏吸引器清除呼吸道分泌物、呕吐物，而且口咽或鼻咽气道的早期使用可以有效地防止舌后坠引起的气道阻塞。

颅脑损伤会导致头部软组织损伤、颅骨变形或骨折，进而造成脑膜、脑血管、脑组织及脑神经的损伤。最严重的是颅内出血，可迅速导致脑水肿、颅压增高，产生继发性脑疝，死亡率极高。因此，颅脑损伤现场急救要争分夺秒。

2. 合并颅脑损伤伤员转运　转运颅脑损伤伤员的目的就是尽可能缩短院外救治时间，转运中应坚持生命第一的原则，根据伤员数量、伤势、救治力量和救治条件等情况进行综合判断。转运分为灾难现场到临时医疗点或野战医院、临时医疗点到野战医院、灾难现场到后方省市级医院的转运。

（1）转运前伤情评估：转运前需要进行伤情评估，需要影像学检查（X 线或 CT 等）、需要进行院内设备（呼吸机、输血或手术设备等）治疗的伤员，应及时转运，包括：①颅脑损伤伤员 GCS 评分在 8 分以下的伤员；②经初步急救筛选后就地观察，意识情况或 GCS 发生变化的伤员；③开放伤经现场急救清创包扎后，尚需进一步处理伤口异物或再清创的伤员；④灾后留驻就地治疗中，发生头部伤口局部或中枢严重感染的伤员。

尤其是对于重型颅脑损伤，条件容许的情况下，需尽快转运至有头颅 CT 检查、ICP 检查和神经外科专科手术能力的医院。

（2）转运设备准备工作：转运设备以专业急救车辆为主，车辆装备有基本医疗监测设备，如血压仪、心电监护仪或氧饱和度监测仪等。配备有电除颤仪、电动吸引器则更佳。携带各种输血和输液设备、抢救用药，如肾上腺素、去甲肾上腺素或多巴胺等。如果条件允许，最好能够有专业人员随行转运。条件容许的，配有以上医疗救治设备的直升机参与抢救转运效率则更高。

每辆救护车、急救直升机和参与转运的车上，必须配备至少 1 名具有基本生命支持和进一步生命支持能力的专业救护人员组成的救治团队。

对于危重伤员病情在短时间内可能恶化者，应积极争取飞机运送。直升机运送伤员是比较理想的工具，在一定气象条件保证下，运送速度快，机内平稳可靠，不受陆地交通拥挤的影响，可以在较短时间内把伤员送到指定转运地点。有些医院内有较大球场或楼顶平台可供直升机降落，抢救伤员极为方便。在战时和灾难急救中，其优点更显突出。由于空中救护赢得了抢救时间，从而降低了死亡率。有Ⅲ期临床证据表明，直升机等空运措施能够显著改善伤员预后。

（3）转运中的病情监测：转运过程中应监测脉搏、血压、动态心电和指末血氧饱和度。瞳孔观察、意识观察对于高颅压、脑疝的发生判断、重型颅脑损伤的病情观察判断至为重要，GCS 评分在灾难颅脑损伤的院前急救的转运中，尤其在无头颅 CT 和 ICP 监测的情况下，对于病情严重程度的判断最为重要，必须严密观察。

（4）颅脑损伤转运途中急救处理

1）呼吸：颅脑或颈部受伤的伤员在现场急救和转运中，呼吸浅、弱或不规则甚至消失者，必须立即有效控制气道，经口插管是首选方法，口咽、鼻咽通气道和气管切开可根据具体情况选择。途中必须密切观察伤员的呼吸节律、频率等呼吸状态和胸廓起伏状况。有条件者监测氧饱和度和呼吸末二氧化碳分压。转运途中即使伤员氧饱和度正常，仍需给予高浓度氧吸入。人工呼吸设备辅助呼吸时，压力支持不宜过高，以免引起气压伤，导致气胸。

2）循环稳定和转运中液体管理：转运中的复苏治疗以生理盐水为主，使用葡萄糖液时，避免高血糖的发生。但是低血糖的情况对于昏迷的颅脑损伤伤员来说危害更加严重，需要高度重视血糖的控制。必要时考虑使用血管活性药物，由于个体差异和对药物的个体反应性不同，以及血管活性对于心脏氧耗和收缩功能、心血管前后负荷和心肌代谢的影响差异，药物种类和使用剂量没有指导方案。转运期间出现例如心脏骤停的伤员成功复苏后，可以使用肾上腺素 1 mg（1∶1 000）加入 500 mL 生理盐水静脉滴注；持续低血压伤员可以使用 4～8 mg 去甲肾上腺素加入 250 mL 的 5% 糖盐水缓慢静脉滴注维持。心动过缓合并持续低血压伤员常使用多巴胺，同时升血压和加快心率，转运期间条件有限，无法得到伤员的生化检查情况，其他的药物诸如钙制剂慎用。

3）渗透性脱水：颅脑损伤伤员大多存在颅内压增高，但是这些伤员通常伴随不同程度的脱水和低血容量。甘露醇的使用可以有效地缓解高颅压。源于甘露醇的血液流变学作用，降低血液黏滞度改善脑血流达到治疗作用，但是会造成机体脱水加剧。建议在使用甘露醇前，建立有效的深静脉通路，选择性地对存在高颅压的伤员使用甘露醇，缓解高颅压，同时充分补充有效循环容量。

4）镇静和镇痛：颅脑损伤伤员特别是合并多发伤的伤员，疼痛相关的躁动和再损伤在转运期间较常见。适当的镇静和镇痛药物治疗可以缓解疼痛引发的问题。如有条件,建议建立有效的气道保护后实施。

5）转运中体温管理:亚低温治疗对于颅脑损伤伤员预后无影响,而且亚低温治疗以及复温过程可能对伤员造成更多损害。所以转运期间需要防止体温过低,保持体温在 35～37 ℃较好,转运途中控制在 38 ℃以下仍必要。对于有心肺复苏抢救史的颅脑损伤伤员,在转运过程中可保持其原存在的亚低温状态,到院后再进一步治疗。但是低于 30 ℃的体温需要积极复温处理,及时去除伤员的湿冷衣物,做好伤员的保温措施,避免转运途中体温进一步降低。

二、胸 部 创 伤

胸部创伤可导致严重的呼吸循环并发症,伤员如果得不到及时有效的救治,死亡风险较高,因此,胸部创伤的现场急救至关重要。

按胸部损伤部位不同可分为胸壁损伤、肺损伤、纵隔损伤以及膈肌损伤。胸壁损伤包括肋骨骨折和胸骨骨折,肋骨骨折是最常见的胸部损伤,肺损伤包括创伤性血气胸、肺挫伤和肺裂伤,严重肺部损伤发生可立即威胁伤员生命。纵隔损伤主要包括创伤性气管、支气管破裂以及心脏损伤,常伴随钝性胸部损伤发生的纵隔积气和发生率较低的心包积气也属于纵隔损伤。

(一)胸部创伤伤情特点

1. 肋骨骨折　肋骨骨折多由直接暴力或间接暴力引起,最常发生在 4～7 肋。最显著的症状是疼痛,可随呼吸、咳嗽加重。单纯性肋骨骨折常需要与胸壁挫伤鉴别,伤员骨折处压痛明显,有时可触及骨折断端或局部凹陷,可能有骨擦音、骨擦感。用手挤压胸廓,可引起骨折部位剧痛。连枷胸伤员伤情多较严重,可有呼吸困难、发绀,甚至休克,骨折部位有反常呼吸运动,但应注意在早期、体质较胖或损伤部位在后胸壁时,反常呼吸可不明显。

2. 胸骨骨折　胸骨骨折通常由暴力损伤所致,常见的有交通事故中驾驶员胸部撞击方向盘。胸骨骨折伤员有明显胸痛、咳嗽,呼吸和体位变换时疼痛可加重,伴有呼吸浅快、咳嗽无力和呼吸道分泌物增多等。胸骨骨折部位可见畸形,局部有明显压痛。骨折断端移位通常为骨折上断端向前,下断端向后。

3. 创伤性气胸　正常胸膜腔为紧闭的腔隙,如气体进入胸膜腔内,则称为气胸。根据创伤是开放或闭合,以及胸膜腔压力改变,将气胸分为闭合性气胸、开放性气胸、张力性气胸三类。

小量气胸的伤员无明显呼吸与循环功能障碍症状,中量及大量气胸由于呼吸面积减少,肺通气功能以及换气功能受影响,胸膜腔内积气可引起纵隔向健侧移位,因而伤员可出现胸闷、呼吸困难等表现。

检查时气管可向健侧偏移,伤侧叩诊呈鼓音,呼吸音减弱或消失。开放性气胸出现纵隔扑动时主要表现为呼吸、循环功能紊乱。张力性气胸时伤员表现为极度呼吸困难,躁动不安、大汗淋漓、意识丧失、发绀,颈静脉怒张,脉搏快而细弱,血压下降,常伴有皮下气肿。检查时可见伤侧胸壁饱满,肋间隙变平,气管明显往健侧移位;叩诊伤侧呈鼓音,呼吸音消失;

张力性气胸是迅速致死的危急重症,伤员需要紧急处理,而不应要求 X 线检查而延误抢救。

4. 创伤性血胸 创伤引起胸膜腔积血称为创伤性血胸,引起血胸的原因有:心脏或大血管损伤,因为出血迅猛,大多现场死亡,仅少数得以送医救治;胸壁血管损伤,主要是肋间和胸廓内动、静脉破裂出血,因其来源于体循环,压力高,不易自然停止,多需开胸手术止血;肺裂伤出血,因其压力低,出血常可在短期内自然停止,需行开胸止血不多,但如损伤较大肺内血管,仍需手术止血。

血胸时血容量减少,胸膜腔负压减小,血胸推压纵隔致使静脉回流不畅,均可影响循环功能。血胸发生后不仅会因为血容量减少而影响循环功能,还可因胸腔内积血压迫肺,减少呼吸面积,大量血胸压迫伤侧肺,推移纵隔至健侧肺,可影响呼吸功能。根据胸腔内积血多少、出血的速度及伤员的体质而出现不同的临床表现。

5. 肺挫伤 肺挫伤是最常见的肺实质损伤,大多为钝性伤所致。一般认为其致伤机制除暴力直接作用外,也由于强大暴力作用于胸壁,使胸腔缩小,增高的胸内压压迫肺脏,引起肺实质出血、水肿,外力消除后,变形的胸廓弹回,在增大胸内负压的一瞬间又可导致原损伤区的附加损伤。

肺挫伤时肺的完整性并无破坏,挫伤区呈暗紫色,因水肿而变重,含气少,不易萎缩。光镜下所见主要是肺泡毛细血管损伤,并有间质及肺泡内血液渗出及间质水肿。严重而面积大的肺挫伤,可因肺气血屏障的改变,肺内分流的增加而导致低氧血症,为了维持氧的输送,因而代偿性加快心率及心排出量。如低氧血症得不到纠正,伤员长期处于高心排出量状态,可导致心功能不全。在肺挫伤时可伴有心脏挫伤,可使心收缩力减弱,心排出量下降。此外,肺挫伤也是发生急性呼吸窘迫综合征(ARDS)的重要因素。

6. 肺裂伤 肺裂伤亦为常见的肺实质损伤,可因钝性伤引起。肋骨骨折时,由尖锐的肋骨断端直接刺伤肺,或因胸廓遭受暴力的一瞬间,声门突然关闭,胸内压骤然增高,使气道内压力增高,随着外力的消除,变形胸廓弹回,胸腔内压力急剧下降,由胸腔内压力骤然增加与降低形成很大的压差,可导致肺破裂。

肺裂伤常常伴有胸腔内积气或出血,根据肺裂伤范围及大小不同,伤员表现常不相同。肺裂伤范围较小时,常自觉胸闷不适;范围较大时,感胸闷、气促、呼吸困难。

7. 肺部冲击伤 肺部冲击伤主要是由于爆炸产生的高压气浪或水波浪冲击损伤肺组织所导致,一般较少造成体表损伤,但强气压可直接导致肋骨骨折。其病理改变主要是肺出血和水肿,受到冲击较小的伤员仅有短暂的胸痛、胸闷、咳嗽、咳痰、咳血性泡沫样痰;受到剧烈冲击的伤员可出现呼吸困难、发绀,甚至口鼻会流出血性泡沫样液体,严重时可导致伤员呼吸衰竭,少数伤员在受到冲击后的 24～48 小时会发展为 ARDS。

8. 创伤性气管、支气管损伤

(1) 穿透性气管及支气管损伤:穿透伤所致胸内气管、支气管损伤远较颈部气管严重,由于常合并相邻大血管损伤。伤员主要表现为呼吸困难、咳嗽,伴有咯血,明显皮下气肿。颈部气管穿透伤空气进出创口可发出吸吮声;胸内气管伤可有纵隔气肿,一侧或两侧气胸;根据损伤血管情况,而出现不同程度血胸。

(2) 气管、支气管闭合性损伤:闭合性气管、支气管损伤并不少见,是胸部创伤死亡的重要原因之一,常发生于减速伤(高处坠落伤和撞击伤)。80%损伤部位在隆突 2.5 cm 以内,以右肺上叶支气管撕裂最为常见,可为小的裂伤至完全横断。呼吸困难是气管、支气管破裂最突出的症状,常伴有发绀,可有少量至中量的咯血,纵隔及皮下气肿甚为明显,开始常出现在颈前胸骨切迹上方,发展迅速,很快蔓延至面、颈、胸、肩及腹部,闭式引流有重度漏气,经负压吸引,症状改变不明显,肺未能复张,就应考虑诊断为本病。

9. 创伤性膈肌破裂　膈肌破裂可由穿透伤如枪弹、锐器损伤引起,膈肌的破口多较小。闭合伤如胸腹挤压、高处坠落等引起的膈肌破裂口大多超过 10 cm。闭合伤引起的膈肌破裂,90%发生在左侧,右侧少见的原因是肝及右肾对右半膈肌有一定缓冲与保护作用。创伤性膈肌破裂的临床表现不典型,容易误诊,主要取决于裂口的大小,进入胸腔内脏器的多少,以及是否发生梗阻及绞窄有关。

10. 心脏损伤

(1)心脏挫伤:心前区遭受直接或间接暴力均可引起心脏挫伤,在胸部创伤中并不少见,主要症状为胸前区疼痛,严重心肌挫伤,可类似心绞痛,应用扩冠状血管药物不能缓解,可有心动过速和早搏。这些症状并无特殊性,常合并其他胸部创伤而忽略了心肌挫伤。

(2)穿透性心脏损伤:可由枪弹、弹片及锐器引起,常因大出血当即死亡,如生存,到达医院后及时抢救,伤员存活率可达 85%~97%。

(二)胸部创伤现场救治

1. 现场一般救治　现场一般救治重点为:颈椎保护下保持气道开放、给氧和通气支持,以及开放性伤口处理。

2. 开放性气胸处理　应迅速将开放性气胸变为闭合性气胸,急救时可采用消毒敷料封闭胸壁的开放伤口,敷料的三边用胶布封闭,同时也要防止张力性气胸的发生,一旦出现张力性气胸征象,应及时开放覆盖的敷料减压。

3. 张力性气胸的处理　在短暂的院前阶段,特别是在钝性胸部创伤,很少发生张力性气胸。如果多发伤伤员不明原因病情恶化,应特别注意张力性气胸,如果没有发现局部的体征,应考虑双侧气胸的可能。避开厚实的肌肉、乳腺组织、皮下气肿区域,开展针刺减压操作。首选穿刺点在锁骨中线第 2 肋间,要求操作者必须熟悉解剖标志。穿刺导管针进入胸壁后,如果无明显的气体溢出,应连接一个注射器推 2 mL 气体确保导管通畅。

4. 胸腔闭式引流　有显著的气胸风险者(如已有皮下气肿)应考虑胸腔闭式引流,包括:①张力性气胸针刺减压无效者;②大量血胸阻碍肺膨胀致呼吸功能严重受影响者;③已针刺减压的张力性气胸、大量气胸,因地处偏远需长途转运者。

转运途中胸腔引流管移位的风险较大,应将胸腔引流管可靠地固定于胸壁,搬运过程中或伤员活动时应警惕出现胸腔引流管位置变动。

5. 气管插管　需要正压通气支持时,考虑气管插管。

连枷胸反常呼吸和广泛肺挫伤需要正压通气时,做一般气管插管,使用呼吸机。主支气管断裂时,全部潮气量从断裂处逸出,应做选择性单侧(健侧)插管,以保健侧通气。

6. 液体通道　建立液体通道的主要目的是镇痛和必要的输液。最好在转运前或者转运途中建立液体通道以免延长现场滞留时间。遵循低压复苏原则,液体入量以能维持桡动脉搏动即可,大量液体输入对胸部创伤伤员有害。

7. 镇痛管理　应该常规镇痛,除非伤员有迫切需处理的损伤。

8. 体位控制　伤员侧卧位时,健侧向下,因为向上的 1/3 胸部通气/灌注最佳;有气道污染者(气道内积血或呕吐物)则患侧向下;单侧连枷胸,患侧卧位类似于夹板可控制胸壁浮动和止痛;前壁型连枷胸,可手法稳定胸壁;单纯胸部创伤、意识清楚、无颈部疼痛及其他部位明显疼痛或损伤者,最理想的体位是坐立位,在平躺时,伤员依靠胸壁肌肉自身固定的能力会减弱,避免长时间仰卧在平板床上;致伤机制明确、无意识的胸部创伤伤员需要全脊柱制动。

三、腹 部 创 伤

腹部创伤是指平时或战时各种物理、化学和生物的外源性致伤因素作用于机体,导致腹壁和(或)腹腔内部组织、器官完整性破坏,伴或不伴一系列功能障碍的疾病。

(一)腹部创伤伤情特点

1. 灾难中腹部创伤特点　腹部面积大,涉及脏器多,受伤概率高,发生腹部创伤时往往存在多个脏器损伤,伤情复杂,常因失血性休克、感染等导致死亡,及时确诊和有效处置至关重要。近年来,随着医学技术的不断发展,不仅手术技术愈发成熟,同时腹部创伤的快速辅助诊断和救治理念也在发生变化,腹部创伤救治水平逐步提升。

2. 灾难中腹部创伤致伤机制　腹部创伤是创伤疾病谱的重要组成部分,多见于交通事故、工伤、坠落、斗殴、灾难事故等。腹部创伤以青壮年人群为主,男性多于女性,主要是道路交通事故伤和锐器伤。腹部创伤伴有内脏器官损伤后,往往会引起大出血和严重感染,病情危重。

恐怖爆炸袭击灾难事件中最常见的腹部损伤机制是弹片和爆炸碎片造成的穿透伤,而爆炸冲击波造成的情况并不常见。爆炸后腹部损伤的模式不同于其他形式腹部创伤模式,空腔脏器损伤较实质器官损伤更常见,损伤严重程度更高,常要求多学科治疗并多次手术。

根据致伤机制和腹膜腔完整性分为钝性伤和穿透伤,钝性伤可由车祸、爆炸、挤压或高处坠落等所致,常累及肝脏、脾脏、肾脏、小肠及肠系膜。穿透伤包括枪击伤、爆炸碎片伤及刀刺伤等,常累及肝脏、小肠、胃、结肠、大血管(包括内脏血管)等结构。

(二)腹部创伤现场救治

医疗救治措施的干预时机在战伤救治工作中至关重要,现场紧急救治以快速评估伤情、维持和延长伤员生命、确保安全后送为目的。美军战术战伤救治指南是具有较强实践性的院前战创伤急救指南,强调医学技术措施的实效性,在合理的时间、合理的地点采取合理的技术,实现最佳时机与地点的选择,形成时效救治与延时救护相统一的保障理念。

1. 一般处理　腹部创伤急救一般处理包括:开放气道并保持气道通畅(注意颈椎保护);必要时心肺复苏;给氧和通气支持;封闭包扎开放性伤口;简易固定骨盆肢体骨折;注意保温,避免低体温。院前急救人员应针对气道、呼吸、循环稳定进行处理,为及时转运创造条件。

2. 液体通道建立　液体通道的主要目的是复苏和必要的镇痛,有条件最好建立两条以上上腔静脉系的大静脉通路,如颈内静脉、锁骨下静脉、肘正中静脉,考虑到缩短现场停留时间,也可以在转运途中建立液体通道。对儿童等特殊病例,血管通路建立困难时,可以在股骨远端或胫骨近端建立骨髓输液通路。

3. 限制性液体复苏 在损害控制原则的指导下,遵循允许性低血压和止血性复苏两个策略,对严重创伤伤员进行限制性液体复苏。允许性低血压策略重点强调在院前急救阶段,尤其在确切的外科止血措施未实施前,严格控制液体输入量,维持收缩压80～90 mmHg,而不以恢复生理血压为目标;而止血性复苏,强调早期使用血制品,红细胞、血浆、晶体液按一定比例输入,以纠正严重创伤导致的凝血功能障碍和进一步发生的消耗性凝血病。

腹部创伤伤员在院前应进行损害控制性液体复苏,避免"死亡三联征"(低体温、酸中毒、凝血功能障碍)出现,为伤员接受确定性手术提供机会,降低创伤伤员的病死率。

4. 止血 院前急救优先控制活动性外出血,止血方法包括局部棉垫加压包扎止血、填塞止血、临时指压止血、止血钳或结扎止血、止血气囊止血等。当现场无可用止血设备时,可临时通过外力实施体外腹主动脉压迫控制出血,体外近端腹主动脉压迫术是一种有效控制大出血的紧急救治方法。

5. 镇痛 创伤伤员应早期进行合理的镇痛治疗,对乙酰氨基酚和短效阿片类镇痛药是较为安全有效的镇痛药物,严重创伤伤员镇痛期间需要对伤员呼吸、循环、心电进行监测,用药期间要定期评估伤员病情变化,呼吸动力学不稳定伤员应尽量避免使用阿片类药物。

6. 穿透伤现场处理 对于腹部穿透性创伤伤员,要充分暴露腹部,仔细检查伤口,探查到伤道底部。若腹膜穿透,则腹内脏器损伤的可能性很大,建议尽快转运至医院。对于消化道或泌尿生殖道的破裂,要控制污染源,结扎断端肠管,或应用新型材料或支架封堵断端,防止内容物进一步污染腹腔;脏器外露者避免直接还纳,可用无菌纱布或干净的容器包裹暂时固定以便转运。

7. 钝性伤现场处理 对于腹部钝性伤伤员,要重点关注血压、心率和腹部体征的动态变化,急救医师使用车载监护仪进行动态心率和无创血压监测。对于腹部创伤出现休克的伤员,在确定性外科手术之前,急救医师应采用限制性液体复苏策略,若腹部创伤同时合并颅脑损伤,维持平均动脉压>80 mmHg 水平有利于脑血供,在彻底止血以后再行充分复苏。

8. 转运时体位 为避免伤员在转运途中呕吐、窒息,最好侧卧位,如平卧位则将头偏向一侧。若致伤机制明确的高能量损伤,椎体损伤不能排除时,转运途中常规全脊柱制动。若循环不稳定,可以采用下肢抬高位。

四、脊柱损伤

灾难是导致脊柱损伤的最常见原因之一,同时由于灾难发生后交通堵塞、伤员转运延缓,给脊柱损伤伤员的救治带来了困难。

(一)脊柱损伤伤情特点

1. 灾难中脊柱损伤特点 灾难现场发现伤员后,清醒伤员诉局部伤处疼痛,如颈项痛、胸腰背部疼痛或四肢放射痛。昏迷伤员可能见其脊柱畸形,受伤处皮肤可出现皮下瘀血。合并肋骨骨折时,呼吸受限或呼吸减弱。腰椎骨折常伴有腹膜后血肿,伤员出现腹胀、肠鸣音减弱、腹部压痛或反跳痛等症状。

2. **灾难中脊柱损伤致伤机制** 灾难中的脊柱损伤主要来源于直接或间接的暴力。直接暴力指直接作用于脊柱脊髓之外力,突发性灾害时多为建筑物倒塌砸伤;间接暴力指因作用于头颈及足臀部的暴力纵向传导至脊柱的某一节段,由于压应力的作用而引起骨折(或伴有脱位)。

间接暴力导致的脊柱损伤可因暴力的方向不同而分为以下几种。①垂直压缩暴力:指椎体遭受与脊柱平行的纵向暴力所引起的损伤,以椎体压缩及断裂为多见,可伴有附件骨折;②屈曲压缩暴力:当人体坠落时,由于防御性反射作用,身体多取屈曲位,以致引起椎体的楔形压缩性改变,严重者可合并脱位及小关节绞锁,尤以颈椎多见;③伸展压缩暴力:自高处坠落时,中途腰背部遇到物体阻挡,可使脊柱呈仰伸状,易引起前纵韧带及后方椎板与小关节损伤。在颈段则易出现脊髓过伸性损伤或脊髓中央管症候群;④侧向压缩暴力:指坠下时身体侧向左或右一侧,以屈侧椎体压缩及小关节损伤为多见;⑤旋转压缩暴力:即当落下时身体呈旋转体位者,多与前数种损伤伴发。

除了暴力因素外,肌肉拉力也是脊柱损伤的一种致伤机制,以腰椎多见。常发生于腰部突然侧弯或前屈,椎旁肌强烈收缩以致引起横突或棘突撕裂性骨折。

(二)脊柱损伤现场救治

在灾难现场,应尽可能向清醒伤员或目击者详细了解灾难过程和机体损伤机制,仔细询问伤员受伤后的意识和肢体功能情况。脊柱对线复位对脊髓损伤早期治疗至关重要。在确定性固定之前,稳定颈椎的方式多为颈托或支具。对无神经功能损害的伤员,无论颈部序列如何,通常在手术之前不需要进行牵引。脊柱损伤的现场救治重点在于准确评估和正确转运,尽快入院后开展急救和后续治疗。

1. **现场初次评估** 现场首先应评估伤员的基本生命体征,发现有无致死性伤情和重要器官损伤并及时处置。C3 及以上平面脊髓损伤常导致急性呼吸衰竭和循环功能障碍危及伤员生命,应给予呼吸、循环功能支持。

急诊复苏遵循 ABC(airway, breathing, circulation)原则,同时需要考虑到脊柱脊髓损伤的特殊性。包括:A——在稳定颈椎的同时,必须保持气道的通畅,必要时建立确定性人工气道;B——保证有效通气、吸氧,可采用呼吸球囊等人工辅助通气;C——维持有效循环功能,首先要排查有无外出血等其他因素导致的循环功能障碍,实施液体复苏。

2. **现场二次评估** 初次评估和处置完成后,有条件时应进行二次评估,包括对全脊柱和神经功能的物理查体,很多脊柱损伤在这个阶段才会被发现。

通过多人协同稳定颈椎的同时进行轴向翻身,对伤员的背部进行检查,以发现是否有开放性伤口、畸形和瘀斑。从颈椎到骶椎应进行触诊,可能会发现压痛、台阶或棘突间增宽。头部的撕裂和擦伤的位置可能有助于确定颈椎损伤的机制。物理检查时,须特别注意识别开放性脊柱损伤的体征。如果存在伤口,可能会通过皮肤直达硬脊膜,造成开放性脊柱脊髓损伤,致残率和死亡率高,故所有脊柱的穿透性损伤都应视为开放性损伤,并应给予妥善的伤口包扎,有脑脊液漏的要加厚包扎。

意识清醒的伤员,可以通过检查其皮肤感觉和肢体运动功能,大致判断脊髓损伤的节段。对于意识不清的伤员,神经学检查的发现非常有限,可以通过观察肢体的不自主运动、肛门括约肌的张力等来大致判断其神经功能。

二次评估完成后,对于意识清醒的伤员大致可以判断其脊柱脊髓损伤的程度和节段,应在后送前给予脊柱固定;对于昏迷伤员,可以根据物理检查判断和怀疑其是否有脊柱损伤,并给予必要的脊柱固定。

情况允许时,应尽早后送。合并脊髓损伤的伤员,在后送途中要防止压疮,受压部位用软枕、气圈或泡沫塑料垫好。此外,还须防热射病(中暑),防冻,但禁止直接使用热水袋以防烫伤。

3. 正确固定与搬运　伤员在急救搬运过程中极易造成脊髓二次损伤,一旦疑似脊柱损伤,在接受最终评估前需要对脊柱进行保护。

对出现颈椎不稳定的伤员,最常见的保护措施是颈部的颈托固定,并在颈部双侧放置沙袋、衣物,前额用一绷带固定,防止扭转。对不能排除颈椎损伤者,如外伤昏迷伤员,都应行颈椎制动,在搬运和转运时,防止脊髓二次创伤。颈部穿刺伤员不建议颈托固定,可在颈部两侧放置沙袋或衣物等维持颈椎稳定。

而对于胸腰椎骨折伤员,则采用滚动式或平台搬运方法,腰下垫以软垫,保持腰部平直。对于存在明显脊柱畸形的伤员,必须注意其可能存在原发性脊柱畸形,不能将存在这种畸形的伤员强行固定于功能位,维持伤员自身的保护位置可能是更好的选择。对于儿童脊柱骨折伤员,须注意到其头部相对躯干较大,将头部置于水平位时,可能使颈部屈曲,对颈髓可能造成二次伤害。

需要注意的是,不正确的制动可能导致严重的伤残。颈托可能增高颅内压和脑脊液压力,并能改变吞咽功能而增加误吸的可能性,所以应尽早确诊颈部损伤以便及早解除颈托固定非常重要。搬运有潜在脊髓损伤可能的伤员时,不建议常规使用脊柱背板,推荐使用标准担架运送。

转运途中配备氧疗、吸痰、机械通气等转运设施,动态监测呼吸、心律、血压、氧饱和度等生命体征,防止脊髓二次创伤、压疮和低体温。

五、骨 盆 损 伤

地震、火灾、爆炸等事故中,由于建筑物或山体垮塌,人体卧位受到重物压砸,骨盆容易受挤压而发生损伤。骨盆损伤救治涉及急诊科、骨科、普外科、泌尿科、妇产科等多个专科,需要多部门、多学科协作。灾难环境下,骨盆损伤的救治是对灾难救援体系和救援医务人员的重大考验。

(一) 灾难中骨盆损伤伤情特点

骨盆损伤能造成骨盆骨折、大出血和盆腔其他脏器的损伤,由于骨盆壁与大血管和神经干关系密切,发生骨盆骨折时髂动静脉、臀上动脉、尿路、阴道、直肠和骶丛神经损伤常见。骨盆骨折往往是多发伤的标志。

根据骨折是否与外界相通,骨盆骨折又可分为闭合性骨盆骨折与开放性骨盆骨折。闭合性骨盆骨折由于骨盆环的破裂造成骨盆不稳定,盆腔内血管破裂引起大出血,是造成血流动力学不稳定和死亡的主要原因。

灾难环境中,对于爆炸、高处坠落和建筑物垮塌、掩埋等场景的伤员均应怀疑存在骨盆骨折的可能。髋部或臀部衣物有血液浸渍,也应高度怀疑骨盆骨折的可能。骨盆损伤应从骨盆骨折的稳定性、合并伤及并发症 3 个方面重点进行评估。

(二)灾难中骨盆损伤现场救治

1. **骨盆损伤急救** 骨盆不稳定造成的大出血是骨盆骨折导致伤员早期死亡的主要原因。因此,灾难环境下对骨盆骨折伤员的现场急救措施的核心就是通过一切措施稳定骨盆、限制骨盆容积、延缓出血速度、为后送争取宝贵时间。由于骨盆骨折多为建筑物或山体垮塌后压砸所致,在伤员受困时,由于重物挤压作用,骨盆容积暂时变化不大,出血被限制,一旦伤员被救出后,局部压力消失可导致局部出血加重,血流动力学迅速恶化。因此,在现场施救时,脱困后要做好快速输血、补液扩容和心肺复苏的准备。在灾难现场,不推荐现场救治人员行骨盆分离挤压试验(双手交叉按压双侧髂嵴,骨盆前环因骨折产生分离,若出现疼痛为骨盆分离试验阳性),因为该试验可能加重骨盆出血。

2. **骨盆骨折固定** 对于闭合性骨盆骨折,骨盆固定带是非常有效的骨盆固定装备。对于开放性骨盆骨折,首先要检查发现所有开放性伤口并用止血敷料进行填塞止血,而后再用骨盆固定带固定。如果要达到理想的固定效果,骨盆固定带对臀部皮肤周围的压力非常大,可能导致皮肤受压迫而缺血坏死,因此,骨盆固定带使用时间不宜超过 4 小时,使用后应尽快送至有手术止血能力的医疗机构。在没有骨盆固定带的条件下,剪开伤员的裤腿,在股骨大转子平面进行捆扎也是一种可行的简易骨盆固定方法,但固定强度可能不如制式骨盆固定带。

3. **开放伤急救** 若骨盆存在开放性伤口,早期伤口处理的目的是止血和减少污染。需要注意的是,出血控制的优先级永远是高于清创的,只有在出血得到初步控制、血流动力学稳定的情况下,才考虑对伤口进行清创手术。开放性伤口要留取深部组织行细菌涂片和培养,对于污染严重的伤口,还需考虑梭状芽孢杆菌的感染,并根据伤员的免疫接种史,给予破伤风疫苗或破伤风免疫球蛋白。清创时使用大量加温的生理盐水冲洗创面,同时清除伤口内所有异物和坏死组织。为不破坏软组织表面屏障,不建议使用聚维酮碘(碘伏)、过氧化氢(双氧水)等杀菌剂冲洗创面。如果清创后术野较为清洁,可以一期缝合伤口,但必须在伤口内放置多根引流管以保证充分引流,必要时可考虑放置双腔引流管,从侧孔持续注入等渗冲洗液冲洗伤口。

4. **灾难中骨盆损伤伴随损伤处置**

(1)直肠损伤:由于直肠毗邻骶骨前方以及两侧坐骨,坐骨或骶骨发生骨折时,骨折端可刺破直肠。伤后早期可无症状,后期可引起腹内和盆腔感染。肛门指诊是发现直肠损伤的重要方法。早期发现并修复是避免后期并发症的关键。具体手术方式可自下腹正中或左旁正中进入腹腔,清除腹腔内污染,行近端结肠造口术,使粪便改道。如果是腹膜内段肠道破裂,应修补肠壁破口。在临床实践中,早期结肠造口对骨盆骨折合并直肠损伤伤员的伤口处置带来不少便利,有助于感染控制和进食。直肠损伤后,盆腔感染概率高,骨盆骨折不主张早期行内固定手术,可一期行外支架固定,二期根据感染控制情况行内固定手术。

（2）膀胱及尿道损伤：对于怀疑合并尿道损伤的伤员，若尿管无法插入膀胱内或发现尿管经尿道断裂处插入周围组织，尽早行膀胱穿刺造瘘。膀胱破裂可直接修补；对于尿道损伤，能放置导尿管进入膀胱的尿道损伤，可以尿管为支架，留置 3 周，行非手术治疗。对并发骨盆骨折的后尿道完全断裂，有两种不同的处理方法，一种是尿道会师术，另一种是早期做膀胱造瘘术，择期行尿道修复术。

（3）神经损伤：骨盆骨折由于骨折部位的不同，神经损伤的部位也不同。骶骨Ⅲ区骨折可造成马尾神经损伤，骶骨Ⅱ区骨折可造成骶神经根损伤，骶骨Ⅰ区骨折可造成 L5 神经根损伤，坐骨大切迹或者坐骨骨折可造成坐骨神经损伤，耻骨骨折可造成闭孔神经或者股神经损伤，髂前上棘骨折可造成股外侧皮神经损伤，因根据神经支配功能障碍区域综合判断神经损伤部位和类型。对于骶骨骨折合并骶丛神经损伤引起坐骨神经痛者，可先保守治疗，无效者可手术探查，存在足下垂等运动功能障碍时，保守治疗多无效，应早期手术探查减压。椎管骨折导致马尾神经损伤引起大小便功能障碍者，可采取后路手术去椎板减压。

（4）Morel-Lavallée 损伤：是骨盆侧方和髋部区域的闭合性软组织潜行脱套损伤，由于此种损伤早期易漏诊，且易因软组织感染坏死而影响骨折治疗，要对此损伤加以重视。局部皮下瘀斑，皮下波动感和皮下积气是其特异性征象。治疗原则是早期发现、清创、引流、早期使用抗生素。创面负压封闭引流，在有条件的情况下可以考虑。

六、四 肢 创 伤

四肢创伤包括四肢骨与关节损伤、软组织、神经及血管损伤，以及肢体离断伤与挤压伤等，常见于交通事故、自然灾难、意外爆炸等各类灾难中。伴随着交通运输与生产制造的迅速发展，四肢创伤的伤员日益增多，且伤情复杂，致残率与死亡率较高。四肢创伤的急诊救治要求与难度较高，需要多学科的配合，例如骨科、血管外科、普通外科、显微外科等，并在伤情稳定后需要康复科、整形外科等配合进行康复、重建、整形的长期综合治疗。四肢创伤是影响伤员长期运动功能、自理能力受损甚至肢体瘫痪乃至个人死亡的重要伤情，是常见的外伤类型，需要着重学习、理解并掌握。

（一）四肢创伤伤情特点

1. 四肢骨与关节损伤　四肢骨与关节损伤是指在一定的外界暴力作用下，四肢骨发生的骨折与四肢关节发生的脱位，以及其他附属软组织的损伤。其中，骨折是骨质的连续性受到破坏，发生了完全或者部分的中断，例如常见的肱骨骨折、胫骨平台骨折等；脱位则是构成关节各骨的关节面失去了正常的对合与活动关系，例如常见的肩关节脱位、髋关节脱位等。

（1）四肢骨损伤特点及分类

1）局部表现：可以分为一般表现和特有体征。

一般表现：①局部疼痛：几乎所有四肢骨折都会发生局部疼痛，并且在移动患肢时疼痛加剧。触诊时，骨折处常有局部压痛与轴向叩击痛；②肿胀瘀斑：四肢骨折发生时，可有骨髓、骨膜及周围肌肉软组织内的细小血管破裂出血以及组织液渗出，导致局部肢体发生肿胀与瘀斑等。在部分闭合性骨折部位周围可形成局限性血肿，此外，软组织间隙内的组织液渗出加剧肿胀的发生，可引发患肢显著的肿胀与高张力，并引发皮肤张力性水疱的发生。严重时可使得骨筋膜室压力,阻碍静脉回流甚至阻碍动脉血运,导致局部缺血坏死等。同时,因外伤后血液渗出,血红蛋白的降解,皮下出现紫色、青色、黄色的瘀斑;③功能障碍:在骨折后,患肢将部分或全部失去原有活动能力,少部分骨折(如嵌插骨折、青枝骨折等不完全骨折)仍保留大部分活动能力,而导致骨折不易被即刻发现。

特有体征:①畸形:骨折后,骨折端发生移位导致患肢在外观上发生改变,失去正常形态。主要畸形有:短缩、成角、旋转畸形等;②反常活动:在肢体没有关节活动的部位,骨折端出现了异常的活动;③骨擦音或骨擦感:骨折后,骨折端相互摩擦而出现的异常声音或者异常触感。

2) 全身表现:四肢带损伤后,除局部表现外,还可能出现休克、发热等全身表现。

休克:骨科的常见并发症,多见于多发性骨折、股骨骨折、骨盆骨折和严重的开放性骨折。主要原因是骨折大量出血,其他常见原因也包括同时发生的重要脏器损伤、广泛软组织损伤、剧烈疼痛等多种可引起有效循环血量减少的因素。

发热:骨折后一般体温正常,但在出血量较大的骨折发生后,血肿吸收时,发生低热(一般不超过 38 ℃)。如开放性骨折出现持续性高热,可能存在感染的风险。

3) 骨折的分类:根据部位、时间、稳定性、开放与否有多种分类方式,但考虑到灾难医学的现场特殊性,主要依据骨折是否与外界相通分类,分为闭合性骨折与开放性骨折两类。

闭合性骨折:指骨折断端与外界体表或者体内空腔不相通,骨折处的皮肤软组织或黏膜组织无破损的一类骨折。这类骨折没有发生污染。

开放性骨折:指骨折断端与外界体表或者体内空腔相通,骨折处的皮肤或黏膜组织破损,如耻骨骨折引发的膀胱破裂、尾骨骨折引发的直肠破裂等,均属于开放性骨折。这类骨折与外界相通,多有污染发生。

(2) 关节损伤特点和分类

1) 活动受限:因原有关节对合关系发生异常,关节脱位后常导致活动受限,无法完成原有关节活动范围。并常因不同的脱位类型,出现特殊的肢体动作异常,如髋关节后脱位常表现为髋关节内收内旋位。

2) 关节空虚:关节脱位发生后,因原有的关节脱出后,原有关节窝可出现空虚。例如肩关节脱位时,触诊可发现肩峰下空虚,在腋窝、喙突或锁骨下触及脱位的肱骨头。

3) 关节脱位的分类:根据脱位方向、脱位时间与次数、脱位程度以及关节腔是否与外界连通等有多种分类方式,同时受限于灾难医学现场特点,主要根据关节脱位的脱位程度以及关节腔是否与外界连通进行分类。

其中,根据脱位程度可分为半脱位与全脱位,而根据关节腔是否与外界连通可分为开放性脱位与闭合性脱位。半脱位或闭合性脱位可在现场根据具体情况尝试早期手法复位并妥善固定。而全脱位手法复位存在较大痛苦、开放性脱位可能存在伤口污染等情况,现场开展手法复位需要慎重考虑。

2. 四肢软组织、神经及血管损伤　四肢软组织损伤通常指皮肤、皮下组织、筋膜、肌肉、肌腱、韧带等软组织及周围神经、血管的损伤。四肢软组织损伤在灾难医学的临床实践中常常遇到,尤其是交通事故等引起的各类高能量损伤多有四肢软组织损伤的发生。处理不当会使治疗周期大大延长,增加致残率和致死率,降低伤员生活质量,对伤员和社会造成严重影响。充分正确地认识四肢软组织的损伤程度并正确处理,是创伤和骨折得以有效治疗的基础。四肢软组织损伤主要可分为皮肤肌肉等软组织损伤、神经损伤和血管损伤等。

(1)软组织损伤特点和分类:皮肤、肌肉、筋膜等软组织损伤有较为明显的临床表现,如挫伤、撕裂、破损等,并伴有皮肤组织的淤青、皮下组织水肿和肢体的疼痛,严重时伤员可出现软组织坏死等。软组织损伤通常是软组织受到的外界压力超过了软组织可承载能力导致,多为高能量暴力导致。

(2)神经损伤特点和分类:四肢神经损伤早期多表现为运动障碍、感觉异常,可伴有痛觉过敏。

1)运动功能障碍:伤员出现神经损伤后,其所支配的肌肉呈弛缓性瘫痪,主动运动、肌张力和反射均消失。如关节活动可被其他肌肉所替代时,应逐一检查每块肌肉的肌力,加以判断。

2)感觉功能障碍:皮肤感觉包括触觉、痛觉、温度觉。神经离断伤后,其所支配的皮肤感觉均消失。若神经部分损伤,则感觉障碍表现为减退、过敏或异常。感觉功能检查对神经功能恢复的判断亦有重要意义,包括触觉、痛觉等检查。在具有痛觉的区域,可行两点辨别觉检查。伤员在闭目状态下,用两点辨别检查器针刺皮肤,检查伤员对针刺两点的距离区别能力。

3)其他表现:因灾难发生导致的四肢神经损伤,多处于神经损伤的早期阶段,其他神经损伤的表现如神经营养性改变、Tinel 征、神经支配区肌肉异常等多不便于检查。

根据 Seddon 分类法,可将神经损伤分为 3 类:神经震荡、轴索中断、神经断裂。

(3)血管损伤特点和分类:四肢血管损伤在灾难现场中较为常见,当血管损伤时,其邻近组织如骨、关节、肌肉和神经等常同时损伤。常见的伤后表现有:肢体出血;低血压及休克;肢体远端血运障碍。

根据损伤有无伤口,可将四肢血管损伤分为开放性血管损伤和闭合性血管损伤两大类。闭合性损伤较少见,但不可忽视。常见血管损伤类型可分为:血管断裂、血管痉挛、血管挫伤和血管受压。

3. 肢体离断伤与挤压伤　肢体离断伤与挤压伤是灾难医学中较为复杂严重的伤情分类,如处置不合理、现场救治不科学、后送转运不及时等,可加重伤情,严重影响生命安全。肢体离断伤主要分为断肢与断指,断肢是四肢肢体外伤后的离断,断指是掌指关节平面以远的手指离断。数十年来,显微外科技术的不断发展,使得断肢(断指)再植技术不断进步,越来越多的伤员可以恢复其原有外形与功能。

挤压伤是四肢或躯干肌肉丰富的部位遭到长时间重物挤压后,筋膜间室的肌肉缺血、变性坏死、组织水肿等。临床表现为受压部位的肿胀、感觉迟钝、运动障碍,以及肌红蛋白尿等。当伤员受压部位解除压迫后,出现全身微循环障碍,以肾小管阻塞、变性、坏死,出现肌红蛋白尿、高血钾和急性肾功能衰竭为主要特征的临床症候群称为挤压伤综合征。在此,对于挤压伤主要以挤压伤综合征的诊断救治展开。

(1)肢体离断伤特点和分类:肢体离断伤,特别是近躯干的高位损伤,失血量大,伤员受伤后可能较快出现面色苍白、脉搏加快,严重时脉搏细弱,血压不稳,引发低血容量性休克。离断伤发生时,除外肌肉、血管等离断,周围神经或神经干同时离断,伤肢残端可有剧烈的神经性疼痛,严重疼痛时甚至可引发神经源性休克。

肢体离断伤按肢体离断的程度可分为完全性离断、不完全性离断;按损伤的原因可分为:切割性离断、碾轧性离断、挤压性离断、撕裂性离断、爆炸性离断或高温引起的离断。

（2）挤压伤综合征的表现和分级

1）局部表现:受伤肢体肿胀明显,肢体发硬、皮肤发亮,皮肤可见压痕、苍白、冰冷、片状红斑、水疱、皮下瘀血;患肢麻木、有蚁痒感,感觉减退或消失,肌肉无力,甚至瘫痪;患肢远端动脉搏动减弱或消失。严重血运障碍时,肢体出现坏疽,伤口内流出大量血性渗出液及坏死组织。

2）全身表现:有以下几种。

休克及血压变化:挤压伤后,伤员血浆大量渗出,可以出现低血容量性休克;随着病情的进展,后期可出现明显高血压,则预示肾脏病变严重。

肌红蛋白尿:多在伤后24小时内出现"浓茶色"或红棕色肌红蛋白尿。

高钾血症及心脏损害:在少尿期,血钾可以每日2mmol/L的速度上升,甚至24小时内可达致死水平(10mmol/L)。伤员可因高钾血症致严重心律紊乱和心肌中毒而死亡。

酸中毒:肌肉坏死后,大量酸性物质释出,同时因急性肾功能衰竭,导致代谢性酸中毒。非蛋白氮、尿素氮同时迅速升高。临床上可观察到伤员神志不清、恶心、呕吐、烦躁不安或嗜睡、深大呼吸等酸中毒、尿毒症的一系列表现。

3）分级:根据挤压伤后病情的转归、骨筋膜室肌肉受累情况、实验室检查的结果,挤压综合征可分为三级。

Ⅰ级:肌红蛋白尿试验(＋),肌酸磷酸激酶升高,未出现肾衰竭等全身反应,如果伤后早期不做筋膜室切开减压,可能发生全身反应。

Ⅱ级:肌红蛋白尿试验(＋),肌酸磷酸激酶明显升高,血肌酐和尿素氮升高,少尿、低血压。

Ⅲ级:肌红蛋白尿试验(＋),肌酸磷酸激酶明显升高,少尿或无尿,休克,代谢性酸中毒和高血钾。

（二）灾难中四肢创伤的现场救治

四肢创伤是外伤中较为常见的伤情,应充分掌握现场救治的要点与注意事项,应尽可能安全快速脱离灾难现场,及时转运后送,降低致残率与死亡率;四肢软组织损伤在现场条件下,主要是及时止血、纠正休克,在后送至后方医院时,再行手术治疗修复软组织损伤或软组织缺损重建;四肢神经损伤一般情况下,在现场条件无法支撑开展现场救治,但仍应积极处理其他合并伤,纠正休克等,待后送转运后,再行神经修复手术治疗神经损伤;四肢血管损伤处理的目的,首先在于通过及时止血、纠正休克,挽救伤员的生命;其次是积极处理多发伤与危及生命的脏器伤,快速后送转运至后方医院,进行血管外科手术治疗。

对于肢体断离伤,现场救治如有条件,应将离断肢体用无菌或清洁敷料包好,先放入塑料袋,袋口扎紧后放入不透水的加盖容器内,然后放入盛有冰块的保温容器中。切忌与冰块直接接触,更不能将肢体浸泡在任何液体中,包括生理盐水,否则时间过久,组织水肿或脱水,断肢(指)就会失去再植存活的可能。若不能立即进行再植手术时,应将离断肢体先送手术室,待伤员全身情况许可时,再实施再植手术。

四肢创伤的一般救治流程:抢救伤员→尽快脱离现场→抢救生命→病情评估→包扎止血→肢体制动、保护→安全转运。

第三节 · 危重伤员并发症处置

危重伤员经过现场急救后,或紧急手术和复苏后,仍然可能出现休克、感染等并发症。在灾难环境中,受制于有限的救治资源和危险的救治环境等,可能无法应用在医院环境中相当成熟的精密的诊断和治疗工具来评估和处置危重伤员的并发症,这使得灾难医学救援中对发生休克、感染和脏器功能障碍等并发症的危重伤员的诊治充满挑战。另一方面,灾难极大地破坏了生态环境,改变了人们的生活方式,大灾之后易有大疫,使得及时开展有效的科学的传染病预防与控制等成为灾难医学救援的重要组成。本章介绍创伤休克、脓毒血症、急性呼吸窘迫综合征、多器官功能障碍综合征、感染预防与控制、危重伤员康复。

一、 创 伤 休 克

创伤有广义和狭义两种范畴。广义上的创伤是指人体受到外界物理性(高热、火焰及电击等)、化学性(强酸、强碱及化学毒剂等)、生物性(蛇、蜂及虫等的咬蜇伤)或精神心理因素致伤后所引起的组织破坏或功能障碍。狭义上的创伤是指人体受机械性因素如外界暴力致伤所引起的组织结构完整性破坏或功能障碍。

(一)创伤休克的定义

创伤休克指由严重创伤(如复杂性骨折、大血管破裂、实质性脏器损伤、大手术等)因素作用引起机体有效循环血容量急剧减少,导致器官和组织微循环灌注不足,致使器官缺血缺氧、组织细胞代谢障碍和功能受损的病理生理过程。除创伤所致的直接出血外,还和伤后的剧烈疼痛刺激有关。

创伤性休克主要是由于短时间内丧失全血或血浆、水和电解质渗出至创伤部位及周围组织间隙,使循环血量降低所致,基本上属于低血容量性休克的范畴,因此也常称为创伤失血性休克。

(二)创伤休克病理生理

虽然创伤休克的启动因素是有效循环血量和组织灌注不足,但是创伤休克的病理生理变化远较单纯的失血性休克更为复杂。严重创伤后,机体迅速产生各种局部和全身性防御反应,目的是维持机体自身内环境稳定,维持生命体征。

当生理性代偿反应过度或产生病理性后果时,机体进入失代偿期,重要器官功能严重受损。包括:①心脏:血压明显下降使冠状动脉血流量减少,心肌缺血、缺氧,酸中毒、心肌抑制因子等因素的影响,导致心脏功能障碍,出现心律失常和心脏收缩力下降,最终发生心功能不全;②肺:休克时缺氧可使肺毛细血管内皮细胞和肺泡上皮受损,肺微循环障碍使肺泡表面活性物质减少,出现肺泡塌陷,发生肺不张。严重时出现急性呼吸窘迫综合征(ARDS)及急性呼吸衰竭;③脑:当收缩压<60 mmHg 时,脑灌注压和血流量严重不足,CO_2 潴留和酸中毒引起脑细胞肿胀,血管通透性增高导致脑水肿和颅内压升高,严重者可发生脑疝;④肾脏:血压下降、儿茶酚胺分泌增加使肾入球血管痉挛,肾滤过率明显下降而出现功能性少尿,导致急性肾损伤;⑤胃肠:休克时肠系膜上动脉血流量可减少 70%,肠黏膜上皮的机械屏障和免疫屏障功能受损,导致肠道内细菌或其毒素移位,形成肠源性感染,导致休克继续发展和多器官功能不全;⑥肝脏:肝缺血、缺氧性损伤可破坏肝的合成与代谢功能,凝血因子合成障碍,肝脏解毒功能受损,可引起内毒素血症,进一步加重已有的代谢紊乱和酸中毒。

（三）创伤休克现场救治

创伤急救(trauma care)是急诊医学的重要组成部分,提高救治反应能力和水平,可以提高伤员存活率,减少伤残率。创伤休克的现场救治必须强调对伤情的快速评估及对创伤的早期处理。

1. 现场体格检查　目的是快速判断是否存在威胁生命和肢体安全的状态,一般可按照"ABCDEF"的顺序进行检查。其中,"A"(airway)是指判断气道是否通畅;"B"(breathing)是指评估呼吸是否正常,是否有张力性气胸和开放性气胸;"C"(circulation)是指判断有无致命性活动性大出血;"D"(disability)是指评估中枢神经系统功能有无障碍;"E"(exposure/environment)是指暴露伤员身体,以利全面充分估计病情,并评估现场救治环境是否安全;"F"(fracture)是指评估有无骨折。

2. 现场辅助检查

（1）便携式心电监护仪:进行血压、心率、呼吸、无创指脉氧饱和度等监测。

（2）便携式心电图机:行床旁胸 12 导联心电图检查。

（3）便携式超声诊断:具有设备简单、快速、敏感、准确的特性,帮助医师评估危及生命的创伤情况,如胸腔、心包和腹腔的创伤。

3. 现场一般紧急处理　创伤休克的抢救原则是"先救命后治伤、先重后轻、先急后缓"。

（1）一般处理:保持安静,避免不必要的搬动,控制活动性大出血。采取头部和躯干抬高 20°～30°,以利于伤员呼吸;下肢抬高 15°～20°,以增加回心血量。伤员有体温降低和怕冷等现象,应给予适当保暖。保持呼吸道通畅,早期给予鼻导管或面罩吸氧;呼吸困难者给予气管插管,或连接便携式呼吸机。对危及生命的创伤如开放性或张力性气胸、连枷胸等,应做必要的紧急处理。创伤疼痛剧烈时,可酌情给予镇痛剂,如哌替啶(杜冷丁)注射,剂量不易过大,避免发生呼吸抑制。

（2）建立快速通畅的输液通路:进行积极的输液治疗,纠正可能存在的低血容量,根据需要应用血管活性药物维持或提高血压,必须尽力防治休克以缩短组织器官缺血缺氧的时间。液体复苏是治疗休克的重要手段,近年来随着对休克病理生理过程的深入研究,人们对液体复苏策略的观点从大量液体复苏逐渐转变为早期限制性液体复苏。该复苏策略是通过控制液体输注速度,使机体血压维持在一个较低水平范围内,其目的是寻求一个复苏平衡点,既保证通过液体复苏适当恢复组织器官的血液灌流,又不至于过多地扰乱机体的代偿机制和内环境,维持机体血流动力学稳定,改善微循环状态,维持组织细胞充足的氧供,降低并发症发生率和病死率。

4. 现场创伤处理　维持伤员生命体征平稳的同时，要迅速施行伤口止血、包扎、固定（制动）等，减轻创伤刺激，防止再损伤和避免增加细菌污染等。

（四）创伤休克的转运

转运是现场急救与院内救治之间的桥梁，应最大限度地缩短运送时间。院前转运的质量与伤员的死亡率和伤残率密切相关，原则是"安全、快速"。

转运方式应根据伤情、转运距离、交通条件和气候等因素综合决定。创伤伤员的转运不仅是保障运输问题，更重要的是安全问题。转运工具除具有运输功能外，应具备全程血流动力学监护和有效的生命支持技术，能及时发现病情变化，及时处理呼吸困难、心律失常、静脉置管脱落或堵塞、气管插管移位、骨折固定不当等问题，避免伤员在转运过程中因病情变化而发生意外。

二、 创伤后脓毒症

脓毒症（sepsis）是一种由对感染的反应失调引起的危及生命的器官功能障碍的临床综合征，具有高度的异质性。脓毒性休克（septic shock）时，组织灌注严重减少，多个器官的急性衰竭，包括肺、肾和肝都可能发生。免疫正常伤员的常见致病菌包括许多不同种类的革兰阳性和革兰阴性细菌。免疫功能低下伤员致病菌可能为低致病力的细菌或真菌。症状包括发热、低血压、少尿和精神异常。诊断主要基于临床表现和培养结果，早期识别和治疗至关重要。

（一）创伤后脓毒症的定义

创伤后脓毒症是指创伤引起宿主一系列非感染性炎症反应，导致危及生命的器官功能损害的症候群。创伤相关死亡通常发生在创伤事件后 48 小时内，但脓毒症往往是初步复苏后幸存的创伤伤员的主要威胁生命的原因，是创伤伤员中、晚期死亡的重要原因。创伤后感染通常与多个器官功能障碍有关，通常在最初 4 天内出现。并非所有创伤伤员都会出现脓毒症，当创伤伤员出现一过性全身炎症反应综合征（systemic inflammatory response syndrome, SIRS）时，机体获得性免疫反应出现代偿性抗炎症反应综合征（compensatory anti-inflammatory response syndrome, CARS），炎症反应明显降低。由于许多因素增加了非受控反应，如创伤本身造成的组织损伤、消除受损伤组织的免疫防御、对创伤的代谢反应的激活以及 SIRS 的存在，因此，对于伤员来说，在适应性生理反应中恢复平衡的内稳态，以实现完全恢复至关重要。

（二）病因及发生机制

1. 病因

（1）脓毒性休克致病菌：大多数脓毒性休克是由医院获得的革兰阴性杆菌或革兰阳性球菌引起的，通常发生在免疫功能低下的伤员和患有慢性和衰弱性疾病的伤员中。很少由念珠菌或其他真菌引起。创伤或者术后的伤员，深部或浅表软组织感染导致的休克应被视为感染性休克的原因。由葡萄球菌和链球菌毒素引起的一种独特的、不常见的休克被称为中毒性休克综合征。

（2）脓毒性休克诱发因素：包括糖尿病、肝硬化、白细胞减少（特别是与癌症或细胞毒性药物治疗相关的）、侵入性器具（包括气管内管、血管导管或导尿管、引流管和其他异物）、既往使用抗生素或皮质类固醇治疗、最近住院(特别是在重症监护室)、常见的感染部位包括肺部、泌尿道、胆道和胃肠道。

2. 发病机制

(1)脓毒症发病机制:普遍接受的脓毒症发病机制为失调的宿主防疫反应导致的器官功能损伤。创伤伤员的感染风险是机械屏障的破坏、外源性细菌污染、局部伤口因素以及有创的诊断和治疗干预。此外,与感染相关的风险因素包括宿主防御状态,这可能与伤员免疫力的严重减弱有关,从而损害体液和细胞介导的反应。同时涉及创伤相关的器械、手术相关的感染。器械相关的感染性脓毒症大多与生物被膜有关。

(2)脓毒性休克发病机制:炎症刺激(如细菌毒素)引发促炎介质的产生,包括肿瘤坏死因子(TNF)和白介素(IL)-1。这些细胞因子引起中性粒细胞-内皮细胞黏附,激活凝血机制,并产生微血栓的同时释放许多其他介质,包括白三烯、脂氧合酶、组胺、缓激肽、血清素和IL-2。IL-4和IL-10作为抗炎介质对上述的促炎介质产生抑制、负反馈作用。动脉和小动脉扩张,降低了外周动脉阻力,初期表现为心排血量增加。随后,心排血量可能下降,血压下降(伴或不伴外周阻力增加),出现典型的休克特征。更重要的是,即使在心排血量增加的阶段,血管活性介质也会使血流绕过毛细血管交换血管(分布缺陷),即出现分流现象导致毛细血管流动不良,加之微血栓阻塞毛细血管,氧气输送进一步减少,降低了二氧化碳和代谢产物的清除。组织灌注减少,进而导致器官功能障碍,甚至会导致一个或多个器官的衰竭。凝血功能障碍的发生可能是由于主要凝血因子的消耗引起的血管内凝血,以及由此引发的过度纤维蛋白的溶解所致。

(三)创伤后脓毒症救治

脓毒性休克的不良结果往往是由于未能进行早期积极治疗,一旦严重的乳酸酸中毒伴失代偿代谢性酸中毒确立,特别是合并多器官功能衰竭,脓毒性休克很可能是不可逆和致命的。

1. 感染源寻找及控制 积极寻找感染源,及时控制感染至关重要。如果可能,应取出或更换静脉导管、尿管及气管内导管。及时引流脓肿、坏死和失活的组织(如坏疽性胆囊、坏死性软组织感染)必须手术切除。如果不能切除,建议手术引流。

2. 容量复苏 平衡晶体液首选,白蛋白通常是晶体液的补充。羟乙基淀粉与死亡率增加有关,不再建议使用。大多数伤员在最初4~6小时内至少需要30 mL/kg(1 L的晶体液迅速地注入非常关键)。然而,治疗的目标是通过特定体积的液体实现真正的组织再灌注,一定要警惕切勿因液体超载引起肺水肿。再灌注成功的估计包括中心静脉氧合饱和度(ScvO$_2$)和乳酸清除率(即血清乳酸水平变化百分比)。靶区ScvO$_2 \geqslant 70\%$。乳酸清除率目标为10%~20%。通过优化预负荷可控制肺水肿的发生风险;应给予液体,直到中心静脉压(CVP)达到8 mmHg(10 cmH$_2$O)或肺动脉闭塞压(PAOP)达到12~15 mmHg。然而,机械通气伤员可能需要更高的CVP水平。所需的液体量往往远远超过正常血量,在4~12小时内可达10 L。PAOP或超声心动图可识别左心室功能限制和由于液体超载引起的早期肺水肿。

3. 广谱抗生素使用 在血液、体液和伤口部位进行革兰染色和培养后,应尽快给予肠外抗生素。在怀疑脓毒症后立即开始及时的经验性治疗是必要的,以最大限度挽救生命。抗生素的选择需要基于怀疑的来源(如肺炎、尿路感染)、临床环境、对致病微生物的了解或怀疑，特定住院单位或机构常见的敏感性模式，以及以前的培养结果进行有根据的猜测。通常，最初使用广谱革兰阳性和革兰阴性细菌覆盖。免疫功能低下的伤员也应接受经验性抗真菌药物。依据相应机构致病菌趋势及其药敏来选择经验性治疗。一般来说，经验革兰阳性菌覆盖的常见抗生素包括万古霉素和利奈唑胺。经验性革兰阴性菌覆盖有更多的选择，包括广谱青霉素类（如哌拉西林/他唑巴坦），第 3 或第 4 代头孢菌素类、亚胺培南和氨基糖苷类。基于培养和敏感性数据，初始广谱覆盖范围缩小。

4. 其他救治措施　如果脓毒性休克伤员在 CVP 或 PAOP 提高到目标水平后仍保持低血压，可给予去甲肾上腺素（高度个体化给药）或抗利尿激素（最高 0.03 U/min）以将平均血压（BP）提高到至少 65 mmHg。如果需要第二种药物，可选择肾上腺素。然而，高剂量使用这些药物引起的血管收缩可能导致器官低灌注和酸中毒。

依据伤员情况使用不同的吸氧方式如鼻导管吸氧、面罩或储氧面罩装置、必要时气管插管和机械通气治疗。

血糖的正常化可以改善危重伤员的预后，即使既往没有糖尿病的伤员，因为高血糖会损害免疫系统对感染的反应。持续静脉输注胰岛素（起始剂量为 1~4 U/h）滴定以维持血糖在 7.7~9.9 mmol/L 之间，并建议每 1~4 小时监测血糖。皮质类固醇治疗可能对静脉输液、源头控制、抗生素和血管加压药治疗后仍处于低血压的伤员有益。不建议开始治疗之前使用，更不建议一开始行皮质醇水平测定。治疗采用替代而不是药物剂量。一种方案包括氢化可的松 50 mg 每 6 小时静脉注射 1 次（或 100 mg 每 8 小时静脉注射 1 次），疗程取决于伤员的反应。

脓毒性休克伤员应在 ICU 接受治疗。应经常（每小时）监测以下情况：中心静脉压（CVP）、肺动脉闭塞压（PAOP）或中心静脉氧合饱和度（ScvO$_2$）、动脉血气（ABGs）、血糖，乳酸和电解质水平、肾功能等。动脉氧饱和度应通过脉搏血氧仪连续测量。应测量尿量，尿量是肾脏灌注的良好指标（一般情况下，应避免留置导尿管，除非必要）。出现少尿[如<0.5 mL/(kg·h)]或无尿，或肌酐升高可能是肾衰竭的信号。

三、 急性呼吸窘迫综合征

最早在 1967 年 Ashbaugh 和 Levine 描述了 12 名创伤后感染伤员呼吸急促、难治性低氧血症和胸片弥漫性阴影病变的表现，并提出了急性呼吸窘迫综合征（acute respiratory distress syndrome，ARDS）的概念。尽管随后 50 多年里该病的诊断与治疗取得了进展，但在创伤伤员中仍然具有较高的发病率和死亡率。ARDS 治愈存活者在出院后 2 年内呼吸功能和生活质量均比健康正常人差，具有较高的认知下降、抑郁、创伤后应激综合征和持续性骨骼肌无力的风险。

（一）创伤后 ARDS 发生机制

ARDS 病理生理表现为肺泡损伤，蛋白质和细胞碎片导致肺血管阻力增加。内皮损伤、上皮细胞损伤、中性粒细胞介导损伤、细胞因子介导的炎症和损伤、氧化物介导损伤、呼吸机相关肺损伤、凝血和纤溶通路失调所致一系列复杂机制都与 ARDS 的进展有关。肺部促炎环境，导致肺实质的直接损伤和临床症状恶化。严重的创伤就是促炎状态的反应，因此 ARDS 在创伤伤员中发生率增加。ARDS可能是异质性和依赖性的，或者是同质性和弥漫性的。

创伤后ARDS与其他原因所致ARDS在多个方面有所差异。创伤后ARDS伤员通常更年轻、并发症更少。与脓毒症所致ARDS伤员相比，创伤后ARDS伤员的内皮激活因子水平更低。细胞损伤，内皮细胞激活，是ARDS发生的主要病理生理机制。但是，内皮激活机制依然有争议，炎症会促进信使核糖核酸(messenger RNA, mRNA)转录，蛋白质合成发生变化，进一步引起对环境刺激反应的表型或功能的改变。具体来说，ARDS在线数据的亚组研究显示，血清标志物(血管性血友病因子、肺泡表面活性蛋白D、肿瘤坏死因子、细胞间黏附分子-1)表达水平显著降低，与创伤伤员的预后不良相关。此外，校准基线水平后的创伤伤员ARDS死亡率低于其他原因所致的ARDS。

(二) 创伤后ARDS预警及诊断

1. 预警　ARDS是一种逐渐进展的临床症状，早期表现为呼吸困难、低氧血症伴胸部影像学检查浸润影。ARDS通常继发于直接肺损伤(肺炎、肺挫伤、吸入性损伤)和间接肺损伤(严重败血症、输液、胰腺炎)(表9-1)。

表9-1　创伤后ARDS的危险因素

直　接　的	间　接　的
误吸	输液相关肺损伤
挫伤	胰腺炎
肺炎	脓毒症
吸入性损伤	创伤性脑损伤
呼吸机相关肺损伤	

钝性创伤后ARDS的独立危险因素为创伤严重程度评分(ISS)>25、肺挫伤、大量输液、入院时低血压、年龄>65岁。此外，研究者还发现，高急性生理和慢性健康状况评分(acute physiology, age, chronic health evaluation, APACHE Ⅱ)和机械通气时间是创伤后ARDS发生的独立危险因素。一些研究者还发现特殊的受伤方式，如：长骨骨折和胸部损伤是ARDS的独立危险因素。一些研究者还发现创伤后的ARDS有2种不同的类型，早期(<48小时)和晚期(>48小时)。早期ARDS的特点有穿透伤发生率高、入院时碱剩余(BE)更低、48小时液体入量和前5天液体入量更多、通气血流比更低，意味着伤员更易出现失血性休克。晚期ARDS多为住院期间发生肺炎的老年伤员。

需要输血的严重创伤伤员应特别关注。接受ABO兼容非同型血浆输注伤员并发症发生率更高，ARDS与脓毒症的发生风险也显著增加。此外，ARDS和脓毒症的发生率随着ABO兼容非同型血浆输注量的增加而增加。

2. 诊断　1994年，美国欧洲共识会议(American European Consensus Conference, AECC)首次发布了急性肺损伤(acute lung injury, ALI)和ARDS的临床定义。ARDS的临床诊断包括：急性发生、$PaO_2/FiO_2<300$、胸片双肺浸润、除外心源性肺水肿或肺动脉嵌顿

压$\leqslant$18 mmHg。ARDS 的定义为 $PaO_2/FiO_2 < 200$,重度 ARDS 为 $PaO_2/FiO_2 < 150$。2012年该定义进行了修订,新的定义称为柏林定义。新的定义废除了之前的 ARDS 诊断标准,仅保留 ARDS 定义,根据低氧血症的程度分为轻度、中度和重度。急性呼吸窘迫综合征诊断标准见表 9-2。

表 9-2　急性呼吸窘迫综合征诊断标准(柏林定义)

指标	诊 断 标 准
起病方式	1 周之内急性起病或加重的呼吸系统症状
胸部影像学	胸片双肺浸润影,不能由胸腔积液、结节、肿块、肺叶塌陷等解释
肺水肿原因	无法用心功能不全或液体过负荷解释的呼吸衰竭;如无危险因素,需要客观指标(如超声心动图)排除高静水压性肺水肿
氧合情况	
轻度	$200 < PaO_2/FiO_2 \leqslant 300$,且 $PEEP \geqslant 5\,cmH_2O$
中度	$100 < PaO_2/FiO_2 \leqslant 200$,且 $PEEP \geqslant 5\,cmH_2O$
重度	$PaO_2/FiO_2 \leqslant 100$,且 $PEEP \geqslant 5\,cmH_2O$

(三) 创伤后 ARDS 救治

以下为一些 ARDS 救治策略与获益,治疗重点是预防进一步进展(表 9-3)。

表 9-3 救治策略与获益

证实有益	部分伤员获益	不确定获益	推荐	没有获益
6 mL/kg 的低潮气量通气	限制液体	肺复张策略	高 PEEP	表面活性物质
$PEEP \geqslant 5\,cmH_2O$	激励性肺活量测定	高频振荡通气		前列腺素 E1
平台压$\leqslant$30 cmH$_2$O	个体化呼气末正压通气	气道压力释放通气		N-乙酰半胱氨酸
	无创正压通气	激素		
	早期使用神经肌肉阻滞剂			
	体外膜氧合			
	肋骨骨折固定			
	俯卧位通气			

虽然有加重肺水肿的风险,依然需要采用静脉液体复苏的方法抢救休克的创伤伤员。肺挫伤在伤后数天内逐渐进展,因此,初始阶段的目标是防止肺不张和肺塌陷。激励性肺活量测定和个体化呼气末正压通气被证实能够减少指定综合 ICU 中清醒合作的肋骨骨折伤员机械通气和住院时间、减少肺部感染发病率和总的死亡率。对于 ARDS 伤员来说,目前尚无证据显示肺复张策略能够减少呼吸机使用时间和死亡率。

根据 ARDS 治疗指南,与非创伤伤员一样,创伤后 ARDS 伤员也应该常规使用低潮气量通气策略。高频振荡通气通过在高低平均气道压水平上切换压力,采用每分钟至少 60 次 (1 Hz)的频率,1～4 mL/kg 的低潮气量进行通气,从而达到促进肺泡开放的目的。神经肌肉阻滞剂已被认为有助于更快地实现肺保护通气设置的目标和伤员同步通气。

俯卧位通气可以改善 ARDS 伤员氧合,在氧合指数＜100 的伤员中,未显示出预后改善,氧合指数＞100 的伤员,可能有助于改善预后。对于难治性低氧血症的创伤后 ARDS 伤员,可以使用体外膜氧合(extracorporeal membrane oxygenation, ECMO)治疗。NIH 的一项研究显示,ECMO 救治伤员由于需要全身抗凝,失血量更多,死亡率并没有获益。但是最新的研究显示,严重多发伤伤员接受 ECMO 治疗可以提高生存率。肝素封闭回路的应用可以避免在伤后几天内进行全身抗凝,然而大多数情况都需要进行全身抗凝治疗。最新的移动复合式 ECMO 设备允许在战伤救治中远距离转运伤员。

伤后 ARDS 是许多不同类型的急性肺损伤和发病机制重叠的最终结果。创伤后 ARDS 伤员没有受到与内科和脓毒症伤员 ARDS 相当的研究关注,需要在以后工作中,提供对这些特定伤员群体的高水平证据推荐的 ARDS 管理策略。

四、 多器官功能障碍综合征

创伤最初数小时内发生的死亡一般是由于创伤性脑损伤或大出血所致,常因情况紧急而难以及时施救;而造成伤后数天或几周内死亡的原因主要为多器官功能障碍综合征 (multiple organ dysfunction syndrome, MODS)及其后续多器官功能衰竭(multiple organ failure, MOF)。严重创伤激发机体过度炎症反应、免疫功能障碍、凝血-纤溶功能紊乱等病理生理状态,进一步发展则加剧原有损伤,是创伤后 MODS 及死亡的主要发病机制。

(一) MODS 定义和分型

1. MODS 定义   MODS 是指机体在遭受严重创伤、休克、感染等急性疾病及外科大手术过程中,有两个或两个以上的器官或系统同时或序贯发生功能障碍,以致不能维持内环境稳定的临床综合征。MODS 是全身炎症反应综合征(systemic inflammatory response syndrome, SIRS)进一步发展的严重阶段(表 9-4)。当宿主的促炎反应或抗炎反应(或两者)过度或不恰当时,会发生内环境失衡,即所谓的"免疫失调",引起 MODS。

表 9-4 SIRS 与 MODS 的定义

SIRS	因多种临床损伤所致炎症反应,满足以下两条或两条以上表现
	体温＞38℃或＜36℃
	心率＞90 次/分
	呼吸＞20 次/分或 $PaCO_2$＜32 mmHg
	白细胞计数＞12 000/mm³,或＜4 000/mm³ 或杆状核＞10%
MODS	重症伤员出现两个或两个以上器官或系统功能改变,以致不能维持内环境稳定的临床综合征

2. MODS 分型

(1) 原发型 MODS(单相速发型,rapid single-phase):由原始病因直接引起两个以上器官功能障碍的 MODS。如胸部创伤引起的肺挫伤,横纹肌溶解引起的肾功能障碍。原发性 MODS 也可以是低血容量性休克引起缺血和血液再灌注损伤所致。伤员在休克复苏后 12～36 h 内发生呼吸衰竭,继之发生肝、肾等器官或凝血系统的功能障碍,病变的进程只有 1 个时相,故又称其为单相速发型。

(2) 继发型 MODS(双相迟发型,delayed two-phase):伤员在原始病因作用后,经治疗病情得到缓解,并相对稳定,但在数天后继发严重感染,即遭受"第二次打击"(double hit),在此基础上发生 MODS。发病过程有 2 个时相,故又称为双相迟发型(delayed two-phase)MOF。临床上典型的 MOF 多属此型。当宿主的炎症反应处于十分活跃的状态时,即使是受到较轻的二次"打击",如发生感染、麻醉意外或低血压,也可扩大或增强其反应进程而促发 MODS。其原因在于,持续增强和难以控制的全身性炎性反应,不仅是靶器官而且其他的器官功能也会受累。

(二) MODS 发生机制

MODS 是宿主对感染和损伤反应全身激活的结果,创伤导致 MODS 机制复杂。过度炎症反应、组织缺血性损伤、内皮功能障碍和微血管血栓形成、肠道黏膜屏障功能障碍、创伤后免疫功能障碍均可导致 MODS。

(三) MODS 诊断

MODS 的病因是由感染、失血、营养不良、疼痛或者创伤等多方面因素造成的,表现为多器官和组织同时出现不同程度的功能衰竭。临床实践和研究中应将能凸显 MODS 多器官功能障碍病理特点的指标作为诊断和评估 MODS 伤员全面病情的重要参考。

MODS 诊断标准见表 9-5。

表 9-5 MODS 诊断标准

器官损伤	临床表现	发病机制
急性肺损伤	呼吸频率>20 次/分,低氧血症,低碳酸血症($PaCO_2 < 32$ mmHg),氧饱和度降低,氧合指数(PaO_2/FiO_2)降低,高碳酸血症	①肺泡毛细血管膜通透性增高;②肺组织缺血和活化炎性介质;③内皮细胞损伤;④肺微血管循环障碍和血栓栓塞
急性肾功能衰竭	肾小球滤过率(GFR)迅速下降,尿量<20% 以上	①肾血流灌注不足;②毒素和炎性细胞活化介质引起的组织损伤;③儿茶酚胺分泌增加、肾素-血管紧张素系统活化、血管扩张性前列腺素合成减少、内皮素释放增多等因素
肠道功能障碍	不能耐受饮食、腹胀、肠麻痹和消化道出血,严重者可出现急性腹腔间室综合征(ACS)	①肠壁损伤;②肠液对肠道损害的简称为 GI(gastrointestinal) 损害;③ 菌群失调;④ 肠外营养
肝功能衰竭	黄疸、胆红素升高、乳酸升高、高血糖(糖异生增强,清除受损)以及低血糖(糖异生功能受损)。肝功能衰竭时会出现肝性脑病,表现为轻度烦躁、昏睡、兴奋,甚至昏迷	①肝细胞的分泌、合成和生物转化功能恶化,将导致血内葡萄糖、甘油三酯、氨基酸、胆红素、尿素和乳酸水平的增高;②血内胆红素的增高使肝细胞功能受损,进一步抑制肝胆管分泌;③网状内皮系统(RES)损害导致肝功能障碍

（续表）

器官损伤	临床表现	发病机制
心功能障碍	舒张期末和收缩期末的血容量增加，心室射血分数和每搏量下降，肺血管阻力增加，左心室心肌抑制、室壁运动弥漫性减低，心动过速＞90次/分、新发心律失常，以及肺水肿形成等	冠状血流减少、内毒素毒性作用、心肌抑制因子
凝血功能障碍	血小板计数低、凝血酶原时间延长、可溶性纤维蛋白或纤维蛋白降解产物增加和抗凝血酶降低、蛋白 C 降低、凝血酶-抗凝血酶复合物增加	炎症反应和血栓形成导致的血小板减少和凝血因子活性降低所致
中枢神经系统损伤	意识水平下降/脑病[意识错乱、焦虑和（或）昏睡]，昏迷评分（Glasgow）＜15分，脑电图（EEG）异常等	①当损伤发生时，自主神经激活以及炎症介质释放入血，导致广泛的器官效应和功能障碍，最终导致继发性脑损伤；②损伤亦可激活下丘脑-垂体-肾上腺轴和交感神经系统，导致中枢和外周自主神经张力变化；③儿茶酚胺释放，交感神经系统被激活，直接影响了全身各种器官系统的功能；④自主神经功能障碍也可激活肾上腺素能受体和刺激淋巴器官（如脾脏）释放细胞因子，导致全身炎症过度

（四）MODS 治疗

创伤后 MODS 的有效救治，依赖于早期休克复苏和后续重症加强治疗。创伤后治疗的重点是早期止血、补液输血、改善休克、预防低血压和再灌注损伤、减轻酸中毒、温度控制、纠正凝血功能障碍、限制炎症细胞的激活，以及尽量减少二次"打击"。

MODS 的治疗需要多脏器功能支持，包括：①积极液体复苏；②呼吸功能支持；③肝功能支持；④肾功能支持；⑤急性胃肠损伤处理；⑥凝血功能障碍管理；⑦中枢神经功能障碍管理；⑧低体温管理；⑨镇痛、镇静管理。

五、 感染预防与控制

灾难（地震、洪水、泥石流、海啸、冰雹、雪灾、火山爆发、台风等）极大地破坏人类生存的基本要素，改变了人们的生活方式，形成了传染病易于暴发和流行的条件，大灾之后易有大疫，这是传染病发生和流行的规律，也是历史经验。突发灾难引发的传染病（疫情）对人类生命、社会稳定、灾区的救灾效率和生产生活恢复造成了严重危害，及时开展有效的科学的传染病预防与控制，对于减少灾区传染病发生、有效降低灾难所致人员伤亡及疫情扩散具有十分重要的意义。

（一）灾难暴发传染病的风险因素

1. 公共卫生基础遭到破坏　任何自然或者人为灾难都会或多或少地破坏人们赖以生存的公共卫生基础，包括环境卫生系统、饮用水源供应、食物营养储备、基础卫生服务等。供水系统和污水处理系统遭到破坏,尤其是灾后水源被破坏,地表水多被严重污染,粮食或食品被掩埋、浸泡后极易发生霉变和腐败,燃料短缺有时难以避免,受灾民众短期内得不到安全的水源、食物供给,不得不饮用不洁的地表水,进食生冷或腐败的食物,而这些水体常遭到血吸虫病、钩端螺旋体病等经水传染病原体的污染,所以洪涝灾难后初期常出现肠道传染病的暴发和流行。

2. 虫媒生物增加疾病传播 灾难尤其是极端气象灾难(地震、飓风、洪水等)破坏了人类、宿主动物、生物媒介及病原体之间原有的生态平衡,并在灾后提供了有利于蚊、蝇、鼠等宿主动物孳生、繁殖有利的气候和环境条件,蚤、蜱、螨等生物媒介由于宿主动物大量繁殖、活动频繁,其游离性增强,感染人群的机会大大增加。

3. 传染病传播途径增加 灾难导致受灾民众失去居所,往往需聚集在临时庇护所,甚至被迫露宿,大量受灾民众和救援人员集中在帐篷、板房、露天场所等临时环境中,生存密度过高,加上居住卫生条件恶劣,可能会增加麻疹、上呼吸道感染、脑膜炎、结核病等经空气传播疾病,以及流行性眼结膜炎、流行性斑疹伤寒等接触性传染病的流行和暴发。

4. 易感性增加 安全用水和食品供应不足,居住环境恶劣,身心劳累,心理创伤,营养不良,民众机体免疫力下降,增加了灾后传染病的易感性。而很多灾难相关的肠道传染病如麻疹、疟疾等导致肠道功能紊乱、腹泻,加重了营养不良,这种“传染病-营养不良”的恶性循环是传染病病死率越来越高的重要原因。

5. 防控措施缺失 卫生资源和疾病预防控制机构很可能在灾难中遭到破坏,处于瘫痪或半瘫痪状态。防治传染病的药品、器材、疫苗匮乏,专业人员短缺;灾区交通不畅,信息通信中断,疫情信息不能及时上报,疾病流行统计数据不能动态监控,从而导致灾区疫情防控工作难以整体组织,防控措施难以有效布置落实。并且灾后为救援所需,除受灾民众大规模流动,还有不同区域的救援队伍跨区调动,以及高频度的救援物资调度,都增加了不同人群的接触机会,也导致计划免疫工作难以正常进行,使部分人员漏种疫苗,造成这些无免疫或低免疫状态人群暴露在频繁人口流动中,增加了某些传染病发病率上升。

(二) 灾难疫情的主要特点

1. 发病迅猛 由于生活艰苦,受灾群众普遍抗病能力下降,一旦出现,很可能呈暴发之势,发病率急剧上升,很快达到高峰。

2. 蔓延速度快、范围广 灾区内人群流动性剧增,极易造成传染病的快速传播,以致可能涉及整个灾区。

3. 疫情种类分布呈阶段性 房屋的破坏使大量人群露天居住,容易受到吸血节肢动物的侵袭;但由于节肢动物的数量和传染源数量有一个积累过程,因此虫媒传染病的发生通常略晚,并可能是一个渐进的过程。灾后2~3年甚至更长时间的生态平衡重建过程中,人畜共患传染病和病媒生物性传染病可能呈现出与平时不同的发病特征,并可能具有较高的发病率。

随着旧生态平衡的破坏和新生态平衡的建立,引起的传染病流行条件还将存在一段时期,这种“后效应”是疫情防控与其他抗灾工作不同的一个重要特征。当灾难的直接后果被基本消除后,避免疫情的“后效应”将成为灾后重建工作的重点。

六、 灾难传染病现场处置

(一) 灾难传染病预防与控制策略

传染病疫情的防控应在评估的基础上迅速重建相关疾病监测系统,科学地有针对性地采取各种传染病防控手段措施,防止扩散。应遵循"重预防、综合控制"的策略,通过"先评估-再改进-再评估-优先干预"的科学方案,避免传染病的暴发;通过灾后早期监测,获得足够的预警信息并做好充分的处置准备是防止灾后传染病暴发或广泛传播的关键;及时准确报告和卫生学快速评估、确定卫生需求和优先干预计划是做好灾后传染病防控的基础。

对传染病进行网络直报,启动疫情网络直报。及时发现传染病与携带者,识别传染病暴发的苗头,了解疫情的动态,给予有效措施预防控制。储备饮用水与消毒药品等,要及时发放到灾民居住点,确保大灾之后无大疫,定期开展蚊蝇等密度的监测,处理孳生地,及时处理遇难者的尸体。对取水点进行检测,保证水质安全,检测各个分散式供水,将水样送到疾控中心检测,监测安置点的饮水卫生,检测食品样本,紧急进行接种,避免甲肝的流行,尤其针对 18 个月至 14 岁的儿童要重点做好接种工作。及时编制与抄写疾病预防知识手册,宣传疾病预防知识,将手册发放到灾民的手里。疾病预防控制中心的工作人员要到现场,及时把疾病预防工作向最前沿转移,为灾后居民提供快速、科学的疾病控制与预防信息。

同时,要进行环境卫生综合治理,以科学的方法进行消毒和杀虫灭害,将疫病可能会孳生的场所都及时切断和隔离,防止传染病的传播;政府应为灾民提供基本的居住场所,大力及时动员灾区群众搞好环境卫生、设置临时厕所、垃圾堆积点;做好粪便、垃圾的消毒、清运等卫生管理;对临时居住地、简易帐篷、过渡房屋、厕所和垃圾场要进行严格的消杀灭菌。做好灾后地区的卫生宣传工作与健康教育,使灾民具备环境卫生、健康与自我保护等方面的意识。做好监测工作,预防蚊、虫、蝇、鼠等传染源密度过大,避免病媒生物的传播,要做好监测点的选择,根据灾后地区的环境,配合安置点等地理位置,选择传染源监测点。灾后地区很难实现实验室的检测,所以,应该通过中国疾病控制中心的帮助,及时建立公共卫生帐篷实验室或流动的监测车,这些都会在灾后疾病控制与预防中发挥重要作用。灾后地区对灾区人民要及时接种疫苗,保证应急疫苗的接种范围,尤其对于餐饮服务人员、医护人员、抢险救灾解放军等人群要重点做好甲肝等疫苗的接种,提高人群对疾病的免疫能力。开展健康教育对预防疾病可以达到事半功倍的作用,结合当地的实际情况,因地制宜地选择合理的信息传播方式,制作针对性强、通俗易懂的折页和小册子都是非常有效的健康教育手段。

(二) 灾难传染病现场处置要求

灾难传染病现场医学救援必须具备:①有较为专业的救治知识和熟练的急救技能的救援人员;②充足的医疗设施,现场救治药品,器械、转运装备和物资储备;③救援任务紧急,需快速创建卫生防疫装备及安全防护设施;④救援时间短,需准确把握消毒、隔离的有效操作技术;⑤救援环境差,需强化应对心理恐惧、自身感染防控、救援压力的心理支持等方面的基本条件。

(三) 现场处置应遵循以下原则

应急消毒及病因治疗是现场处置传染病的重要手段和基础。消毒灭菌工作是控制灾难后传染病暴发的基础,病原体生物监测、抗药性监测为科学防疫提供依据,执行分灾情分病谱的标准化治疗方案,避免灾难后疫情快速扩散。

(四) 分灾情和传染病病谱现场处置

1. **现场应急消毒** 应急消毒包括现场消毒需求分析、消毒方法选择、现场组织实施以及质量评价四部分,目的是消除污染的水源、霉变和腐败的粮食或垃圾,消杀经水传染的病原体、传播虫媒生物等,打断传染病传播途径。

(1)饮用供水系统消毒:是防控灾区传染病尤其是肠道传染病防控的有力手段之一。化学处理法、光热处理法均是常用且有效的饮用水消毒办法。

(2)环境消毒:每天定时通风换气,保持室内空气流通;人员高度集中,卫生设施不足时,极易发生呼吸道传染病、肠道传染病、病媒生物性传染病,需采取消毒液喷雾、熏蒸、擦拭等方法对室内空气和各种表面进行消毒处理。

(3)食物处理:及时处理被洪水浸泡过或腐败变质的食品,不食用任何被洪水浸泡过的食品,可蒸煮类食品食用前要充分加热。

(4)尸体处理:机械性损伤导致巨大死亡者,尽量安排火葬,如暂时不能火葬,需选择离城镇和水源较远(5 000 m 以外)地点深埋或焚烧处理,同时做好场所、工具消毒及参与人员卫生防护;已腐烂发臭的遗体,要做到"喷、包、捆、运、埋"5 个环节。

2. **灾后虫媒传染病现场处置** 虫媒传染病主要包括:①流行性乙型脑炎和丝虫病、登革热、黄热病、寨卡病毒病、裂谷热等、疟疾和丝虫病;②登革热和肾综合征出血热等。

现场处置方案:①加强虫媒监测,设置蚊、虫、鼠、蝇等密度监测点,针对性地处理虫媒孳生地;②治理环境,及时清除灾区各种积水、水坑,积极建设临时垃圾收集站点,对不能清除的孳生地给予消毒处理;③消灭虫媒生物,驱虫灭虫,利用手动喷雾器、背负式机动喷雾器等对低洼、泥沼地区、垃圾堆放点、室内外植被、厕所、室内外墙壁及门窗进行杀虫(鼠)药滞留喷洒,对通风不佳场所进行空气消杀;④控制传染源,一经发现疑似伤员,立即隔离,结合临床表现,查明病因,立即治疗;⑤保护易感人群或脆弱人群,对儿童(≤5 周岁)和老人(≥75周岁)重点保护;⑥疫苗接种,对灾区的高危虫媒传染病,开展预防接种工作。

3. **灾后肠道传染病现场处置** 灾难后常见的肠道传染病包括两大类:一类是以腹泻为主要症状的霍乱、痢疾、伤寒、病毒性腹泻等;另一类是以肝炎为主要表现的甲型肝炎和戊型肝炎等。

现场处置方案:①加强肠道传染病症状、病原体监测,以发热、腹泻、黄疸、皮疹症状为主,对受灾人群及救援人员进行流行病学调查和传染病监测,对疑似伤员粪便样本进行病原学检测,对黄疸症候群病例的隔离治疗;②治理环境,严格落实腹泻患者的粪便、呕吐物等的消毒处理;③提供安全饮用水、落实食品安全供应和饮食卫生措施;④减少人员聚集,疫情期间应考虑停止举办各种大型聚餐活动;⑤对疫区密切接触者实施医学观察和预防性服药(强力霉素、氟哌酸等);⑥甲型肝炎高发的灾区,做好疫苗的储备和应急免疫接种。

4. **灾后创伤传染病现场处置** 灾难后环境恶劣,水体污染和病原菌的孳生,引起伤口感染的微生物多样化,受伤人群伤口感染率较高、预后差,控制和降低感染率是现场处置中的一个重要的问题。常见的创伤传染病,致病微生物主要的是金黄色葡萄球菌属、产气单胞菌、大肠埃希菌、肺炎克雷伯菌、铜绿假单胞菌,这些微生物大部分对现有抗生素产生抗药性。

现场处置方案:针对不同伤害类型,针对创口感染的最可能致病菌,给予现场外科救治,术后合理应用。

5. 灾后呼吸道传染病现场处置　灾区居民住所简陋拥挤,空气流通不畅,卫生条件比较差,容易造成呼吸道传染病的传播和流行。以呼吸道症状为主要表现的有流感病毒、腺病毒等;以发热伴出疹症状为主的有麻疹、水痘、风疹等;以脑炎脑膜炎症状为主要表现的有流行性脑脊髓膜炎。

现场处置方案:①加强呼吸道传染病监测和病原体的筛查,以呼吸道症状、发热、出疹、脑炎脑膜炎症状为主对受灾人群及救援人员进行流行病学调查和传染病监测,对疑似伤员呼吸道样本进行病原学检测;②治理环境,严格落实腹泻患者的粪便、呕吐物等的消毒处理;③开展预防呼吸道传染病的宣传,教育灾区民众养成良好的个人卫生习惯,注意手的卫生,咳嗽或打喷嚏时用纸巾遮挡口鼻,保持室内空气流通;④减少人员聚集,疫情期间应考虑停止举办各种大型聚餐活动;⑤设立免疫规划临时接种点,开展麻疹、风疹、腮腺炎、流行性脑脊髓膜炎等疫苗的接种,对小孩和老人等易感者实施紧急免疫接种。

(张连阳　周建大　张　泓　马青变　郑　康
解　雨　唐　昊　张玉想　王佳兴　兰　超)

参考文献

[1] 沈洪,刘中民. 急诊与灾难医学[M]. 3版. 北京:人民卫生出版社,2018.
[2] 张波,桂莉. 急危重症护理学[M]. 北京:人民卫生出版社,2017.
[3] 中国研究型医院学会卫生应急学专业委员会,中国中西医结合学会灾害医学专业委员会. 灾害事故现场急救与卫生应急处置专家共识(2017)[J]. 中国研究型医院,2017,4(6):37-49.
[4] 中国医师协会急诊分会,中国人民解放军急救医学专业委员会,中国人民解放军重症医学专业委员会,等. 创伤失血性休克诊治中国急诊专家共识[J]. 临床急诊杂志,2017,18(12):88-1-889.
[5] 中国研究型医院学会休克与脓毒症专业委员会,中国人民解放军战创伤学专业委员会. 创伤后多器官功能障碍综合征临床诊疗专家共识[J]. 中华危重病急救医学,2022,34(3):225-238.
[6] 姚咏明,邱海波,马晓春. 急危重症微循环学[M]. 北京:科学出版社,2021.
[7] 中国老年保健协会第一目击者现场救护专业委员会,现场救护第一目击者行动专家共识组. 现场救护第一目击者行动专家共识[J]. 中华危重病急救医学,2019,31(5):513-527.
[8] 李猛,李丹丹,刘中民,等. 广义的损伤控制理念联合辅助复苏技术在应急救援中的应用进展[J]. 中华灾害救援医学,2022,10(2):98-101. DOI:10.13919/j. issn. 2095-6274.2022.02.009.
[9] 中华医学会急诊医学分会复苏学组,中国医药教育协会急诊专业委员会,成人心脏骤停后综合征诊断和治疗中国急诊专家共识组,等. 成人心脏骤停后综合征诊断和治疗中国急诊专家共识[J]. 中华急诊医学杂志,2021,30(7):799-808.
[10] 岳茂兴,王立祥,张海涛. 狭窄空间事故现场急救与卫生应急处置专家共识(2016)[J]. 中华卫生应急电子杂志,2016,2(5):261-269.
[11] 孔令文,黄光斌,易云峰,等. 创伤性肋骨骨折手术治疗中国专家共识(2021版)[J]. 中华创伤杂志,2021,37(10):865-875. DOI:10.3760/cmaj. j. cn501098-20210604-00327.
[12] 辛少伟,辛向兵,冯杨波,等. 创伤性血胸研究治疗进展[J]. 中华创伤杂志,2019,35(7):438-442. DOI:10.3760/cma. j. issn. 1001-4497.2019.07.015.
[13] 向强,张建波. 成人颈椎损伤急诊诊治专家共识[J]. 中国急救医学,2022,42(3):189-196.
[14] 麻晓林,金榕兵,张晓华,等. 军队医院接收青海玉树726例地震伤病员救治情况分析[J]. 创伤外科杂志,2010,12

(10):339 – 343.

[15] 王立祥,孟庆义,余涛.2016 中国心肺复苏专家共识[J].中华危重病急救医学,2016,28(12):1059 – 1079.

[16] Panchal A R, Bartos J A, Canbañas J G, et al. Part 3: Adult basic and advanced life support: 2022 American Heart Association Guidelines for cardiopulmonary resuscitation and emergency cardiovascular care [J]. Circulation, 2020,142(16_suppl_2):S366 – S468.

[17] Montgomery H R, Drew B, Butler F K Jr. Summary of recent changes to the TCCC guidelines 14 April 2021 [J]. Spec Oper Med, 2021,21(2):120 – 121.

[18] Dağar S, Çorbacioğlu S K, Emektar E, et al. Effects of spinal immobilization at 20° on end-tidal carbon dioxide[J]. Am J Emerg Med, 2020,38(6):1180 – 1184.

[19] Qingshan Guo, Letian Zhang, Siru Zhou, et al. Clinical features and risk factors for mortality in patients with open pelvic fracture: A retrospective study of 46 cases [J]. Journal of orthopaedic surger, 2020,28:1 – 10.

[20] Ibrahim D A, Swenson A, Sasson A, et al. Classifications in brief: The tscherne classification of soft tissue injury [J]. Clin Orhtop Relat Res, 2017,475(2):560 – 564.

[21] Topaz M. Invited Commentary: External tissue expansion and tension relief systems for im-proved utilisation of the viscoelastic properties of the skin in wound closure [J]. Indian J Plast Surg, 2014,47(3):467 – 468.

[22] Hodgkinson T, Bayat A. Dermal substitute-assisted healing: enhancing stem cell therapy with novel biomaterial design [J]. Arch Dermatol Res, 2011,303(5):301 – 315.

[23] Pape H C, Lefering R, Butcher N, et al. The definition of polytrauma revisited: an international consensus process and proposal of the new 'Berlin definition' [J]. J Trauma Acute Care Surg, 2014,77(5):780 – 786.

[24] Cooney D R, Wallus H, Asaly M, et al. Backboard time for patients receiving spinal immobilization by emergency medical services [J]. Int J Emerg Med, 2013,6(1):17.

[25] Jeremy W Cannon. Hemorrhagic shock [J]. N Engl J Med, 2018, 378(4):370 – 379.

[26] Seymour C W, Liu V X, Iwashyna T J, et al. Assessment of clinical criteria for sepsis: For the third international consensus definitions for sepsis and septic shock (sepsis – 3) [J]. JAMA, 2016,215(8):762 – 774. doi:10.1001/jama.2016.0288.

[27] Rhee C, Jones T M, Hamad Y, et al. Prevalence, underlying causes, and preventability of sepsis-associated mortality in US acute care hospitals [J]. JAMA Netw Open, 2019,2(2):e187571.

[28] Fleischmann-Struzek C, Mellhammar L, Rose N, et al. Incidence and mortality of hospital- and ICU-treated sepsis: results from an updated and expanded systematic review and meta-analysis [J]. Intensive Care Med, 2020, 46(8):1552 – 1562. doi:10.1007/s00134-020-06151-x.

[29] Kornblith L Z, Moore H B, Cohen M J. Trauma-induced coagulopathy: The past, present, and future [J]. J Thromb Haemost, 2019,17(6):852 – 862.

[30] Wang C, Li Q, Ren J. Microbiota-Immune Interaction in the Pathogenesis of Gut-Derived Infection [J]. Front Immunol, 2019,10:1873.

[31] Pape H C, Halvachizadeh S, Leenen L, et al. Timing of major fracture care in polytrauma patients-An update on principles, parameters and strategies for 2020 [J]. Injury, 2019,50(10):1656 – 1670.

[32] Finlay L D, Conway Morris A, Deane A M, et al. Neutrophil kinetics and function after major trauma: A systematic review [J]. World J Crit Care Med, 2021,10(5):260 – 277.

[33] Shimizu K, Ojima M, Ogura H. Gut microbiota and probiotics/synbiotics for modulation of immunity in critically ill patients [J]. Nutrients, 2021,13(7):2439.

[34] Boldeanu L, Boldeanu M V, Bogdan M, et al. Immunological approaches and therapy in burns (Review) [J]. Exp Ther Med, 2020,20(3):2361 – 2367.

[35] Guisasola M C, Alonso B, Bravo B, et al. An overview of cytokines and heat shock response in polytraumatized patients [J]. Cell Stress Chaperones, 2018,23(4):483 – 489.

[36] Skelton J K, Purcell R. Preclinical models for studying immune responses to traumatic injury [J]. Immunology, 2021,162(4):377 – 388.

[37] Dobson G P, Morris J L, Letson H L. Why are bleeding trauma patients still dying? Towards a systems hypothesis of trauma [J]. Front Physiol, 2022,13:990903.

[38] Leontyev A E, Pavlenko I V, Kovalishena O V, et al. Application of phagotherapy in the treatment of burn

patients（review）［J］. Sovrem Tekhnologii Med，2021，12(3):95 - 103.

［39］ Albaiceta G M, Brochard L, Dos Santos C C, et al. The central nervous system during lung injury and mechanical ventilation: a narrative review［J］. Br J Anaesth，2021，127(4):648 - 659.

［40］ Elkbuli A, Meneses E, Kinslow K, et al. Successful management of gunshot wound to the chest resulting in multiple intra-abdominal and thoracic injuries in a pediatric trauma patient: A case report and literature review［J］. Int J Surg Case Rep，2020，76:372 - 376.

［41］ Block H, Rossaint J, Zarbock A. The fatal circle of NETs and NET-associated DAMPs contributing to organ dysfunction［J］. Cells，2022，11(12):1919.

［42］ Obson G P, Morris J L, Letson H L. Immune dysfunction following severe trauma: A systems failure from the central nervous system to mitochondria［J］. Front Med (Lausanne)，2022，9:968453.

［43］ Keith P D, Wells A H, Hodges J, et al. The therapeutic efficacy of adjunct therapeutic plasma exchange for septic shock with multiple organ failure: a single-center experience［J］. Crit Care，2020，24(1):518.

［44］ Arrieta M I, Foreman R D, Crook E D, et al. Providing continuity of care for chronic diseases in the aftermath of Katrina: from field experience to policy recommendations［J］. Disaster Med Public Health Prep，2009，3(3):174 - 182.

第十章 · 灾难医学心理救援

第一节 · 受灾群众的心理援助

一、 幸存者的心理恢复重建

灾难不仅会给幸存者造成严重的肢体损伤,致使幸存者部分或完全丧失劳动力、生活自理能力以及严重的社会活动的功能性损伤,可能会造成职业能力、职业机会的丧失;灾难还会给幸存者造成严重的心理创伤,可能会产生诸多类型的心理障碍。例如青少年无法正常就学,成年人失去工作而丧失经济来源。灾难事件造成战友、同事、同伴、家人等有共同旅程的其他人的死亡事件,目睹他人死亡或伤残事件。因此而加重其痛苦感、负罪感,加重心理障碍、心理创伤的程度。

幸存者承受着多重压力,并可能因此导致严重的心理创伤、心理障碍,甚至导致自伤自杀行为。其他常见问题按频率由高到低依次为:睡眠障碍,焦虑/心悸/紧张/躁动,恐惧/关注/顾虑地震/感觉地震,食欲下降,情绪低落悲伤,胸痛/身体疼痛/头痛,快感缺乏/兴趣丧失,绝望/无助/失去信心,虚弱/疲劳,自杀意念/死亡的意愿。另外还有:愤怒和压抑的情感、分离性焦虑、回避和被动、对孩子隐瞒真相、生存内疚、无助和殉难、酗酒、悲痛化解困难、自杀、嫉妒、故土难离、反应迟钝等,也不容忽视。仅就地震而言,给幸存者的心理造成的困扰和创伤是广泛而深刻的,甚至是不可逆转的,并终身受灾难影响。

幸存者表现在生理、认知、情绪和行为等方面的特征具有普遍性、共同性,即心理障碍的不同类型。关于灾难后心理障碍发病的机制,一般认为有以下 4 点:①直接的创伤性事件对生命产生极大的威胁,引起幸存者的极度恐惧,紧张害怕,无助感等。②个体因素,如个体的人格特点、教育程度、智力水平、健康水平、个人经历及生活态度和信念等。③家庭因素,如经济状况、存在精神障碍的家族史与既往史、教养方式、童年时代的心理创伤、创伤事件前后有其他负性生活事件等。④社会性因素,所处国家、地域、民族、宗教、文化、习俗、战争或和平的环境等。

幸存者可能发生的心理障碍是多类型的,主要可能出现以下心理障碍:癔症、转换障碍(功能性神经症状障碍)、抑郁障碍、双相障碍、短暂精神病性障碍、急性脑综合征、创伤性脑损伤、适应障碍、急性应激障碍、创伤后应激障碍、自伤自杀等。因为在幸存者中出现急性应激障碍、创伤后应激障碍、自伤自杀的比例较大,所以本节主要介绍幸存者中患有急性应激障碍、创伤后应激障碍的治疗方法和自杀的预防与干预。

(一) 急性应激障碍

急性应激障碍(ASD),又称为急性应激反应,以往称为急性心因性反应,是指由于突然发生且异乎寻常的强烈的创伤事件所引起的一种过程性精神障碍,其症状主要表现为分离、再历、回避和过度警觉。具体地说,分离包括麻木、意识涣散、人格解体、现实感丧失、分裂性遗忘;再历包括与创伤事件相关的想象、思考或悲痛的再次出现;回避指对创伤事件相关的思考、情感或地点等的回避;过度警觉指焦躁不安、失眠、易怒、高度警惕、注意力难以集中。

1. 诊断要点　急性应激障碍的诊断主要依靠临床特征:遭遇过创伤性事件,且很快发病;有以下 5 个类别的任何一类症状:分离、再历、回避、过度警觉、负性心境;有明显症状多不超过 1 个月,并发生于创伤事件之后的 1 个月之内。

2. 心理评估　目前,诊断急性应激障碍的工具主要有用于成年人的简明创伤后障碍访谈、急性应激障碍访谈问卷、急性应激障碍量表、斯坦福急性应激反应问卷,以及用于儿童和青少年的儿童急性应激反应问卷、儿童急性应激核查表。

3. 鉴别诊断　要与"癔症"、双相障碍、急性脑综合征、创伤性脑损伤、短暂精神病性障碍、创伤后应激障碍等做鉴别诊断。

(二) 创伤后应激障碍

创伤后应激障碍(PTSD)指因为受到超常的威胁性、灾难性的创伤事件,而导致延迟出现和长期持续的心身障碍。PTSD 最初是用来描述各类创伤性战争经历后的种种结果,称为"战争疲劳"。后来发现,在个体经历威胁生命事件之后,都可能出现。这种压力可以是直接经历,如直接受伤;也可以是间接经历,如目睹他人死亡或受伤。

1. 诊断要点　双相障碍与抑郁障碍(DSM-5)的创伤后应激障碍的诊断要点归纳如下:①暴露于某一创伤应激事件;②有持续地重新体验的症状;③持续回避与创伤事件相关的刺激;④有和创伤事件有关的认知和心境方面的消极改变;⑤有警觉性增高的症状;⑥症状持续时间至少 1 个月;⑦有明显的痛苦或社会功能障碍。

2. 心理评估　近年来很多研究认为,最好的 PTSD 诊断评估方法,是结合结构性访谈和自评的问卷。多元化的方法特别有助于检测一些否认或夸大他们症状的患者。PTSD 的评估量表可分为两大类:PTSD 自陈式问卷、PTSD 结构式诊断量表。

3. 鉴别诊断　创伤后应激障碍发生在重大创伤性事件之后,具有相对特征性的临床特点(四大核心症状群),诊断检查时如能较为全面细致,则不易误诊,漏诊。根据 DSM-5 的说明,PTSD 的鉴别诊断包括:适应障碍、ASD、短暂精神病性障碍(BPDMS)、分离障碍、转换障碍、急性脑综合征、创伤性脑损伤。

(三) 幸存者发生 ASD 和 PTSD 心理治疗

ASD 和 PTSD 常用的心理治疗技术大同小异,更多的是治疗技术具有通用性,在临床上可以持续性的使用,并不因 ASD 随着时间可能转变为 PTSD 而失去治疗效果。当然,ASD 和 PTSD 主要的差别在于应激事件引起的病程(即时间的不同),上文已经介绍了 ASD 的心理危机干预的原则和对策。下文就集中介绍两者通用的治疗技术。可以根据不同情形,有针对性地选择使用,或联合使用。

1. 焦虑管理训练　主要是通过为患者提供应对焦虑的技巧(如肌肉放松训练、呼吸放松训练、生物反馈技术等方法),来改善患者的应对能力,增加应对资源和提高患者自信心,使患者从被动无助的状态转换到积极的可负责任的姿态。

2. 认知治疗　认知治疗的目标是让患者识别他们自己的失调性的认知,通过与不合理信念的辩论来重建认知系统,减少症状,恢复社会功能。

3. 药物治疗　药物治疗主要是对症治疗,但在 ASD 急性期也是常常采取的措施之一。适当的药物可以较快地缓解患者的抑郁、焦虑、恐惧、失眠等症状,便于心理治疗的开展和奏效。常用的药物有抗焦虑药、抗抑郁药、非典型抗精神病药、抗惊厥药等。根据患者的主要症状进行选择。用药的原则是小量、短程、及时调整。

药物治疗也是 PTSD 的重要治疗手段之一。理想的药物治疗是能够消除 PTSD 的四大核心症状,但目前尚无药物对 PTSD 的各组症状都能产生满意疗效。目前多数关于 PTSD 的药物治疗,还是使用抗抑郁剂和抗焦虑剂,也就是对症治疗。药物治疗对 PTSD 患者至少有三种潜在的好处:改善症状、治疗共病疾患、减轻那些干扰心理治疗和日常功能的相关症状。

4. 心理治疗合并药物治疗　无论是对 ASD,还是 PTSD 的治疗,比较肯定的是心理治疗合并药物治疗的效果更佳。需要强调指出的是,当患者的抑郁或焦虑症状非常严重时,首先要用药物进行抗抑郁或抗焦虑。因为在此刻,任何心理行为治疗的方法都不会奏效,其原因在于患者本身无法接受心理行为治疗。当患者的抑郁或焦虑症状明显减轻后,心理行为治疗的方法才会有疗效。认识评价治疗手段对患者的意义与认识评价症状一样重要。

5. 眼动脱敏和再加工治疗　眼动脱敏和再加工治疗(EMDR),是一种通过眼睛的左右移动,同时进行有关的提问,从而使者恢复记忆和忘记恐怖,让心情平静下来的治疗方法。目前 EMDR 主要用于单一因素(暴力、强奸、车祸等)所致的 PTSD,对复合因素(如战争、灾难等)所致的 PTSD,一般不采用。

6. 其他辅助治疗　社会支持、家庭治疗、护理措施、健康教育、环境治疗、团体辅导、催眠治疗、心理投射技术。

(四) 幸存者自杀的心理危机干预

大灾发生后是心理疾病的高发期,幸存者容易出现焦虑、抑郁、适应障碍、应激障碍等心理问题。如果得不到及时的心理疏导和治疗,他们患上神经症、焦虑症、恐惧症的比例高于正常人,严重抑郁的结果是漠视生命,半年之后是灾区自杀行为的高发时节。

为了避免自杀的高峰期,需要心理工作者长期有规划的进行心理干预。当灾难事件逐渐远去,社会的关注和热情渐渐淡去。与关注度降低相反,幸存者的心理状态的复杂程度正在逐渐上升。这个时候可能是最需要心理援助的时候。

1. 完善幸存者自杀预防措施　自杀是个人自愿实施的,所以要使行为人放弃自杀,首先应从个人心理预防开始。灾后心理疏导与危机干预就是行之有效的个人预防措施。其次,要努力帮助幸存者恢复到以前习惯的行为方式;要发挥政府、医院、学校、社会机构、公益组织的资源,及时为幸存者提供物质上与精神上的帮助。最后,要注意对高危人群的筛选和跟踪。对于个人预防能力较差的、有自杀倾向的,进行有针对性的帮助相当重要。可以通过观察或量表评定的方式来发现幸存者中具有一定自杀危险性的高危人群。

2. 构建幸存者自杀危机干预体系　尽管对自杀进行干预有一定的难度,但幸存者自伤自杀行为是有规律的,预防幸存者自杀是有可能的。构建幸存者自杀危机干预体系需要遵循幸存者自杀的心理规律,整合多种社会资源。因此,对幸存者自杀危机干预应是各级卫生部门在灾区重建工作的重要内容之一。这一问题也应引起家庭及全社会的普遍关注和重视。

幸存者自杀危机干预体系应包括以下内容:应建立灾后心理疏导的长效机制;普及自杀预防及干预知识,增强灾后自杀预防应变能力;设置灾后自杀危机干预机构,加强工作人员的专业培训;在继续加强心理干预的同时,强化幸存者的生命教育;整合全社会的资源,加强灾区与各方面的沟通与合作。

本文主要介绍了灾难幸存者可能患上急性应激障碍、创伤后应激障碍的治疗方法。因为幸存者的身份千差万别,只能笼统地介绍一般性的特征和治疗方法。好在本章的随后几节中,会继续讨论对遇难者家属、受灾儿童、孤寡老人的心理干预和治疗,还会集中讨论灾难幸存者的心理弹性与创伤后成长。

二、 遇难者家属心理援助

(一) 灾难对遇难者家属的心理生理冲击

受到灾难与丧亲的影响,遇难者家属的心理反应处在特殊的状态中,他们在这一时期需要得到合适的陪伴、照顾、支持和引导,以帮助他们适应接下来的各种事务性处理和应对,获得生理和心理上的安全感,以促进其自我状态的恢复。

灾难事件对遇难者家属心理影响的大小因人而异,常与以下因素有关:①灾难的特点以及死亡和损失的程度;②灾难信息发布的情况、救援进度和遇难者家属预期;③由于机械设备、人员配合、指挥不当或人力所不能为的一些因素导致救灾不顺利,而感到难过、精疲力竭,甚至生气、愤怒;④遇难者家属的情绪控制;过度地为受灾者的惨痛遭遇而感到悲伤、忧郁、脆弱、过度激惹等;⑤喝酒、抽烟或吃药的量比平时多很多。

灾难发生后,遇难者家属经历应激期和冲击期(灾后一周至数周)以及复原期(灾后半年至数年)。根据医学-生物-心理-社会模式提供有步骤有层次的社会心理援助,应急响应遇难者家属的心理诉求。

(二) 灾后早期遇难者家属的心理救援

1. 灾后早期的情绪急救(Guy Winch, 2015)　遇难者家属心理受到冲击,在短时间内处在急性应激期,也是相对冲击的时期。需要舒缓情绪的痛苦、修复与重建自我价值、探索灾难的意义。

2. 灾后早期的危机干预　①使用"危机事件压力汇报技术"(CISD)以减少 PTSD 发生概率。②预防轻生行为、过激行为。

灾难早期的危机干预本着先处理情绪、后处理事情的原则展开。

(三) 灾后遇难者家属长期心理援助和心理自助

1. 遇难者家属心理援助的程序(Worden, 2009)　①帮助丧亲者接受丧亲发生的真实性;②帮助丧亲者识别和体验丧亲后的感受;③协助丧亲者度过没有逝者的生活;④帮助丧亲者发现丧亲后的意义;⑤促进丧亲者在情绪上重新安置逝者的位置;⑥提供哀伤的时间;⑦诠释"正常"哀伤;⑧允许和尊重个体哀伤反应的差异;⑨评估防御和应对方式;⑩识别病理性的哀伤及提供转介。

2. **遇难者家属的心理自助**　丧亲后通常经历的几个反应时期。在居丧过程中,可有以下一些心理自助方法:①视哀伤为常态。②用自己的方式哀悼。③与逝者建立新的联结。④保持生活的节奏。⑤寻求支持与接受帮助。

3. **遇难者家属的哀伤咨询与治疗**　哀伤需要时间疗愈,疗愈好的丧亲者最终也能走向自愈,相反疗愈不好的哀伤也会造成永久性的、持续性的伤害,有的甚至导向死亡。所以,心理援助是需要和遇难者家属一起工作、和哀伤一起工作,这是一个长期的复杂的过程。

(1)区分哀伤是否由丧失引发。绘制丧失的地形图:①描述丧失的经验和感受,谁去世了,你失去了谁? ②描绘丧亲者所有的感受,当有那个感受的时候,还和什么有关? ③扩展上面的这些记忆,以及由丧亲者的感受引发的那些对将来的恐惧。④区分一下哪些是与丧亲者目前丧失相关的感受。哪些是被过去的记忆和未来恐惧强化的感受。

询问丧亲者:我们怎么帮助你减轻对未来的恐惧,当你的掌控感增加的时候,你有什么感觉?

说明一下区分对亲人的思念、迷思和对未来的恐惧的意义。这使丧亲者体察到哀伤不全来自亲人遇难,还有一部分混杂着恐惧和失落的情感是和现实生活有关,并指向未来。咨询和治疗在这样细微之处创造丧亲者转变和转化的可能。

(2)精神卫生专业治疗

1)心理治疗:精神科涉及各类器质性精神障碍,是治疗精神系统疾病的科室。临床上常用的治疗方案有心理治疗,其包括认知行为疗法、心理动力学治疗、家庭治疗、群体治疗等。这种治疗方案注重改善患者的心理状态和处理问题的能力,可以帮助患者解决心理问题,提高对生活的适应性。

2)药物治疗:药物治疗是指精神科医生开具心理药物,通过药物控制和调整患者的神经系统,帮助缓解精神障碍的症状。这种治疗方案常用的药物包括抗抑郁药、抗焦虑药、抗精神病药、镇静剂等。

3)电疗:电疗也称为电抽搐治疗,可以通过电击作用影响神经系统,缓解精神障碍的症状。如果出现重度抑郁症、严重精神分裂症,可以使用此方法治疗,可能比药物治疗更有效。

4)光疗:光疗是使用特别的灯具来模拟环境光线的亮度和色彩,提高患者的精神状态和心理健康水平。这种治疗方案常用于治疗季节性情感障碍和睡眠障碍。

三、 受灾儿童的心理救助

(一)灾难对儿童的心理生理冲击

由于儿童身心发育不成熟,并且缺乏经验和技能,使得儿童成为易受灾难影响的高危人群。在儿童中由灾难引发的心身相关反应包括以下方面。

1. 情绪反应

(1) 抑郁情绪:灾难导致的原有社会关系的改变或丧失,使儿童感到孤独、痛苦、忧伤和无助。

(2) 焦虑情绪:儿童可能会对灾难事件的相似场景感到担忧(如在车祸中幸存下来后,拒绝乘坐汽车),或者表现出更多的分离焦虑(如害怕离开父母、怕黑、怕独处或新的环境)。

2. 行为反应

(1) 行为和性格变化:受灾后有的儿童表现出木讷、心不在焉、反应呆滞、甚至不说不动等僵住状态,表现出对灾难的"解离性"应答;而有的儿童则表现极度紧张、坐立不安、尖叫、冲动行为、逃跑等,表现出对灾难的"过度唤醒"应答。随着时间延长,有的儿童逐渐恢复常态,而有的则表现出性格变化,如原本活泼的孩子变得内向沉默,原本乖巧的孩子变得爱哭、爱闹,原本顺从的孩子变得故意惹大人生气、逆反等。

(2) 社会功能的退步:如变得不与他人交往、拒绝上学、情绪控制能力下降等。幼儿可能出现尿床、吮手指、已获得的生活技能丧失(如厕、自己吃饭等)等退行表现。

(3) 重复体验创伤的行为:有的孩子一直说意外发生的经过,在玩的时候重演意外发生的情形。

3. 心理反应

(1) 自责、内疚:有些儿童会认为自己对灾难的某些后果有一定的责任,如觉得自己没能帮助同伴逃离危险等,产生自责、内疚等心理。

(2) 回避与闪回:不由自主地反复想到或梦到与灾难有关的人、事物或情境。回避接触与灾难有关的事物和场景,回避谈论与灾难有关的情境和感受。

(3) 认知功能下降:集中注意力困难,学习和接受新信息的能力下降。

4. 生理反应

(1) 警觉性增高及睡眠问题:对环境中正常的风吹草动表现出过分的惊跳反应,夜间难以入睡、噩梦多、易惊醒或早上醒来困难。

(2) 饮食问题:食欲减退或暴食。

(3) 躯体化反应:如头痛、头晕、腹痛、腹泻、呕吐、哮喘、荨麻疹等。

(二) 受灾儿童的心理救援

灾后心理救援工作需要尽可能利用可获得的资源,整合社会支持体系对儿童提供帮助。研究表明灾后心理援助对受灾儿童的心理状态具有积极作用,可增强儿童的安全感和社会支持(support)、增加希望(hope)、提高儿童的自我效能和应对能力(cope),从而最终减少抑郁、创伤后应激障碍等问题的发生。

1. 灾后早期的心理救援服务 早期心理救援常被称为心理急救(psychological first aid, PFA)。PFA 一般由经过培训的现场工作人员(非专业人员)、或专业人员实施,其目标是:解决紧迫的生存需求,确保儿童安全,避免造成额外伤害;帮助孩子理解并接受灾难,促进其识别、表达他们的感受;通过规律的日常活动和家庭支持,重新获得对生活的掌控感;促进儿童重返学校和其他有益的活动;为失去家人或朋友而悲伤的孩子提供支持及基础的哀伤处理。具体通过以下 3 个方面开展:①保证儿童生存需求,提供安全的环境,避免二次伤害;②尽可能保持熟悉的照料者和熟悉的生活节奏;③鼓励儿童表达,对其情绪和行为给予无条件的关注与接纳。

2. 灾后长期的心理救援服务　灾难过后,少部分儿童可能需要持续数月或更长时间的支持,有些儿童的心理困扰会持续存在,甚至达到某些精神疾病的诊断标准。灾前就存在情绪或行为问题、家庭支持系统力量弱(家庭冲突、单亲家庭、父母罹患精神障碍等)、灾情重或反复发生、有重要亲人离世、低社会经济阶层的儿童更有可能出现长期的心理困扰。

家庭和社区(包括学校)环境对于儿童从灾难中的恢复非常重要,应给予家长、教育工作者等相应的心理教育。比如:告知其维持稳定的生活秩序及人际支持系统对儿童非常重要;告知他们在灾后相当长的一段时间内,儿童可能会对与灾难有关的事物比较敏感,如与灾难相似的场景、电视报道、急救车的声音等,指导家长等如何应对和处理这些情况;指导家长识别寻求专业精神卫生服务的指征等。

(三) 精神卫生专业治疗

1. 精神药物治疗　如儿童呈现的精神症状比较严重,且经过环境调整和心理治疗无效,在经过精神科医生评估后,可以酌情使用精神药物,使用的原则根据诊断遵循相应的治疗指南进行。

2. 心理干预　专业人员在实施心理干预过程中要小心地获得儿童的信任,注重治疗联盟的建立。干预前需向照料者解释治疗技术的原理、流程等,获得主要照料者的知情同意,同时干预过程中视情况需要得到主要照料者的在场陪伴和协助。

(1) 一般性的儿童心理救援技术

1) 稳定化技术:稳定化技术是一系列让儿童生理恢复平静、心里感觉到安全和稳定的技术。需要强调的是,稳定化的前提是儿童的外部环境安全,比如有稳定的居所、得到必要的生活和医疗照顾,并和主要照料者待在一起。

稳定化技术包括呼吸技术(如腹式呼吸)、渐进放松训练、想象技术(如安全屋、光流技术等)、接地技术、隔离技术等。

2) 艺术表达和游戏类方法:由于儿童语言表达能力低,有时很难将创伤后的躯体和心理感受用语言表达出来,可运用艺术表达或游戏的方式鼓励儿童将受灾相关的经历、想法和感受表达出来,同时还能起到宣泄情绪的作用。

艺术表达的形式有多种,如画画、音乐、舞蹈、诗歌等,采用的辅助材料可结合受灾现场的实际条件,因地制宜地选用,如美术材料、玩具、积木、照片、杂志等。游戏类方法一般会伴有身体活动,而身体活动对于预防和缓解创伤后的僵住状态本身会有帮助,具体游戏的方式也可以不拘一格,只要是安全的、儿童乐于接受的均可。

3) 象征和意象类方法:以讲童话故事的方式,将儿童的受灾经历进行叙述性地整理、回忆并进行处理,从而使得受灾的经历"成为过去"。讲述的故事一般会呈现"危机-成长-承担""困难-历练-胜利"等原型主题。故事内容要包含受灾的一些经历和情绪,但最后阶段主角会获得新的能力,最终以积极的信念、建设性的方法成功解决了困难,并继续身处安全之中。

4) 提升关系资源和人际支持的方法:可鼓励儿童参加团体类的活动(学业、体育、艺术类等均可），互助支持小组，也鼓励儿童与宠物和动物的联结。此外，可调动儿童所有有关支持他人的记忆，如和儿童一起回忆那些曾经给予其关爱、保护的老师、亲戚、权威、同伴等。还可以与儿童一起分享英雄偶像类的故事，这也有助于增强儿童内在的勇气、毅力等正面品质，增加其面对困难时的韧力。

（2）系统性的心理治疗方法：针对儿童灾后的相关心理卫生问题，目前疗效证据最充分的心理治疗方法为以创伤为中心的认知行为疗法（trauma-focused cognitive behavioral therapy，TF – CBT），以及眼动脱敏再加工治疗（eye movement desensitization and reprocessing，EMDR）。

四、 孤寡老人的心理安抚

老年人群体因身心应对能力降低，或是自身寻求社会资源的能力减弱，尤其是孤寡老人，在灾难中失去自己的亲人，失去对于他们生存极其重要的支援网络，是最容易受到灾难冲击的高危人群。

灾难的发生，可能会导致寻求医疗资源受到限制，原有的疾病治疗中断，进而增加疾病恶化的风险，加重老年人群体的疾病负担。此外，与年龄相关的损伤导致老年人活动能力、视力、听力、认知等功能受损，而这些功能受损会成为他们在脱离灾难风险时的主要障碍。尤其是孤寡老人，在灾难的情境中，缺少熟悉的照顾者提供帮助，无法获得及时的照料和护理。

孤寡老人缺少家庭成员的支持，甚至因灾难丧失原有的家人而遭受破坏性的打击。大多数孤寡老人在灾后会出现心理压力、情绪低落、无意义感、孤独感、恐惧感、哀伤反应等，甚至会出现精神疾病，例如创伤性心理应激障碍。灾难带来的财产损失，导致其面临的经济困境，也会加剧孤寡老人的心理受损。

灾难破坏了原有的社区和家庭网络，孤寡老人在灾难中失去了他们所依赖的支持网络，处于孤立无援的状态，往往只能依靠自己。相比较其他成年群体，由于老年人身体机能减弱，无法及时获取食物、医疗、物质和人力资源的援助。老年人作为弱势群体，在灾难救助中，救援工作的提供者很少关注到他们的特殊需要，健康和心理创伤等会长期影响老年人的问题不被视为优先解决的事项。孤寡老人由于身心健康的问题、获得的资源减少，以及行动相对不便，在灾难中会更加处于孤立的状态，因而造成他们成为被忽视的群体并且缺乏社会支持体系。

（一）孤寡老人的心理应激反应

在灾难发生后最初的2～4周内，常常会伴随着悲痛，并可能会以生理、情绪、认知和行为反应的形式出现。

1. 生理反应 胃痛或腹泻、头痛或其他身体疼痛、食欲明显的增加或减少、无生理原因的出汗或发冷、颤抖或肌肉抽搐，感到紧张或容易受凉。

2. 情绪反应 由于灾难带来的生存环境、家庭、人际关系的变化，使得老人普遍存在焦虑，甚至会产生恐惧；被悲伤压得透不过气，容易愤怒和产生敌意；在灾难中，有些老人会因为失去家人，自己却幸存下来而感到内疚、失去连接、麻木或不能与情感联系，对周围的情境淡漠。

3. **认知反应** 由于老人认知功能下降、智力水平也开始下降,再加上灾难带来的环境的变化,有些老人很难记住事情、难以清晰地思考和集中注意力、感觉困惑、过度担心、很难做决定、思考问题困难、避免谈论或思考灾难。

4. **行为反应** 由于遭受灾难,会降低老人的判断力和学习问题的能力,有些老人会出现行为倒退(如哭闹)。难以入睡或睡得不好,或睡眠过多,体力或活动水平的变化,难以接受帮助或帮助他人,孤立不与他人接触和交流,喜欢自己独处。有些老人会因为灾难的出现,失去自信,产生自责,有自杀想法和行为。可能会出现药物滥用,或者是用酗酒和吸烟来减轻痛苦。

(二) 给予孤寡老人心理援助的原则

(1) 提供有力量且持续的话语支持,以消除孤寡老人的心理恐惧,增强信心。

(2) 开展较多频次的家访,为孤寡老人提供同伴支持。

(3) 关注孤寡老人的居住需求,最好将其与熟悉的朋友安置在一起。

(4) 帮助孤寡老人重新建立与社会网络关系的联结。

(5) 协助孤寡老人获取医疗和经济的援助。

(6) 必要时,提供陪护服务。

(三) 孤寡老人心理安抚的步骤与方法

首先,对孤寡老人的心理状态进行评估。评估的目的是确定老人遭遇灾难后的风险水平。有些老人在灾难后的功能依然良好且不需要立刻帮助的被确定为低风险,而严重受损的被界定为高风险,需要对其心理健康需求进行即时评估。

其次,与孤寡老人建立信任的关系。对孤寡老人开展心理安抚的基础是与他们建立信任的关系。要对老年人表达尊重,倾听和同理老人在灾难后失去家人的悲伤,必要时运用身体语言触摸安慰老人。与老人建立信任关系时,需要提供正确的信息,明确告知其心理安抚的工作目的,帮助其消除心理顾虑,缓解恐惧和焦虑情绪。

最后,安抚孤寡老人负面情绪,重新建立对生活的希望。在安抚负面情绪时,让老人明白应该允许自己流泪,面对灾难时,没有必要压抑内心的悲伤;让老人认识到失去原来的生活并不可怕,不要觉得自己被抛弃了,可以找其他幸存者一起分享内心的痛苦和忧伤,帮助老人建立同伴支持网络;让老人意识到忘记灾难需要一定的时间,所以要给自己充分的时间去冲淡悲伤情绪。在建立希望时,要帮助老人进行自我察觉,转变消极的想法,形成积极的动力;当察觉到老人消极心理认知时,要引导老人看到积极的一面,对以后的生活进行规划;鼓励老人采取积极的行动去摆脱消极的情绪。

五、 促进受灾群众的心理复原力

每个人面对灾难事件时的反应程度各异。有些人反应比较强,表现为功能持续下降,出现严重的精神困扰,例如创伤后应激障碍、抑郁等;有些人反应比较弱,功能短暂轻微受损后,就能完全恢复,这些人表现出较好的心理复原力。

复原力也称抗逆力、心理弹性或韧性,在灾难学研究领域,灾难复原力指不同系统(包括个人、家庭及社区)从重大创伤中恢复,并变得更加强大和善于利用资源的能力。因此,促进受灾群众的心理复原力往往从个体复原力(个人面对生活逆境、灾难创伤或其他生活重大压力时的良好适应能力或适应过程)、家庭复原力(关注家庭作为一个整体,如何去应对逆境而使家庭功能得以完善、不被破坏的现象)及社区复原力(利用社区现有资源应对、抵御和从不利情境中恢复的持续能力)三个层面开展。

(一)复原力的危险因素与保护性因素

个体能否在灾难中复原,取决于个体生存系统中危险因素与保护性因素相互平衡的结果。复原力危险因素是指对个体适应和发展可能造成不利影响的内、外部因素,在个体面对逆境或压力时,这些因素会放大逆境带给个体的消极影响,导致个体心理崩溃。复原力内部危险性因素包括"消极情绪、低自尊、自卑、错误自我认知等",外部危险因素包括"个体成长不利环境、照料压力、恶劣家庭氛围、缺乏社会支持等"。

保护性因素是指对个体适应和发展可能产生积极影响的内、外部因素,它能有效缓冲逆境或灾难对个体的消极影响,促进个体心理复原。目前已被认定的保护性因素涉及个人(如个人具备的希望、幽默、自我效能、自尊等人格品质)、家庭(如稳定的家庭经济状况及家人间良好情感连结等)及社区(如同伴支持、社区支持、学校支持、政府支持、文化支持等)三个层面。这些保护因素组成的动力系统共同抵御了人们在危机或逆境时的不利影响,往往是促进灾后心理复原力的干预靶点。

(二)灾难复原力干预策略

1. 重视受灾群众和受灾社区本身所蕴藏的复原能力 助人者需要尊重和重视个人、家庭和社区原有能力,帮助受灾民众意识到他们所拥有的内、外部保护性因素,激活其心理复原过程,防止将受灾对象弱势化、无能化。助人者的角色定位是加入社区,成为受灾对象灾后重建和复原过程中的陪伴者和支持者,而不是控制者、代替者甚至是入侵者。

2. 灾后复原服务必须紧密贴合受灾区域原有生活情境 助人者需要重视受灾群众个体经验的独特性,辨别受灾群众在灾害事件中的角色、承担的责任、受灾前的历史脉络等要素,将灾难创伤常态化和情境化。具体实践工作应基于每个家庭原有生活情境展开,将工作重心聚焦在那些能够做到、而非做不到的事情上,防止为受灾群众提供不切实际的需求假象,同时也要避免过度服务,防止受灾群众对服务形成依赖。

3. 聚焦不同系统内资源的激活,促进资源在系统间的流动性 实践者应坚信保护性资源存在于个人、家庭及社区等不同系统之中,并能够在不同系统之间流动,干预中应促进系统之间支持性网络联结,如在家庭、同侪及社区层面构建沟通平台,请受灾群众分享他们对于创伤事件与失落的感受及困境中的生存体验,以促进他们对灾难创伤的信息加工和整合。

4. 灾难服务既要强调结果,更要强调过程 助人者既要关注受灾群众的需求满足,也应关注受灾民众参与灾后重建的过程。因为"参与过程"本身就可以促进复原与成长。在工作中除了支持受灾个人和家庭进行自我重建外,还应积极鼓励并组织他们参与社区重建,加强与社区的互动和凝聚。在此过程中,社区可以为受灾个体提供丰富的资源和适当的援助。

总之,促进受灾群众心理复原干预应从个人、家庭、社区三个层面推进。个人层面,通过促进其情感表达及既往人生经历的叙事,引导其关注个体内在复原力人格特征;家庭与社区层面,重新排列人际关系,重新分配角色和功能,重新建构生活、家庭、生计、亲属关系。最终,促使受灾民众从不幸的失落中找到新的目标,重新修正生活计划。

第二节 · 救援人员的压力管理

在灾难救援和危机的应对过程中,更多地考虑是救援人员如何去援救他人,如何帮助受灾群体应对灾难,而对于救援人员自身的心理健康和帮助问题,尚未引起足够的重视。在灾后重建的相当长的一段时期里,救援人员自身的心理健康问题甚至更为严重。救援人员是灾难发生后最早投入抢救工作中去,离开自己熟悉的工作、生活环境,离开温馨的家庭,要面临恶劣和惨烈的灾区环境,由于这种工作环境的特殊性、工作上持续而来的压力、目睹灾难中的生离死别,面对惨重的伤亡情况,长时间接触血肉模糊的灾难场面,重复地刺激着救援人员。由于他们在灾难中所担任的角色、伤害暴露的程度和范围的不同,他们也会产生一系列的心理应激,这些问题都因为当下的工作压抑下去,不能及时宣泄,也无暇进行处理,如不进行心理危机干预,挫折感、内心疲惫感,甚至愤怒都可能爆发。其中部分人员可能会产生长期、严重的心理障碍。在重大灾难危机干预过程中或周年纪念日,在救援人员和照顾者身上发生自杀、精神崩溃、关系失调等问题也很常见,严重影响了救援工作的效果和救援人员的身心健康,以及他们的家庭幸福。对他们进行适时的心理危机干预是非常必要的,这是政府和全社会应当高度重视的事情。

一、 躯体生理压力管理

应急救援人员在参与自然灾难后救援、处理暴力恐怖袭击事件、重大疫情及应对其他突发性灾难性事件后,常因与受害者共情或受危机事件的强烈刺激而出现情绪、心理方面的问题,可能成为躯体生理压力或其他心理精神压力的继发受害者。常常表现为眩晕、疲惫、恶心、心悸、精细运动性震颤,呼吸过度或窒息感、感觉异常,热应激甚至休克等生理征象;还有焦虑、易怒、感觉不知所措、不切实际的产生伤害自己或别人的冲动,健忘、决断困难、难以全神贯注或注意分散、计算困难、失眠、警觉过度、易哭、不恰当的幽默、仪式性行为等精神心理问题。

(一) 产生躯体生理压力之源

给人造成救援工作压力的因素称之为压力源。压力源的形成是多方面的,也是复杂的,有个人的,也有整体管理组织环境的,另外还有工作生活以外的压力源。救援人员是在特殊的危险环境中从事特殊的工作,安全和健康问题经常受到威胁,识别救助人员的压力源,可以针对性的出台防范措施,减少非战斗性减员,避免救助人员即刻的和长期的健康问题,压力源是客观因素与主观因素相互作用的结果,压力的感受程度由心理量和物理量决定。

救援者产生躯体生理压力之源大致来自 5 个方面:①灾情的复杂性;②救援环境的安全性;③工作的高强度、持续性;④个体因素;⑤工作与组织因素。

(二) 认知躯体生理压力之症

压力可以引起急性的和慢性的压力反应。尽管压力源的性质不同,所引起的反应却大致相似,是由各种有害因素引起、以神经、内分泌、免疫和代谢紊乱等变化为主要特征的全身性反应,严重或长期的应激反应可导致免疫功能抑制,机体多方面紊乱与损害,诱发感染、肿瘤等疾病。当机体受到强烈刺激时,压力反应的主要神经内分泌改变为蓝斑(LC)-交感-肾上腺髓质轴和下丘脑-垂体-肾上腺皮质轴(HPA)的强烈兴奋,多数压力引起的应激反应为生理生化变化与外部表现,这都与这两个系统的强烈兴奋有关。识别躯体生理压力之症,对救援人员的自我照料和制定组织管理策略均非常重要,可以提前干预,减少对救助者继续的和长远的伤害。

1. 常见的压力反应

(1) 对灾难事件的正常反应:面对大量伤亡灾难,没有人能无动于衷,对于反常的事件表示深切的悲痛、哀伤和愤怒是正常反应,可能在工作结束之前不想离开现场,通过奉献和投入工作来克服压抑,可能会拒绝休息和忽略恢复体力的需要。

(2) 需要关注和处理的问题:救援工作中一旦出现以下情况,通常是压力过度的表现,需要自我觉察、自我识别以及同伴之间的高度关注,相互帮助。这些表现可能是需要压力控制的征兆:思维反应慢,脑袋发空,交流困难;保持平衡困难;脾气暴躁,与平时相比,异常地爱好争论;有限的注意力范围;行动带有冲动性,不计后果,甚至出现不必要的冒险;容易激动,手脚或身体颤抖、出汗、头痛、恶心;视力减弱或听觉减弱;出现类似感冒或流感的症状。还有无指导性或混乱;注意力分散;工作具有盲目性,失去目标;容易焦躁,无法专心地解决问题;下班时仍然无法释怀,沉浸在对工作经历讨论,不满情绪等;拒绝执行命令;拒绝离开现场;药品或酒精的需求增加,甚至出现酒和药物的滥用;反应慢,行动迟缓,手脚行动不利索等现象。

(3) 过度工作的状况:由于经历灾难持续带来的压力,救援人员在生理上和受助者一样受到影响。最终,救援人员肾上腺素分泌减少,免疫系统和认知功能被削弱,变得精疲力竭以及效率低下。一般在参与灾难救援工作2周之后,救助人员产生疾病和发生事故变得频繁,精疲力竭开始出现。以下几种现象往往是过度工作的表现,需要格外关注:过分抱怨,迟到早退,遇到困难时责备他人;对服务对象缺乏同情心或是表现出漠不关心的态度;将大量时间花费在工作以外的事情上;急躁易怒;行为退缩,记忆、信息处理出现问题,做决策出现困难;爱哭;情绪爆发;似乎忘记过去的事情;重复地谈论或是思考某一次具体的不幸经历。

2. 与压力相关性躯体生理疾病

(1) 心血管系统:压力会导致心率增快,心肌收缩力增强,心输出量增加,血压升高。冠状动脉血流量通常是增加的。会引起原发性高血压、冠心病、心脑血管疾病。在心血管急性事件的发生中,压力反应,尤其是心理情绪应激已被认定为是一个"触发器",成为触发急性心肌梗死,心源性猝死(常因致死性心律不齐)的重要诱因。

(2) 呼吸系统:压力让人感觉呼吸困难,呼吸急促,甚至因为通气过度导致CO_2排出过多,引起呼吸性碱中毒,表现为通气过度、呼吸加快。由于血游离钙降低而出现神经肌肉激惹症状,表现为四肢及唇周发麻、刺痛、肌肉震颤、手足搐搦等神经肌肉症状。心悸、心律失常、循环障碍等心血管症状,严重者有眩晕、昏厥、视力模糊等其他表现。

(3) 消化系统:压力引起的心理应激可诱发肠平滑肌的收缩、痉挛,出现便意、腹痛、腹泻或便秘,甚至诱发溃疡性结肠炎。急性压力反应可出现胃部不适、恶心、呕吐,胃肠胀气、食欲增强或减退、胃灼热或胃食管反流病、胃炎和结肠易激综合征等,重则出现应激性溃疡,出现胃、十二指肠黏膜的急性病变,主要表现为胃、十二指肠黏膜的糜烂、溃疡、渗血等,少数溃疡可较深或穿孔,当溃疡发展侵蚀大血管时,可引起大出血。慢性压力反应时,消化功能的典型变化为食欲降低,严重时可诱发神经性厌食症。

（4）免疫系统:可见外周血吞噬细胞数目增多,活性增强,补体、C反应蛋白等急性期蛋白升高等。但持续强烈的压力常引起免疫功能障碍、免疫抑制、免疫功能低下、功能紊乱,胸腺,淋巴结萎缩。会出现免疫系统(如经常感冒、容易感染,甚至类风湿关节炎,系统性红斑狼疮等多种自身免疫性疾病、哮喘等)和内分泌系统(如性欲减退、甲亢、糖尿病、月经紊乱或停经、突然绝经或哺乳期妇女突然断乳、发育迟缓、肥胖)等症状或疾病。

（5）血液系统:急性压力反应,外周血中可见细胞数目增多、核左移、血小板数目增多,凝血因子Ⅴ、Ⅷ及血浆纤溶酶原、抗凝血酶Ⅲ等的浓度也升高,血液表现出非特异性抗感染能力和凝血能力的增强。慢性压力反应常出现贫血。

（6）骨骼肌系统:受到压力后的肌肉张力会增高,肌肉长时期的收缩可以触发张力性头痛、偏头痛和各种骨骼肌的疼痛。其他如痤疮、牛皮癣和湿疹,皮肤和头发问题等。

（三）缓解躯体生理压力之法

应急救援人员是一种特殊的职业,需要采用科学的、系统的方法,在应急管理层面,需加强应急救援人员的职业安全与健康教育。缓解躯体生理压力,首先是重在预防,在应急救援过程前、中、后的全程监测,发现压力影响工作绩效的发挥或对自我健康有负面影响的时候,要及时调整和干预。躯体生理压力的缓解包括个人层面、工作伙伴层面和应急救援组织的管理层面,参与救援的个体是自我觉察、避免压力过大所致伤害和保持安全健康的第一责任人。

1. 个体层面应对压力反应的策略　最重要的是要学会自我照顾,自我觉察,了解应急救援工作的压力之源、压力之症,一旦出现上述问题,就要及时调整,不能"渴而钻井,斗而铸锥"。常见自我应对压力反应的方法如下。

（1）要做好自我监控,密切关注自己压力反应。

（2）避免长时间、高强度的工作。

（3）保证自己的营养,饮水、饮食卫生,睡眠充足。

（4）适时的倾诉。

（5）工作和住宿的地方尽量分开。

（6）和队友相互支持。

（7）坚持写日记。

（8）坚持参与应急救援组织安排的健康监测和心理干预。

2. 组织管理层面的压力干预策略

（1）在制定工作预案中要包含救助人员健康监测和压力管理的内容:救援前要登记造册和健康筛查,对是否能胜任将要进行的工作任务进行初步评估。救援工作中要进行持续的健康监测,尤其是发生严重事件或遭遇异常情况,以及完成特殊工作所带来的严重的压力源,要进行支持和安慰,评估是否存在躯体和精神方面的损伤,实施紧急救助。救援任务完成后,同样要进行健康和安全监测,要评估救援工作对救援人员的影响。

(2) 要针对应急响应的不同阶段,制定救助人员压力管理的相应措施

1) 危机暴发之前:主要是救援队伍人员的选择、培训和演练。在人员选择方面,不仅要评估其专业胜任能力,还要评估其个人、家庭和原工作情况,对将要参与任务的工作对象、艰苦的不可预测的工作环境和工作内容、适应角色和工作模式的转变有充分的了解和接纳的准备。离开家人、家庭的支持,家庭是否做好了准备等。组成队伍后,管理者要让应急救援人员熟悉整个应急响应系统以及自己在其中明确的角色、权力和责任,最大限度地减少压力。提供专业的压力管理技术培训并定期演习,熟悉安全程序和政策,制定技术指南和压力控制指南,帮助应急救援人员为应急救援工作做好准备。

2) 危机救援工作期间压力管理的措施:介绍目前工作环境的现状、安全程序和所需的安全设备,进一步清楚界定各个工作岗位的角色、任务和责任。根据工作内容多少、强度等安排专门岗位或兼职人员,公布联系方式,加大巡视沟通,分析状态、提供支持、监控压力反应和安全程序,确保能够为遇到压力反应较大的应急救援人员提供心理急救和其他帮助。对工作突出者提供一定精神奖励和物质奖励。救援岗位轮换、住宿休息的安排也很重要,将应急救援人员在高、低压力的岗间进行轮换,设置、鼓励和监督工间休息时间。如果工作时间较长,可以实施更长的工间休息时间和休息日,有的可以实施灵活的工作时间安排。建立暂时休息区域,将应急救援人员与工作现场和公众分开。管理组织要为处于危险区域的救援服务设施或工作场所内的应急救援人员提供安全保障,包括防护服、运输和生活补给、通信等各个方面。尽管环境限制,也要组织相应的文体活动,安排唱歌、趣味运动比赛、演讲、太极拳、八段锦等活动,对工作之余放松身心、缓解压力有一定的帮助。

3) 危机后压力管理措施:对工作进行总结汇报,为遭受过个人创伤或失去亲人的应急救援人员留出时间,先给该类人员分配要求较低的工作,再慢慢将他们带回组织。制订工作方案,为应急救援人员提供咨询,以解决他们个人经历中的情感问题。帮助应急救援人员正确看待自己的经历,认可自己的所见、所做、所想和所感。管理机构提供灾后心理援助项目,身体健康和心理健康的评估,应急情况下,应急救援人员与同事或心理专业人员进行谈话或讨论,可以帮助应急救援人员应对心理紧张,然而,在严重或持久出现心理健康问题症状时,如 PTSD,专业的帮助是非常必要的,可以进行针对团体或者个体的心理干预。

二、精神心理压力管理

应急救援给人们带来了更多的伦理决策难题,救援人员更会产生社会伦理压力,这些压力可能给他们救灾期间的工作带来不利影响,并可能损害其灾后的个人健康和家庭关系。救援行动对灾难救援人员所造成的压力以及一系列身心影响,需要加以重视、关注和强调自我照料。

(一) 产生精神心理压力之源

包括人格特质、能力、经验、心理素质等个人因素和救灾任务的客观因素这两个方面。救灾过程导致的负面情绪,救援后未及时消除心理疾患以及社会支持系统的破坏都会成为

救援人员心理压力源。

1. **救援人员的个人层面**　几乎每个人都能学会各种灾难救援的技能，并可以通过实践来有技巧地使用，但能够非常完美完成救援工作任务，还需要救援工作者有良好的个人素质。

2. **救援人员的生活经验**　丰富多样的生活经验是情绪成熟的重要资源，生活经验可以大大地增加危机干预的效果，结合适当的训练，使救援人员在灾难危机境遇下能够保持稳定性、一致性和完整性。尤其有过创伤经历的救援人员，他们帮助那些和自己一样有过同类危机经历的人，并将自己的经验当作帮助别人的资源，容易理解他人，与被救助人员更能够产生共鸣，更容易共情，有利于救援工作的进行。如果他们成功解决了生活中的问题，在生活经验中学习和成长，并将这些经验应用于实际工作中，这些救援人员会变得更为成熟、乐观坚韧、坚强，有助于他们调控自己的心理资源以帮助来访者。但现实生活中，许多有过创伤经验的人员，本身就是他们所处的危机环境的遭遇者，如果自己的创伤事件没有处置好，在自己的价值取向、情绪体验、认知观念的影响下，将自己的问题与求助者的问题混淆起来，救援人员就可能会遇到很多问题。他们的感觉状态可能会在同情、愤怒、失望和愤世嫉俗等特征上变换，这对他们自己和被救援人员都是不利的。生活经验也可能对救助人员产生消极的影响，并对服务对象产生二次伤害。另外，有过创伤经验的救援人员可能助人心理更强，也更容易在良好愿望的驱动下将自己有限的精力消耗殆尽。

3. **稳定的人格特征**　稳定的个性可以给人以掌控感，避免无助感。救援工作的性质决定了工作人员必须经常面对那些完全失去控制的被救者，这时候救援人员能够提供的最有意义的帮助就是保持冷静、镇定和将情况掌握在自己的控制之下。一个稳定、理性的氛围能够为被救者提供安全感，事件被掌控感，会提供一种利于恢复平衡的模式。在面对自己的弱点和缺陷时，救援人员对被救者起着示范作用，自信、坦诚而坚定，稳如磐石。很多处于灾难中的人员，很有可能耗尽了他们所有的应对技能和心理资源，失去了采取行动的能力、建设性思考的能力和控制感情的能力，其语言及行动都不是很友好，悲伤、恐惧、愤怒、抱怨甚至敌对，救援人员就一定要保持稳定，维护自己的工作原则，需要果断地对其行为有所限制，让他们保持稳定，这样才能实施干预。

4. **精力和复原力是自我调整的重要心理资本**　救援工作会遇到很多低潮期，无论你多有能力，也无论你有多坚持，无论尝试做了什么，都会出现不成功的时候。失败、挫折、自责、抱怨等负面情绪会影响救援人员，救援人员想要有成效地在未知领域完成任务，需要具备充足的精力、较强的组织性和系统的行动力等特征。救援人员必须具有旺盛的精力和很强的复原力，才能从身体上、心理上照顾好自己，合理利用可用的精力。有时救援人员会体会到困惑、沮丧、愤怒、害怕、无能、虚荣和身处困境，还不时会遭遇不公平的待遇，这时候就需要有能够接纳自己不完美的能力。有时候更重要的是坚韧，不急于求成，勇敢，乐观，现实导向，冷静，客观，强大和积极的自我概念，并坚信人类是强大和有恢复能力的，能克服看似不可能克服的障碍。救援过程中保持自信、积极接纳的心态，不应随意做出评判，不强加自己的价值观念，无条件地积极地以人性化的态度关注被救助人员，更有利于工作的进行，减少自己的心理压力。

（二）认知精神心理压力之症

救援人员由于长时间地目睹惨绝人寰的自然灾难场景,近距离、反复地接触各种遇难人员、伤残人员,对死者、生还者或创伤者的同情和共情,同时体力的严重消耗,心理免疫力下降等会出现严重的身心困扰等的心理健康问题,这些问题涉及躯体、心理和社会功能等多个方面,若不能及时得到咨询或干预,极有可能因为自我压抑而逐渐转化为严重的心理问题。所以,及时地认知心理压力,能够自我觉察、早期发现、预防为主、组织管理层的积极关注等在救援人员的心理重建方面非常重要。

1. 情绪表现

（1）广泛性焦虑:无明确对象或固定内容的紧张不安,或对现实生活中某些问题过分担心或烦恼为特征,这种紧张不安、担心或烦恼与现实很不相称,常伴有自主神经功能亢进,运动性紧张和过分警惕,即心慌、疲惫、神经质、气急和胸痛,此外还有紧张、出冷汗、晕厥、嗳气、恶心、腹胀、便秘、阳痿、尿频、尿急等表现。

（2）急性焦虑:也称惊恐发作,发作突然,有濒死的感觉。患者心脏剧烈地跳动,胸口憋闷,喉头有堵塞感和呼吸困难,由惊恐引起的过度呼吸造成呼吸性碱中毒可诱发四肢麻木、口周发麻、面色苍白、腹部坠胀、情绪激动、紧张不安等,一般急性焦虑发作持续几分钟或数小时,当发作过后或适当治疗后,症状可以缓解或消失。

（3）抑郁情绪:主要表现为明显的心境低落为主,可以从闷闷不乐到悲痛欲绝,甚至发生木僵。抑郁悲观,无愉快感,自我评价低,常产生无用感、无望感、无助感和无价值感。思维联想速度缓慢,反应迟钝,主动言语减少,语速明显减慢,声音低沉,思考问题困难,工作和学习能力下降。表现为行动缓慢,生活被动、疏懒,不想做事,不愿和周围人接触交往,常整日独坐或卧床,不愿参加平常喜欢的活动,常闭门独居、疏远亲友、回避社交。消极悲观的思想及自责自罪可萌发绝望的念头,促发自杀意念和自杀行为。另外抑郁可伴有躯体不适的表现,主要有睡眠障碍、食欲减退、体重下降、便秘、性欲减退、阳痿、闭经、身体各部位的疼痛、乏力等,躯体不适主诉可涉及各脏器。自主神经功能失调的症状也较常见,少数患者表现为睡眠过多、食欲增强、体重增加。

2. 同情疲惫　对经历过太多感同身受的同情后产生的淡漠情绪。

长时间执行灾难救援任务的工作人员,经常遇到关于伤亡、不幸以及令人愤怒的事情,常见的同情疲惫心理或身体方面的表现症状为:刻意避开一些可以让你联想到创伤性事件的人或事;持续处于一种高唤醒状态;常常被一种无助和困惑的感觉包裹;与幸存者距离过近,过于同情他们,而没有保持应有的专业距离;与受助者之间刻意拉远关系;过于疏远,使得自己的同情能力受到削弱;脑海中总是浮现自己以前的创伤性经历;愤怒、抱怨、郁闷、成就感不断减少、心理疲惫、对自己期待值高、绝望、不能保持主客观之间的平衡、越来越易怒、感受快乐的能力下降、自卑、过度用药、酗酒、暴饮暴食、身体乏力、经常性头痛、肠胃不舒服、睡眠障碍、工作狂。

3. 替代性创伤　灾难事件发生后,救援人员接触到患者的创伤性经历后产生的自身内部经验的改变,个体一旦出现替代性创伤,常常会表现出一系列的躯体症状和心理反应,主要包括食欲不振、疲劳、体力下降、易怒、容易受惊吓、注意力不集中、麻木、绝望、并伴有创伤反应与人际交往冲突等问题,甚至会导致自杀行为。

4. 急性应激障碍　一般在异乎寻常的应激源的作用下几分钟内出现。如果应激性环境消除可在几小时或 2~3 天内症状迅速缓解,如果应激源持续存在或具有不可逆转性,症状一般可在 2~3 天后开始减轻,通常在 1 周内缓解,预后良好。以意识障碍占优势者:患者表现为不同程度的意识障碍,但以精神错乱状态较常见。可存在定向障碍,注意力狭窄,难以进行言语交流,有自发语言、词句零乱或不连贯,无条理性,令人难以理解,动作杂乱而无目的性,偶见冲动行为。恢复后少数患者可出现遗忘现象,不能很好地回忆病情。以精神运动占优势者:患者表现为伴有强烈情感体验的精神运动性兴奋或精神运动性抑制,有人表现为痉挛发作,情绪爆发,类似癔症。精神运动性抑制者较少见,表现对周围环境的退缩,有时近似亚木僵状态。

5. 创伤后应激障碍　又称延迟性心因性反应,是由应激性事件或处境而引起的延迟性反应。是对异乎寻常的威胁性、灾难性事件的延迟和(或)持久的反应。

(1) 反复重现创伤性体验:患者以各种形式重新体验创伤性事件,有驱之不去的闯入性回忆,梦中反复再现创伤情境,痛苦梦境,即对应激性事件重演的生动体验,反复出现创伤性梦境或噩梦,反复重现创伤性体验;有时患者出现意识分离状态,持续时间可从数秒至几天不等,称为闪回。此时患者仿佛又完全身临创伤性事件发生时的情境,重新表现出事件发生时所伴发的各种情感。当患者面临、接触与创伤事件相关联或类似的事件、情境或其他线索时,通常出现强烈的心理痛苦和生理反应,如事件发生的周年纪念日,相近的天气及各种相似场景因素都可能促发患者的心理与生理反应。

(2) 持续性回避:在创伤事件后患者对创伤相关的刺激存在持续的回避,回避的对象包括具体的场景与情境,有关的想法、感受及话题,患者不愿提及有关事件,避免有关的交谈,在创伤性事件后的媒体访谈及涉及法律程序的取证过程往往给当事人带来极大的痛苦,对创伤性事件的某些重要方面失去记忆也被视为回避的表现之一。

(3) 持续性焦虑和警觉水平增高:表现为自发性高度警觉状态,如难以入睡,易受惊吓,做事无从专心等,并常有自主神经症状,如心慌,气短等。

(三) 缓解精神心理压力之法

救援人员的心理健康促进工作是缓解精神心理压力的有效保障,从系统的考察评估影响心理健康的各种要素后,全面整合心理援助的各种资源和措施,来促进救援人员心理健康水平的提高,包括从心理健康的自我调整,到管理者层面政策制定、方案设置等,也是救援人员援助计划的进一步延伸和发展。可以为救援人员提供科学完善的诊断、评估、培训、指导与咨询,帮助人们解决各种心理行为问题,全面促进人的和谐发展。同时也促进了救援组织的和谐与健康发展。

1. 组织层面　注重科学管理,着眼心理防护力量主体构成,大力开展科普宣传工作,让大家认识到面对灾难,多数人会有恐惧和害怕情绪,这是正常的心理反应。帮助救援人员科普心理学知识,掌握基本的自我心理调适方法,发挥心理防护专业人才队伍作用;设立心理健康咨询服务热线,为救援人员提供专业人士帮助支持的通道;加强心理健康的监控和筛查;因人、因时、因地而宜地开展个人心理咨询和团体心理疏导,及时促进和维护心理健康,积极组织开展丰富多彩的娱乐活动;广泛开展各种具有心理疗愈、心理成长性质的体验式文体活动,如心理拓展活动、音乐治疗活动、舞动训练活动等,帮助大家释放压力;多组织观看积极性的宣传视频,增加战胜灾难的自信心;救援结束后,引导救援人员适当宣泄情绪,做放松练习和压力处理;保证充足的营养与睡眠,重新建立起正常的生活规律。要组建心理救助的专业队伍,进行常见心理卫生问题的筛查与诊断,以及医学处置,做好常见心理卫生问题的随访:对于明确诊断或确认的救援人员,治疗期间要及时确定随访的机构和人员、方式、间隔时间、地点等信息,保证各种治疗的完整实施,对于未达到诊断标准又接受过心理卫生服务的救助人员,也应提供进一步的指导及今后获得随访的渠道。

2. 个体层面　要树立心理健康建设、心理问题的自我调整是我们每个救援人员必备的技能,我们自己是心理健康调整第一责任人的理念,我的心理健康我负责。

(1)觉察情绪,理解并接纳情绪:适当的焦虑和恐惧等负面情绪,确实有助于我们提高警觉性,不用压抑或者否认负面情绪。无论是在救援前期、救援过程中,还是在救援结束后,救援人员都需要建立起足够的心理防御机制,掌握灾难心理知识,学会在灾难现场的心理自我照顾。在帮助别人之际,先学会照顾自己,救援人员应该在救援前接受初步的心理卫生教育,以免在救人的同时,自己也承受不了压力而生病。首先要学会自我照料:自我觉察,明确自己的能力,何所能,何所不能,自己体能的、心理的、社会的以及精神的极限,不能超负荷、超限制。审视自己的经验过程:要给自己足够的时间与能量,来处理自己的伤痛以及心理社会重建的过程。维持一个有力的支持网络:充分利用团队的作用,除了技术支撑,更主要的是成为彼此间强而有力的支持系统。在团队中分享经验、观点和个人成长,在团体中获得支持和安慰,可以有效地帮助救援人员从认知和情感上消除创伤体验。

(2)注重日常心理能力的训练,提升个体心理防护能力:心理训练中,应遵循安全性、实用性、伦理性和循序渐进性的基本原则,保证训练的科学性与有效性。救援人员在平时的训练中掌握一些基本的心理干预疏导技术,例如"安全岛技术""渐进式肌肉放松技术""正念减压技术"等,这些专业的心理训练方法能及时有效地缓解心理压力,使失衡的心理状态达到迅速地恢复。

(3)救援现场的应急心理自我干预:在救援的黄金期,救援初期,救援人员满负荷运转,精神高度紧张,身体得不到充分的休息,是救援人员心理防线最弱的时候,持续的救援行动会使救援人员身心疲惫,精力耗竭,任何突发事件的发生都极易给救援人员产生巨大的心理冲击。在救援过程中会产生强烈的紧张、焦虑、担心、头脑空白等一系列心理反应,同时情绪不稳定,强烈的恐惧感、压迫感、内疚感等一系列复杂的心理反应。这时可以短暂的休息,适当运动,增强体质,减少精神压力,转移注意力,适度的宣泄,寻找同伴的支持。在救援战斗中,救援人员经历了太多的危险,也见识了太多的生离死别,这些感触在救援人员心里堆积着,学会把这些分享给家人、朋友、队友,从他们的支持中获得温暖与力量。保证充分的休息,高度紧张的神经和疲惫的身体都需要得到充分的时间去调整,保证充足的睡眠,同时注意均衡饮食,参与娱乐活动,看电影、下棋、玩扑克、写日记等。进行松弛训练,包括呼吸放松、肌肉放松、想象放松;还有创伤记忆暴露、认知重建技术等、稳定情绪技术、眼动脱敏与再加工疗法等,完成特别任务后参与管理层组织的紧急晤谈技术。

（4）正确看待情绪问题，科学治疗：救援人员的心理问题是在不正常状态下产生的正常心理状态，要正确接纳自己的心理问题，合理应对精神压力，规范治疗心理疾病。有心理问题并不是性格上的软弱和能力上的欠缺，羞于启齿、讳疾忌医的错误观念，会使得一般心理问题得不到解决，日积月累慢慢转变成严重心理疾患。要接受专业的心理治疗或者医学处置。个案治疗采取一对一的形式，可以充分表达，遵循保密原则、伦理原则。也可以进行团体心理咨询与治疗，这是一种在团体情况下提供心理帮助与指导的咨询形式，即由咨询师和现场救援者通过共同商讨、训练、引导，解决成员共有的心理问题。如果需要精神专科医生的治疗，也不要有病耻感，不能避讳就医，防止问题迁延，影响自己今后健康生活。

三、 社会伦理压力管理

（一）产生社会伦理压力之源

随着世界的进步和社会的发展，人类越来越关注伦理决策问题。应激救援伦理学是医学伦理学的分支，灾难具有强烈的突发性、破坏性和难以预测性，其特征是时间紧迫及其他资源相对缺乏，很少有时间能仔细详尽地考量各项医学原则的取舍，无法进行充分的伦理咨询或长时间考证。作为一种境遇伦理，应急救援伦理学就是调节应急救援活动中的各种利益关系的道德要求和道德准则。救援主体是与受灾对象中被救者相对应的，实施救援的主动方面。包括政府作为主导性救援主体、军队和医疗机构作为主力性救援主体、直接或间接参与救援工作服务的组织或个人等。医疗救援人员承担着主动性主体，充当了待救援人员权力的代理人角色，由于所代理的权利是生存和健康的平等权，在灾难救援中往往会直面多种伦理问题。灾难救援人员会出现伦理困境，产生诸多伦理压力。

1. 救援伦理与日常医疗伦理之间的冲突带来的压力 现代医学伦理的核心原则，即有利、不伤害、尊重、自主性和公正原则，在处理医务人员与患者之间的伦理关系中发挥了重要作用。但在应对重大应急救援时，则表现出明显的局限性。突发性应急救援需要遵循的基本伦理原则包括生命关怀优先性原则、损失最少化原则、整体利益大于局部利益原则、尊重灾难知情权原则等。在突发事件中，由于伦理抉择偏离了常规性社会道德标准，对救援人员所带来的情感上的冲击和不适，它使个体陷入坚持原有道德价值判断标准与突发状况下进行价值标准调适的不确定性之中。道德是评价伦理抉择合适与否的内在衡量标准，突发公共事件中的生命优先救助、资源分配正义、集体利益最大化，无不体现着道德衡量标准调适后所做出的伦理抉择。医疗人员会面临着与常规道德标准与伦理抉择的冲突。

2. 优先救治与公平公正原则给救援人员带来的压力 人人享有平等的医疗权利是患者权利的主要内容之一。但应急救援伤员多、伤情复杂、环境恶劣、卫生条件差，应急医学救援中要执行伤员分类、分级治疗以降低伤死率和伤残率。优先确定救治对象，由医生确定获得医疗权的先后顺序，通过检伤分类，优先处理危及生命或正在发展成危及生命的伤员，将那些如不及时处理肯定会死亡的伤员鉴别出来立即进行复苏救治。伤员的分类只对那些经过处理才能存活的伤员给予最优先的处理，而对不经过处理也可存活的伤员或即使处理也会死亡的伤员则不给予优先处理，这与平时医疗救治中的伦理观相悖。灾难中最大的难题是如何分拣和配给，要使群体利益最大化和尽量满足全体人群的需要。灾难伤员分拣要以平等为基础,分拣与配给必须遵循的目标是:在资源极为有限时要能帮助最多的人。

3. **生命第一与生存质量的冲突带来的压力** 在应急医疗救援中,首先应遵循"生命第一""先救后治"的原则,尽早、尽快、尽最大努力救治生命,减少伤死率与伤残率。其次要考虑如何提高伤者的生存质量。由于灾区医疗救护条件的限制及其他各种因素的制约,往往不可避免地造成生命与质量、价值间的矛盾,医护人员的救治只能本着生命第一的原则展开工作。在灾难医学救治中,如何将抢救生命与改善生命质量结合起来,将理想与现实统一起来是医务人员面临的一个难题。

4. **紧急响应与科学救援的矛盾带来的压力** 突发灾难往往具有突发性与随机性,由于受灾状况的千差万别,从而使救援的相关信息不畅通,技术水平、人力、施救设备不足,对抢救生命而设计的方案可能存在不科学或不完善的地方。由于灾难发生的突发性与随机性,通常是在灾难发生后才集中各方力量,组成临时救援机构,而且要在最短时间内集结完毕,奔赴灾区,迅速开展救援工作,因此常常会由于专业救援技术和经验不足,伤者救出后医疗救援力量跟不上,导致伤死率和伤残率增高。有时医疗救援力量自身的保障、供应和防护不足,不但不能有效地实施救援,而且自身还有可能会变成救援对象。应急救援是生命救助、物质救助和心理救助活动等各方面的总和,是复杂的系统工程,需要个体、政府和社会等各方面力量的密切配合。由不同地域、不同技术水平的专业人员组成的队伍,有时可能由于观念不一致,技术上的差异,出现冲突。或者受到同行、上级的指责而产生矛盾冲突,再或者不同部门沟通协调问题,信息传达不到位或者存在误解等,造成伦理困境。

5. **紧急救治与知情同意带来的压力** 知情同意是指在医疗实践中,对患者做出诊断或推荐一种治疗方案时,要求医务人员必须向患者提供包括诊断结论、治疗方案、风险、病情预后等方面真实、充分的信息,尤其是诊疗方案的性质、作用、依据、损伤、风险、不可预测的意外及其他可供选择的诊疗方案及其利弊等信息,使患者或家属自主做出选择并以相应方式表达其接受或拒绝此种诊疗方案的意愿和承诺,在得到患者方明确承诺后才可最终确定和实施由其确认的诊治方案。但在应急救援中,时间就是生命,紧急状态下,不能充分执行知情同意的伦理要求,无法做到医生充分告知,患者充分理解自主有效决定。此时站在伤员或他人或社会利益的立场上,高度行使医师的权利,由医师作出决定对伤员进行快速的医疗处置,实施果断、高效的紧急救治,全力抢救伤员的生命,减少伤残率和伤死率。尽管存在免责情况,但事实上救援人员仍需要承担一定的医疗救治风险。

6. **应急语言服务的伦理压力** 灾情发生后,严重危及公众安全时刻,信息畅通关乎公众生命财产安全。为了提高救援效率,化解危机,维护社会稳定,应急语言服务在突发公共事件的预防、响应与安抚阶段,为公众提供信息服务,架设沟通桥梁等方面发挥着重要作用。

另外,应急语言服务过程中,医疗保密与保密例外的伦理问题也会给救援人员产生巨大压力。保密原则要求不伤害患者自身的健康与生命利益为前提,不损害无辜者的利益,不损害社会利益的伦理条件,不违背现行法律。但在实际工作中,尤其重大传染病疫情,保密与保密例外存在一定的矛盾。

(二)认知社会伦理压力之症

灾难医学的对象往往是大规模的人群,所要解决的事务除医学问题外,还包含社会学、心理学、管理学等方面的内容。医疗救援的特殊性不仅表现在它的研究对象、伤病特点、救治行为等方面,以其自身的特殊性对参与灾难医学救治的医疗工作者提出了特殊的伦理要求。常见的社会伦理压力的表现有以下几种。

1. 自责、内疚感 有的医务人员在事件处理完后,认为当时可以处理得更好,可以挽救伤员的生命,或者减轻伤员的伤残程度,如果当时按照另外一种处理方式,患者的生存质量可能更高,有的伤病员如出现在平时,肢体可能会得以保全,但在应急医疗救援中,则可能因为施行截肢手术,给伤员带来了较大的伤害。伦理学观念给医务人员心理上带来的巨大冲突与矛盾,会对曾经给予救治的伤病员产生内疚感。

2. 放弃无效救治而陷入纠纷 灾难医学救治中人道主义原则与放弃无效救治的矛盾,人道主义原则是医学道德的基本原则之一,它要求医务人员必须重视患者的生命价值,尊重患者的人格尊严,自觉地维护患者的医疗权利,坚持在医疗面前人人平等。然而一旦发生大规模的灾难,那种混乱、惊恐、焦虑的氛围中,医护人员究竟如何做,才能既保证高效的抢救伤病员,又不被指责为"见死不救"而受良心的谴责,是一件两难的事情。由于灾难现场救治手段有限,当超过当地医疗服务系统承受能力时,采用分类救治的原则,将伤病员疏散至周边地区医疗机构成为必然选择。随着抢救病程的发展以及医疗条件的改善,亚急期治疗期间通常表现为外伤生命危险下降,内科类疾病发病率上升。脱离现场后,伤病员心态的逐渐平复和自我意识的逐渐恢复,使其对包括医疗、隐私、知情等各项患者权利全面维护的需求上升,容易出现患者维权的问题。

3. 患者受益最大、伤害最小无法全部满足 行善原则与应急医疗救援伦理关系的冲突,行善原则的基本要求是医疗行为能够给患者带来客观利益和好处,要始终把有利于患者健康放在第一位,并切实为患者谋利益。对患者来说,就是要求医务人员为患者选择受益最大、伤害最小的医学决策。重大应急救援紧急情况下,医务人员很难为每一名患者选择受益最大、伤害最小的决策,甚至有时会为救治更多的伤员,而不得不放弃有生存希望又救治难度较大的伤员,对这部分伤员,医务人员完全违背了行善的原则。虽然医务人员是为了救治更多的伤员,但对于被放弃者来说,生命只有一次,被放弃则意味着失去了生存的机会。

4. 决策风险 由于灾难医学救治本身所具有的特殊性,不像在医院那样进行抢救,医护人员常常要冒一定的风险,承担很大的责任。作为医务人员一定要有强烈的责任感和巨大的勇气,视伤病员如亲人,将伤病员的生死置于个人利益之上,抢救既要慎重又要大胆,不能优柔寡断,要果断地进行抢救,不能教条地执行一些规定,以对伤病员高度负责的精神和勇气施行救治。

5. 救援人员自主性增强,伤病员自主性相对淡化 由于医患双方在医学知识的占有、医疗资源的支配、社会经济地位等方面的不对等,曾导致医患双方长期处于不对等的地位,造成医患关系的主-从模式,患者的自主权十分有限。在灾难医学紧急救治实践中,特定的环境使伤病员的境遇发生重大改变,其自主选择的空间极度缩小,医务人员的自主权和特殊干涉权得到强化,促使医务人员强化道德责任感,充分行使自主权,最大限度地救治灾民。这时容易出现忽略伤病员的自主愿望和自主选择的情况,为长远疗效和生命质量埋下隐患。

6. 救援人员与家庭环境之间,忠孝不能两全 救援人员经常是在灾难发生后临危受命，紧急集中各方力量，组成临时救援机构，要在最短时间内集结完毕，奔赴灾区，迅速开展救援工作。救援是一项社会任务，承担着社会责任，紧急动员后的医务人员不顾个人安危，迅速到达救灾第一线，舍小家为大家，救援工作期间，有的自己家庭成员也是受灾群众，需要救治，或家庭中的特殊变故无暇顾及，亲人生病不能陪伴、长辈去世不能尽孝，成为救援人员永远的遗憾。不能尊敬和赡养老人，抚养和教育子女，与家庭伦理冲突。

（三）缓解社会伦理压力之法

应急救援是一项复杂的系统工程，涉及方方面面的因素，在突发性灾难中，救灾主体的道德现状构成应急救援的社会道德环境，社会道德状况在一定程度上影响应急救援效果。加强救灾主体自身的道德建设，提高社会道德水准，优化突发性灾害救助的社会道德环境，是成功实施突发性应急救援的重要条件之一，也是缓解救援人员社会伦理压力的有效手段。

1. 制定救灾工作伦理规范　人们在重大灾难之中面临艰难的道德选择。特别是由于灾难的突发性和巨大的破坏性，在救援中必须坚持以人为本的公共伦理原则，优先保护受害者的生命权、健康权。这不仅关系到救灾的实际效果，而且还关系到一个政府执政的形象。现代医学伦理在重大自然灾难应急医疗救援中表现出了种种局限，难以正确处理医务人员与伤病员之间的道德伦理关系。现代医学伦理的各种原则均是从患者个人价值取向的角度对医务人员的医疗行为提出的行为道德准则，选择患者利益最大、伤害最小的诊疗方案，致使众多患者之间无法在有限的卫生资源上建立有序的伦理关系。重大灾难应急医疗救援中，要建立更加科学合理的伦理关系，必须从医务人员、从资源利用方面寻求对策。在对自主原则、有利原则和不伤害原则进行评价时，要把医务人员的认识和判断作为评价是否有利和是否造成伤害的依据之一，并与患者本人的主观评价相结合。制定救灾工作伦理规范，最大程度地减轻灾难所造成的损失，争取最佳的应急救援效果，努力构建更加科学合理、和谐有序的现代医学灾难救援伦理体系和公共伦理原则，以便更好地指导开展灾难救援工作，已成为当务之急。

2. 加大灾难救援伦理培训，提高救援人员的品德　灾难的严重程度以及地理环境资源、人口、文化、甚至专家意见都影响着医学伦理原则在灾难时的应用。医务人员日常的临床工作所接受的伦理培训、自主原则、不伤害原则、行善原则、公正原则、知情原则、利益第一原则等在临床工作中发挥巨大作用，但应急医学救援中，尽管整体上遵循灾难时期特殊的伦理要求，但接受培训的机会少，在救援工作中存在违反伦理要求的隐患，积极开展医学救援伦理培训，可以作为灾难救援人员日常培训和岗前培训的重要内容。建立相关健全的医疗法律法规，保证医务人员在特定条件下实施医学救援的无罪免责，灾难医学救援的特殊性不同于日常的医疗救治，应制定出相关的法律法规保护医务人员在特定环境和特定条件下，可以实施以保全伤病员生命为目的医疗救护手段，而不必为此承担相应的法律责任。灾难伦理中添加基于群体性的原则，通过培训，提高灾难医学救援人员的品德，减少伦理困境。参与急救与灾难医学救援队员要具有崇高的奋斗精神，即救死扶伤，发扬人道主义的理想和信念，品德是作为灾难医学救援实践的必备要素，要求灾难医学救援队员应具有审慎、胆识、公正、警觉、坚韧、忘我和善于沟通的特性品德，同样要具备仁慈、坦诚、谦逊、尊重、分享的公德。

（雷　榕　王金丽　康传媛　张天明　王艳波　沈振明）